Stimme und Sprache

Günther Habermann

Stimme und Sprache

Eine Einführung in ihre Physiologie und Hygiene

Für Ärzte, Sänger, Pädagogen und alle Sprechberufe

2., überarbeitete Auflage
75 Abbildungen

B. Boller

1986
Georg Thieme Verlag Stuttgart · New York

Prof. Dr. med. GÜNTHER HABERMANN
Beethovenstr. 7, 6232 Bad Soden/Ts.

Zeichnungen von Rudolf Brammer

CIP-Kurztitelaufnahme der Deutschen Bibliothek

Habermann, Günther:
Stimme und Sprache : e. Einf. in ihre Physiologie u. Hygiene ; für Ärzte, Sänger, Pädagogen u. alle Sprechberufe / Günther Habermann. – 2., überarb. Aufl. – Stuttgart ; New York : Thieme, 1986.

Wichtiger Hinweis: Medizin als Wissenschaft ist ständig im Fluß. Forschung und klinische Erfahrung erweitern unsere Kenntnisse, insbesondere was Behandlung und medikamentöse Therapie anbelangt. Soweit in diesem Werk eine Dosierung oder eine Applikation erwähnt wird, darf der Leser zwar darauf vertrauen, daß Autoren, Herausgeber und Verlag größte Mühe darauf verwandt haben, daß diese Angabe genau dem **Wissensstand bei Fertigstellung des Werkes** entspricht. Dennoch ist jeder Benutzer aufgefordert, die Beipackzettel der verwendeten Präparate zu prüfen, um in eigener Verantwortung festzustellen, ob die dort gegebene Empfehlung für Dosierungen oder die Beachtung von Kontraindikationen gegenüber der Angabe in diesem Buch abweicht. Das gilt besonders bei selten verwendeten oder neu auf den Markt gebrachten Präparaten und bei denjenigen, die vom Bundesgesundheitsamt (BGA) in ihrer Anwendbarkeit eingeschränkt worden sind.

1. Auflage 1978

Printed in Germany
Satz und Druck: Druckhaus Dörr, Inhaber Adam Götz, D-7140 Ludwigsburg
(gesetzt auf Linotype System 5 [202])

ISBN 3-13-556002-3 1 2 3 4 5 6

Vorwort zur zweiten Auflage

Eine Einführung in die Physiologie und Hygiene von Stimme und Sprache, die nach acht Jahren in einer zweiten Auflage erscheint, hat zu diesem Themenkreis dem Leser zum schon aus der ersten Auflage Bekannten die wesentlichen Fortschritte des Wissens und der Anschauungen des letzten Dezenniums in einer repräsentativen Auswahl zu bieten. Zudem muß sie ihm von der Weiterführung des Inhalts her den Anreiz bringen, auch die neue Auflage zu lesen.

In solcher Absicht hat dieses Buch in der vorliegenden Form, ohne seinen Umfang wesentlich zu vermehren, außer der nötigen Ergänzung der Fakten auch manche sonstige inhaltliche Veränderung erfahren. – Um den Überblick über die Sprache – wie im Titel angezeigt – zu einem abgerundeten Gesamtbild auszuweiten, wird über die Darstellung der physiologischen Abläufe beim Sprechakt hinaus ein neues längeres Kapitel über „Sprache und Sprechen – wie funktioniert Sprache?" eingefügt, das einen Exkurs bis zu Basisvorstellungen der Sprachwissenschaft und der Linguistik unternimmt, soweit diese ohne besondere Vorkenntnis auch dem Laien verständlich gemacht werden können. Die Beschränkung mit solcher Zielsetzung bereitete einige Mühe. – Weiter wird in einem neuen Absatz über die rechte „Körperhaltung beim Sprechen und Singen" berichtet; auch werden einige Abbildungen gegen neuere ausgetauscht und hinzugefügt, desgleichen mehrere Tabellen zur Erhellung und Verdeutlichung des Textes. Einige schon historische Abbildungen, vor allem nach BARTH (1912), werden belassen, weil auf ihnen das Wirkprinzip eines Vorgangs oder eines Geräts besonders gut erkennbar ist.

In den Teilen dieser Einführung, die sich mit Fragen der Hygiene befassen, wird das Erprobte und für den Leser praktisch Brauchbare zum Maßstab auch für die neuen Ergänzungen genommen. Die Hinweise auf die „weiterführende Literatur" werden dem gegenwärtigen Stand der Wissenschaften angepaßt und, wo nötig, ergänzt.

Allen Rezensenten des Buchs wie auch den Lesern, die Wünsche zur Ausweitung oder Änderung des Textes mitgeteilt haben, sei für ihr hilfreiches Interesse gedankt. Dem Verlag, der geduldig die zahlreichen Verbesserungswünsche für diese neue Auflage ertrug und förderte, gebührt mein besonderer Dank.

Möge nun die Einführung in die Physiologie und Hygiene der Stimme und Sprache auch in der zweiten Auflage noch einmal ihre Nützlichkeit erweisen!

Bad Soden, im März 1985 GÜNTHER HABERMANN

Vorwort zur ersten Auflage

Im deutschen Schrifttum fehlt seit langem eine kurzgefaßte und allgemeinverständliche Einführung in den Bau des Kehlkopfs, des gesamten Stimm- und Sprechapparats und in die Wirkungsweise der beteiligten Organe im weitesten Sinne. Eine solche wird hier vorgelegt. Es gehören in diesen Rahmen notwendigerweise dann auch die neueren Erkenntnisse, die der Gesamtbereich der Medizin und die Naturwissenschaften in der Vielfalt ihrer Disziplinen zur Erforschung von Stimme und Sprache beigetragen haben. Diese Betrachtungen lassen sich unter dem Begriff der Physiologie zusammenfassen; sie werden ergänzt durch die Hygiene, d. h. die Erhaltung der Gesundheit und Leistungsfähigkeit der Stimme.

Zwischen den Vorstellungen der Gesangspädagogen, der Sänger und der Lehrer, denen die Stimmen der Schulkinder anvertraut sind, und einer naturwissenschaftlich-ärztlichen Betrachtungsweise über die Vorgänge, die mit der Bildung und Funktion der Stimme, vor allem der Gesangsstimme, verbunden sind, bestehen noch immer beträchtliche Differenzen. Dasselbe gilt für Sprechen und Sprache. Ein Brückenschlag zwischen solchen Unterschieden in der Vorstellung und Erfahrung könnte für den interessierten Leser einen echten Nutzen, auch für seine eigene Arbeit bringen.

Die als eine Einführung verfaßte Schrift möge dem Arzt zur Auffrischung und Ergänzung seiner Kenntnisse auf einem auch für ihn meist abseits gelegenen Teilgebiet der Gesamtmedizin dienen, wobei die Beschäftigung mit Stimme und Sprache auch für ihn weite Übergriffe in andere Sach- und Fachgebiete erforderlich macht. Mit gleichem Gewicht seien die Gesangspädagogen und Chorleiter angesprochen, die Sänger und die Schüler des Gesangs, die Vertreter aller Sprechberufe, so die Lehrer, die Schauspieler, die Juristen und die Pfarrer. Letztlich werden alle von dieser Schrift Bestätigung oder Erweiterung ihres Wissens, aber auch Belehrung erfahren können, die bei ihrer beruflichen Tätigkeit Stimme und Sprache in besonderem Maße zur Einwirkung auf andere Menschen einsetzen müssen. – Die hier vorgelegte Veröffentlichung ist aus langjähriger wissenschaftlicher und praktischer Beschäftigung mit der gesunden und kranken Stimme entstanden. Gliederung und Umfang ergaben sich aus einem zwei Jahrzehnte lang vor Studenten der Medizin, der Erziehungswissenschaften und Angehörigen einer Musikhochschule vorgetragenen Kolleg gleichen Inhalts.

Da der Sänger beruflich an seine Stimmleistung qualitativ wie quantitativ die höchstmöglichen Anforderungen stellen muß, werden seine Stimme und deren besondere Bedingungen oftmals im Vordergrund dieser Erörterungen stehen. Erkenntnisse, an der Sängerstimme gewonnen, lassen sich zwanglos auch für die Bildung und Pflege der Sprechstimme übernehmen.

Manches, was wissenschaftlich noch nicht festes Erfahrungsgut ist, muß weggelassen oder aus Gründen der Verständlichkeit vereinfacht werden, ohne dabei die Grenzen des wissenschaftlich Vertretbaren zu verlassen. Die notwendige Beschränkung zwingt zum Verzicht auf Vollständigkeit sowie auf eine ins einzelne gehende Angabe der wissenschaftlichen Quellen. Es wird hier, um die Zwecke einer weitgefaßten Übersicht zu erfüllen, meist nicht, wie es bei beschränkter Thematik sonst wissenschaftlicher Brauch ist, die Herkunft eines Faktums oder einer mitgeteilten Erkenntnis mit Autor und Ort der Mitteilung belegt werden können; wo es dem Verfasser wichtig erscheint, wird der Autor wenigstens namentlich aufgeführt. Andererseits werden, um dem an Teilfragen interessierten Leser einen brauchbaren Weg zu weiterer Vertiefung seiner Kenntnisse zu weisen, am Schluß des Buches, jeweils auf die einzelnen Kapitel bezogen, die wichtigsten zusammenfassenden Darstellungen des betreffenden Gebiets als „weiterführende Literatur“ vermerkt. Der in der Medizin übliche, z. T. auch unumgängliche Gebrauch von Fremdwörtern ist, um einer allgemeineren Verständlichkeit willen, soweit als möglich vermieden worden. Wichtige und dem Verfasser unersetzlich oder schlecht übersetzbar erscheinende Fremdwörter werden in einem Anhang kurz erläutert.

Aus einem verständlicherweise inhomogenen, weil aus der Zeitspanne eines halben Jahrhunderts stammenden Bildmaterial hat zu dem hier beabsichtigten Überblick der wissenschaftliche Zeichner des Thieme Verlags Herr BRAMMER mit sicherem Einfühlungsvermögen in die jeweils anstehenden besonderen Fragestellungen eine große Zahl von Abbildungen neu geschaffen. Seine Zeichnungen besitzen nach Meinung des Verfassers einen hohen didaktischen Wert in der Klarheit ihrer Aussage wie in ihrer technischen Fertigkeit. Der Zugewinn in der Verdeutlichung seines Vorhabens vermehrt die Hoffnung des Verfassers, daß es ihm gelingen möge, einen weitgespannten Leserkreis anzusprechen und dessen Interesse für seine Ausführungen zu gewinnen. So sei Herrn BRAMMER für seine wertvolle Mitarbeit hier ausdrücklich gedankt. – Auch daß der Verlag und seine Mitarbeiter bei der Fertigstellung des Buchs dem Verfasser vielfältig geholfen haben, sei dankbar vermerkt.

Frankfurt/M.-Höchst, im Winter 1977/78 GÜNTHER HABERMANN

Inhaltsverzeichnis

Einleitung

Wenn in dieser Schrift von Physiologie und Hygiene die Rede ist, so sollen im folgenden die beiden Begriffe im Hinblick auf die beabsichtigte Beschäftigung mit Stimme, Sprechen und Sprache kurz umrissen werden. Unter *Physiologie* sei hier die Lehre von den normalen Lebensvorgängen verstanden und praktisch zugleich eine naturwissenschaftlich fundierte Analyse des körperlichen Geschehens; gemeint ist somit die Aufdeckung des Mechanismus der Funktion.

Unter *Hygiene* werden die Bestrebungen und Maßnahmen zur Verhütung von solchen Krankheiten und Gesundheitsschäden zusammengefaßt, die durch unzweckmäßige Gewohnheiten der privaten Lebensführung, das enge Zusammenleben der Menschen (z. B. Infektionskrankheiten) oder auch durch die besonderen Lebens- und Arbeitsbedingungen bestimmter Berufe entstehen. Da es ohne Zweifel Berufsschäden der Stimme gibt, wird der Fragenkomplex der Stimmhygiene auch unter dem Gesichtspunkt der Verhütung derartiger Schädigungen zu erörtern sein. Ergänzt werden müssen die beiden medizinischen Aufgabenbereiche Physiologie und Hygiene durch die Anatomie des Stimm- und Sprechapparats. Weiter müssen genannt werden die krankhaften Störungen in diesem Bereich, deren Ursachen, ihre Erscheinungsbilder (Pathologie) und ihre Behandlung. Der hier vorgesehene Einblick in das Krankheitsgeschehen am Kehlkopf wie am Stimm- und Sprechapparat kann nur orientierende Ziele verfolgen. Neuere Lehrbücher der Stimm- und Sprachheilkunde (Phoniatrie) sind in der „weiterführenden Literatur“ zu finden.

Bevor nun im folgenden über den gegenwärtigen Stand der gesicherten Erfahrungen in der Physiologie von Stimme und Sprache berichtet werden soll, also über die natürlichen Bedingungen ihres Zustandekommens, erhebt sich zunächst einmal die Frage, ob eine solche Kenntnis vom Bau und von den Verrichtungen des menschlichen Stimm- und Sprachorgans für alle, die sich mit dem Gesang als künstlerischer Ausübung beschäftigen, also Lehrer des Gesangs, Sänger und Gesangsstudenten, überhaupt notwendig und nützlich sein kann. Der Berufssprecher, sei es der Schauspieler, oft mehr noch der Lehrer, aber auch Pfarrer, Jurist und Politiker, wird sich vor allem für die Entstehungsbedingungen und die Entstehungsweise der Stimme und Sprache immer dann Aufklärung zu verschaffen suchen, wenn er bei sich selbst Funktionsmängel bemerkt.

Beim Sänger liegen die Verhältnisse schwieriger. Ein Teil der Gesangspädagogen, vor allem früherer Zeiten, hat immer wieder den Nutzen solcher Kenntnisse bestritten, so unter anderem mit der Behauptung, daß die Meister der altitalienischen Gesangskunst auch ohne solche Kenntnisse und angeblich sogar schöner als heute gesungen hätten. Naturwissenschaftliche, insbesondere anatomische und physiologische Kenntnisse dämpften die Spontaneität und seien sogar ein Hindernis für den wahren Künstler, der sicher vom Gehör und vom Gefühl geleitet werde. Wenn man beim Singen sich überlege – so heißt es in solchen überspitzten Formulierungen –, welchen Teil seines Stimmorgans man zu einzelnen Tönen oder Registern in Gang setzen solle, würde man nie mit voller Hingebung, vollem Ausdruck, voller Seele seine Rolle singen können, wie das der edle Kunstgesang erfordere.

Als Beispiel solcher Auffassungen seien einige Äußerungen aus früherer Zeit hier aufgeführt; aber auch von gegenteiligen Ansichten soll berichtet werden. GILBERT DUPREZ (1806–1896), hochgeschätzter Tenor der Pariser Grand Opéra um 1840 und zusammen mit MANUEL GARCIA von 1842–1850 Gesangslehrer am berühmten Pariser Conservatoire, hat gemeint: „Ebenso wie ein Dichter die Physiologie des Gehirns nicht zu kennen braucht, um Verse zu machen, ebenso ist es unnötig, um zu singen die Anatomie der Stimmorgane zu kennen." Oder der Sängerarzt AVELLIS um 1900: „Ist der Gesangsschüler etwas anderes als ein Klavierschüler? Muß dieser sein Klavier kennen? Soll der Gesangsschüler lernen, daß sein Instrument aus Muskeln, Knorpeln, Bändern, Nerven usw. besteht?" Schließlich der Arzt BOTTERMUND 1895 in der zu seiner Zeit weitverbreiteten Schrift „Die Singstimme und ihre Störungen": „Der Gesang ist eine Kunst, keine Wissenschaft, und kaum wird ein Sänger dadurch besser singen lernen, daß er sich mit den anatomischen Verhältnissen und physiologischen Gesetzen des menschlichen Stimmapparats vertraut macht." Und als man eines Tages die berühmte Sängerin PATTI (1840–1899) fragte, was sie von der Anatomie ihrer Stimmwerkzeuge wüßte, sagte sie: „ Je n'en sais rien."

Andererseits sollte man nicht vergessen, daß es der bedeutende Sänger und Gesangspädagoge MANUEL GARCIA gewesen ist, der in echt naturwissenschaftlicher Neugier 1854 als erster mit einem kleinen Spiegel seinen Kehlkopf und seine Stimmlippen beobachtete und das damit Erschaute in seiner Wandelbarkeit zu den Besonderheiten der Stimmleistung, der Höhe, der Lautstärke und den Registern in Beziehung gesetzt hat. Die berühmte deutsche Sängerin LILLI LEHMANN schreibt in ihrem 1902 erschienenen Buch „Meine Gesangskunst": „ Am besten würde es sich empfehlen, den Schüler vorbereitende Bücher auswendig lernen zu lassen und Zeichnungen entwerfen zu lassen. So dürften sich ihnen die Organe am besten einprägen und sie deren Funktion empfinden lassen, sobald sie mit dem Singen beginnen." Von dem französischen Gesangslehrer PAUL GARNAULT ist bekannt, daß er um die Jahrhundertwende seine Schüler den Gebrauch des Kehlkopfspiegels lehrte.

Wie oft bei extremen Vorstellungen liegt wohl auch hier die Wahrheit in der Mitte. Unsere Welt im ausgehenden 20. Jahrhundert ist so stark von Naturwissenschaften und Technik geprägt, daß die Frage nach dem Warum und nach dem Wie für alle Lebensäußerungen des Menschen wohl jeden denkenden Menschen mehr oder minder erfaßt hat und Triebkraft zu einem allgemeinen Wissensdurst geworden ist. Auch die Ausbildungsstätten des Gesangs haben sich in jüngster Zeit solchem Erkenntnisstreben nicht mehr entzogen, und es gibt in aller Welt wohl kaum ein Konservatorium von Rang, das nicht seinen Schülern Kenntnisse vom Bau, der Funktion und von der Hygiene der Stimmorgane vermittelt. Wenn auch Singen und jegliches sonstiges künsterlisches Schaffen sicher mehr auf Begabung als auf theoretischem Wissen beruhen, so kann andererseits auch jede echte Begabung durch ein zweckmäßig aufbereitetes und geordnetes Wissen um die Dinge nur gefördert werden. Zum Beispiel kann man einen übermäßigen Luftverbrauch, eine Kraftverschwendung beim Singen nur einschränken, wenn man den Sänger zur Verlangsamung der Ausatmung erzieht, was dann kein unbewußtes Geschehen mehr ist, sondern ein von Willen und Bewußtsein geregelter Vorgang.

Noch immer ist ohne Zweifel die Gefahr beim Gesangsunterricht recht groß, das subjektiv Beobachtete und durch die persönliche Erfahrung des Lehrers Fundierte und von ihm daher als vorteilhaft Befundene als objektiv existierend und allgemeingültig anzusehen. Die wichtigsten Muskelfunktionen vollziehen sich zum großen Teil unsichtbar, und auch die entscheidenden Kunstgriffe verlaufen innerhalb so kleiner Ausmaße, daß dauernd an die feinste Selbstbeobachtung appelliert, ja mit vergröbernden Umschreibungen, mit selbstgebildeten Ausdrücken, Andeutungen, Vergleichen operiert werden muß, um dem Schüler des Gesangs das Beabsichtigte faßlich zu machen. Die dabei bestehenden Schwierigkeiten sind ohne Zweifel beträchtlich und erfordern auch ein hohes Maß an sprachlicher Differenzierung für an sich feinste Änderungen im lokalen Sachverhalt, etwa am Kehlkopf oder am gesamten der Bildung von Stimme und Sprache dienenden Apparat. Sehr leicht können dabei Lehrer und Schüler zu erheblichen Verzeichnungen der natürlichen Verhältnisse kommen, wenn sie nicht dauernd zur notwendigen Korrektur richtige Vorstellungen vom tatsächlichen physiologischen Geschehen zur Kontrolle heranziehen. Unter solchen Vorsichtsmaßnahmen ist dann auch zu vertreten, daß gesangstechnische Arbeitshypothesen nur um ihrer Übertragbarkeit willen in der Gesangsausbildung weiter fortbestehen, ja als Hilfsmittel der Erziehung einen gewissen Wert besitzen können, obwohl sie offensichtlich den gültigen physiologischen Erkenntnissen widersprechen. Gemeint ist beispielsweise die angebliche Resonanz beim Singen in den Nasennebenhöhlen, vor allem in der Stirnhöhle, die nicht dem physikalischen Begriff der Resonanz entspricht; sondern es werden in Wahrheit Vibrationsempfindungen in der Stirn als Resonanz gedeutet und bezeichnet.

Um die Erforschung von Stimme, Sprechen und Sprache haben sich zahlreiche Zweige der Wissenschaften bemüht, die Physiologie, die Medizin, die Physik, die Musikwissenschaft, die Psychologie, dann Sprachwissenschaften und Philosophie, die sich mit Fragen der Phonetik im weitesten Sinne beschäftigen. So ist auch die Phonetik als eine Grenzwissenschaft zwischen physiologischen, sprachwissenschaftlichen, physikalischen und psychologischen Richtungen anzusehen. Neben der naturwissenschaftlichen Betrachtung morphologischer und physiologischer Korrelate der Sprache ist in jüngster Zeit die Linguistik mit ihren zahlreichen Untergruppierungen in den Vordergrund getreten, deren weitergreifenden Aspekte, so solche der Anthropologie, der Psychologie und der Soziologie im Gesamtspektrum der forschenden Kräfte wirksam geworden sind, unser Wissen von der biologischen Natur der Sprache (LENNEBERG) zu erweitern. Auch der Anteil der Gesangspädagogen und der praktizierenden Sänger am Fortschritt in den Erkenntnissen zur Phonetik darf hier nicht vergessen werden. Die Vielfalt der Standpunkte ist oft anregend, oft auch ungünstig für eine stetige Ausbreitung neugewonnener Erkenntnisse. Diskussionen und Mißverständnisse treten immer wieder auf infolge der verschiedenartigen Vorbildung und Betrachtungsweise der Beteiligten, ihrer verschiedenen Ziele und Methoden. So ist auch das Schriftttum weit verstreut.

Die *Phonetik* sucht die physiologischen Vorgänge, aber auch den psychischen Hintergrund der menschlichen Lautäußerungen zu erkennen, um dann auch die physikalische Natur der Ergebnisse dieser Vorgänge zu ergründen (v. ESSEN).

Die *Phoniatrie*, die Stimm- und Sprachheilkunde, ist eine medizinische Wissenschaft, ein im Laufe der Zeit in weitem Maße verselbständigter Teil der Laryngologie, also desjenigen Gebiets der Hals-Nasen-Ohren-Heilkunde, das sich mit dem Kehlkopf und seinen benachbarten Organen und deren Erkrankungen beschäftigt. Aufgaben der Phoniatrie sind in einer von medizinischen Vorstellungen geprägten Denkweise die Erforschung der Ätiologie, die Diagnostik und die Therapie der Funktionsstörungen der Stimme, der Störungen der Sprachlautbildung und der Störungen der voll ausgebildeten Sprache. Im Unterschied zur Laryngologie sind ihre therapeutischen Maßnahmen nur zu kleinem Teil chirurgische, es überwiegen physikalische und medikamentöse; dazu tritt eine sehr variable Übungsbehandlung zur Heranbildung und Wiederherstellung einer natürlichen Stimme und Sprache.

Während die Phonetik mit dem Sprechakt, den Lauten wie sie fallen, ohne Rücksicht auf ihre Zugehörigkeit zu einem System oder ihre

Funktion im System, zu tun hat, klassifiziert die *Phonologie* die Laute jeder Sprache nach jenen kleinsten Einheiten, die für die Unterschiede zwischen den verschiedenen Äußerungen in dieser Sprache verantwortlich sind. Hierüber berichtet das Kapitel „Sprache und Sprechen".

Wenn wir den Aufbau und die rechte Pflege der Stimme kennenlernen wollen, so ist es notwendig, diejenigen Organe und Funktionen zu

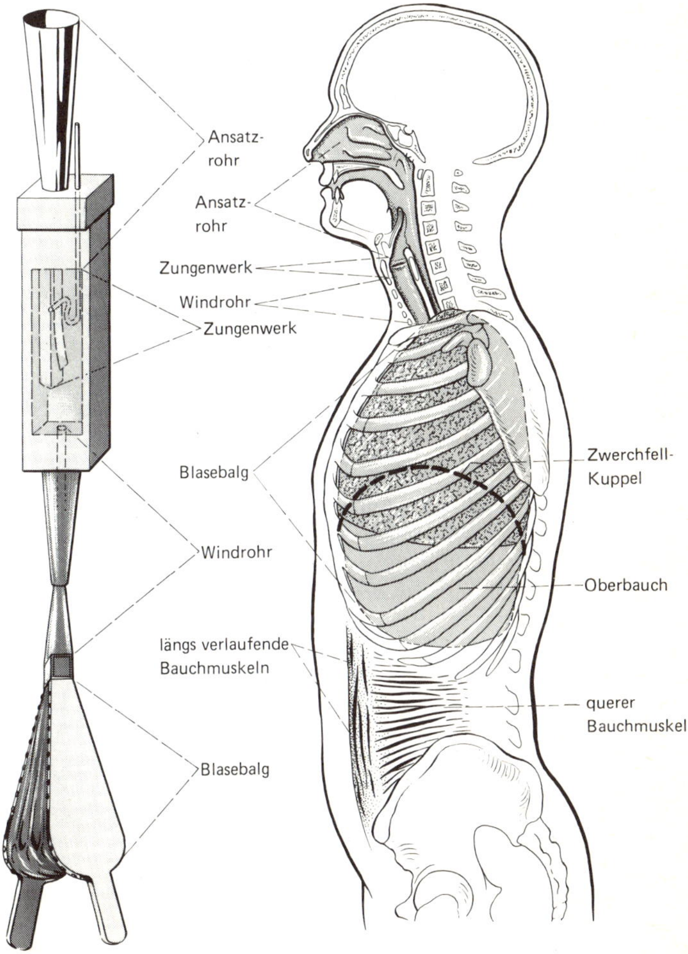

Abb. 1 Der Bau des menschlichen Stimmapparats im Vergleich zur Zungenpfeife der Orgel (nach *Barth*)

studieren, die die Bildung der Stimme und darüber hinaus auch des Sprechens ermöglichen. Man unterscheidet seit langem (Abb. 1) – wie bei einer Orgel – das als Windkessel dienende Atmungsorgan, dann den Kehlkopf, welcher der Pfeife der Orgel entspricht, und schließlich Rachen und Mundhöhle, die man auch als Ansatzrohr bezeichnet, als Artikulationsorgan (ein Windkessel gleicht in Pumpenanlagen Druckunterschiede aus und dient als Speicher). Wir werden bei der Besprechung der Stimmfunktionen und ihrer Abweichungen zum Krankhaften uns immer an diese Dreiteilung halten. Es sind jedoch die einzelnen Teile des gesamten Stimm- und Sprechapparats so eng miteinander verknüpft, daß bei der Darstellung von einem Teil auf den anderen immer wieder einmal übergegriffen werden muß und so nur allmählich ein Gesamtbild entstehen kann. Nicht vergessen werden darf auch das Gehirn mit dem Nervensystem, das die einzelnen Organe im Sinne der Regulation kompliziertester zusammengefaßter Leistungen steuert; dazu kommen biologisch wirksame Einflüsse des Alterns, der Hormone usw.

Eine jede Stimmproduktion kann naturwissenschaftlich-medizinisch von zwei Gesichtspunkten aus einer wissenschaftlichen Untersuchung unterworfen werden: in bezug auf ihr Entstehen und Werden und als fertiges Gebilde, gleichgültig, ob sie vom Menschen oder Tier bzw. ob sie normal oder krankhaft erzeugt wird. Die erstere Hauptrichtung physiologischer Forschungsarbeit erstreckt sich auf die Funktion der schallerzeugenden Einrichtungen, den Mechanismus des Zustandekommens der Laute und der Sprache. Die zweite Arbeitsrichtung erstreckt sich auf die physikalische Beschaffenheit der Laute, so zur Klärung der Frage, welche charakteristischen Eigenschaften die Sprachlaute und die Sprache haben, um als solche gehört und verstanden zu werden. Als eine praktisch besonders wichtige Aufgabe einer solchen Forschungsrichtung sei hier die Klärung aller der Fragen angeführt, die durch eine elektroakustische Analyse des Stimmklangs möglich geworden ist, in denen bestimmte Eigenschaften der Gesangsstimme (z. B. Vibrato – Tremolo) besser als zuvor erkannt werden konnten. Aus der grundsätzlichen Erkenntnis ergeben sich auch praktische Handhaben zur Besserung der Stimmqualität bei der einen und zur Behebung von Mängeln bei der anderen Stimme. Es sei jedoch gleich hier betont, daß trotz Anwendung des gesamten Rüstzeugs der moderenen Physiologie, besonders auch ihrer hochentwickelten Registriertechnik, noch immer erhebliche Lücken in unseren Kenntnissen bestehen. Um ein ganz einfaches Beispiel anzuführen, der Glanz einer schönen Stimme enthüllt sich weder bei der Kehlkopfspiegelung dem menschlichen Auge, noch kann er bisher mit den kunstvollen technischen Apparaturen der wissenschaftlichen Forschung in seiner Besonderheit bis zum Letzten zergliedert und definiert werden.

1 Die Atmung

Die Atmung findet in den Lungen statt. Sauerstoff aus der Einatmungsluft tritt in das Blut über, und Kohlensäure wird als Stoffwechselendprodukt aus dem Blut an die Ausatmungsluft abgegeben. So wie ohne Atmung als dem Regler des physiologischen Gasaustauschs kein Leben möglich ist, gibt es ohne Atmung auch keine natürliche Stimme. Die Atmung liefert den Betriebsstoff für die Stimme, die Atemluft. – Die Voraussetzung für das Studium der Atmung ist die Kenntnis der Brust- und Halsorgane in ihren anatomischen Verhältnissen.

Anatomie des Brustkorbs und der Brustorgane

Das Atmungsorgan Lunge nimmt den größten Teil des Brustraums ein; es kann jedoch dieser Brustraum nicht mit den sichtbaren und tastbaren Formen und Grenzen des Brustkorbs gleichgesetzt werden. Die nach oben konvexe Wölbung des Zwerchfells, das den Brustraum vom Bauchraum trennt, reicht weit höher hinauf, als die untere Grenze des Brustkorbs, die unteren Rippen vermuten lassen (Abb. 2 u. 4).

Der knöcherne Brustkorb bestimmt dabei die äußere Form des Brustraums. Er wird gebildet von den Brustwirbeln der Wirbelsäule, den zwölf Rippen und dem Brustbein. Die Wirbelkörper springen von hinten her ein wenig in den Brustraum vor, die Rippenansätze dagegen weichen zurück. Die Rippen sind mit den Wirbeln gelenkig verbunden, die sieben oberen Rippen mit dem Brustbein durch knorpelige Enden unmittelbar, die Rippen VIII–X durch Knorpelgewebe untereinander und dann gemeinsam mit dem unteren Ende des Brustbeins. Die Paare der XI. und XII. Rippen enden frei. Das Brustbein ist ein glatter Knochen, oben breiter und dicker als unten; man unterscheidet einen Brustbeinkörper und nach unten zu dann einen Schwertfortsatz (Abb. 3).

Muskulatur zur Atmung und Feinbau der Lunge

Der für die Atmung wichtigste Muskel ist das *Zwerchfell*, ein kuppelförmiger Muskel (Abb. 3). Es liegt quer (zwerch!) im Körper und bildet für den Brustraum den Boden, für den Leibraum die Decke, die Trennwand zwischen den beiden Höhlen des Rumpfs. Das Zwerchfell ist der Haupteinatmungsmuskel. Er entspringt ringsum an den unteren Randbegrenzungen des Brustkorbs. Die Muskelbündel steigen jedoch an der

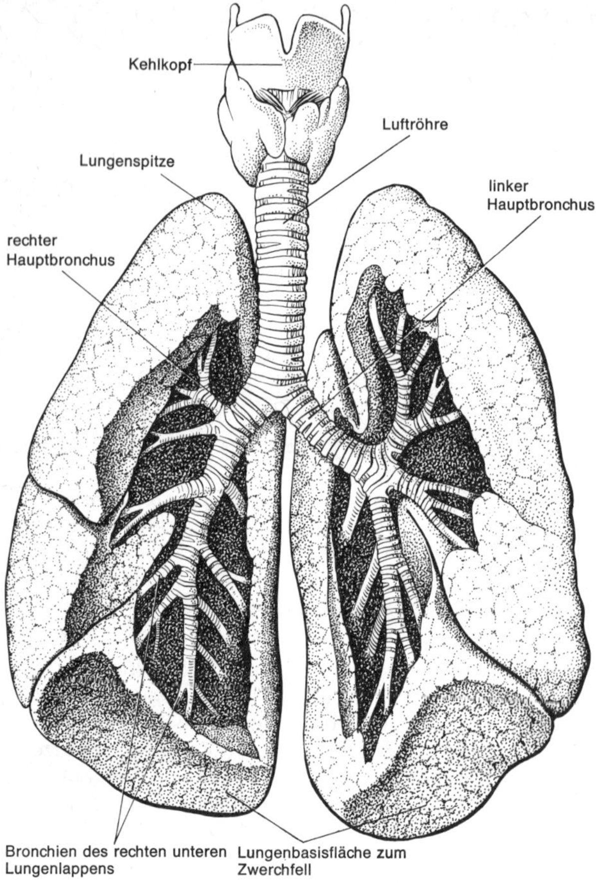

Abb. 2 Lunge, Bronchialbaum und Luftröhre von vorn (nach *Barth*)

Innenwand der unteren Rippen steil nach oben, biegen dann um und gehen in Sehnenbündel über, die sich in der Mitte und zugleich am obersten Pol zu einer großen Sehnenplatte verflachen. Hierdurch bildet sich nun die Kuppelform des Zwerchfells, das viel weiter nach oben reicht, als es der allgemeinen Vorstellung entspricht. Bei der Einatmung tritt das Zwerchfell tiefer, und die die Rippen bedeckenden Brust- und Zwischenrippenmuskeln heben gleichzeitig die Rippen und das Brustbein (Abb. 4). Andere Brustmuskeln und vor allem mehrere die vordere Bauchwand bildende Bauchmuskeln bewirken die Ausatmung, soweit

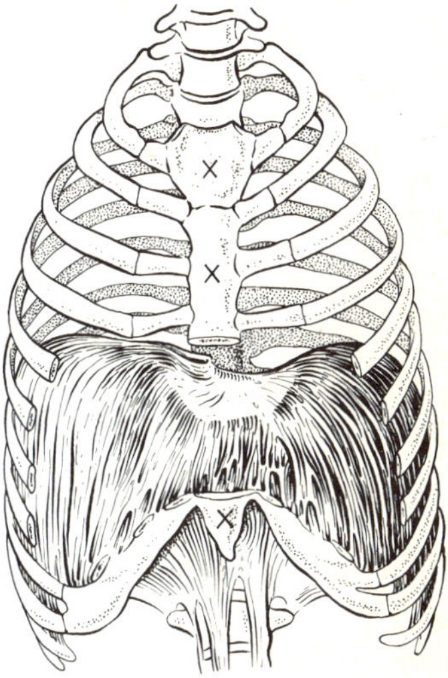

Abb. 3 Zwerchfell von vorn. Muskelstränge ziehen von den inneren Rändern der untersten Rippen zu einem höher gelegenen sehnigen Zentrum vor der Wirbelsäule (x = Brustbein) (nach *Benninghoff* u. *Goerttler*)

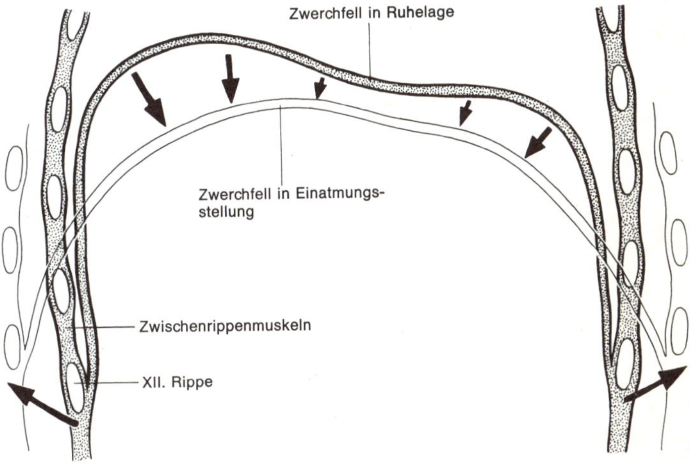

Abb. 4 Die Bewegungen des Zwerchfells (nach *v. Lanz* u. *Wachsmuth*)

diese nicht schon passiv durch Erschlaffung der Heber und insbesondere der Muskulatur des Zwerchfells erfolgt. Vor allem die sich in zwei Schichten schräg kreuzenden Zwischenrippenmuskeln vollführen neben anderen hier weniger wichtigen Hals-, Brust- und Rückenmuskeln

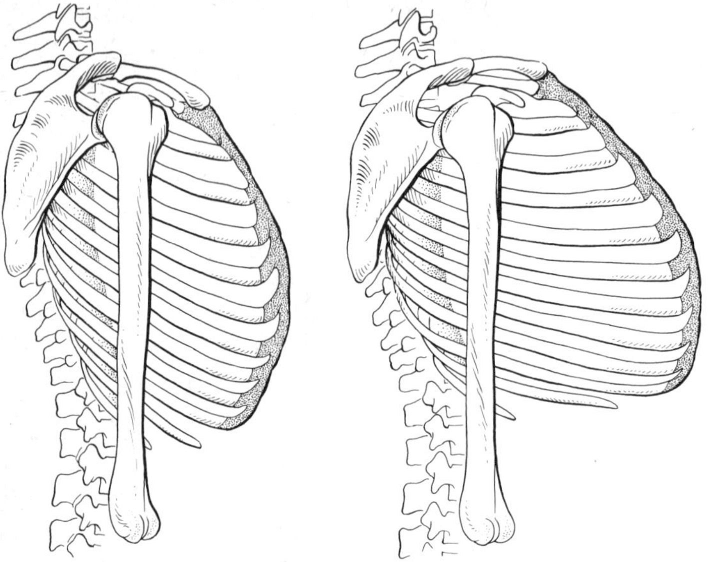

Abb. 5 Volumenänderung des Brustkorbs durch Hebung der Rippen (nach *Barth*)

durch Hebung und Senkung der Rippen die zur Atmung notwendigen Bewegungen des Brustkorbs. Weil die Rippen mit den Wirbeln und dem Brustbein durch Gelenke verbunden sind und in ihrem vorderen Abschnitt aus biegbarem Knorpel bestehen, bringt die Hebung des Brustkorbs eine bedeutende Erweiterung des Brustraums nach den Seiten zu und von hinten nach vorn (Abb. 5). Bei ruhiger Einatmung ist nur die äußere Gruppe der Interkostalmuskeln (der Zwischenrippenmuskeln) beteiligt; bei verstärkter Einatmung dann auch die von der I. und II. Rippe entspringenden kräftigen Muskelstränge der sog. Skalenusmuskulatur, die an den Querfortsätzen der Halswirbel ansetzt, zur I. und II. Rippe zieht und den Brustkorb während der Anhebung der Rippen zu versteifen hilft.

Während der Bauchraum nur eine einzige Höhle bildet, enthält der Brustraum zwei Brusthöhlen, für jede Lunge eine, die durch einen Trennraum mit dem Mittelfell (Medianstinum) voneinander geschieden sind (Abb. 6 u. 7). Wie die Bauchhöhle mit dem Bauchfell, sind diese Brusthöhlen mit einer spiegelglatten Haut, dem Brustfell oder Rippenfell (Pleura), ausgekleidet. Diese Haut überzieht auch die Lungen, so wie das Bauchfell die Baucheingeweide. Eine dritte Höhle bildet der Herzbeutel mit dem Herzen, ebenfalls von einer solchen zarten Haut überzo-

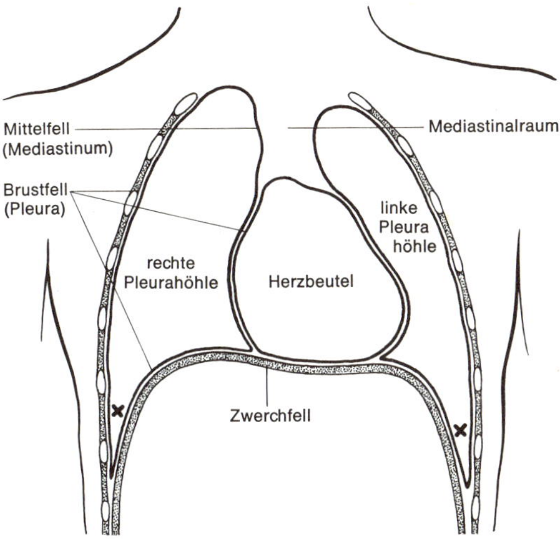

Abb. 6 Brustraum frontal. Die mit dem Brustfell (Pleura) überzogene Pleurahöhle enthält die Lungenflügel, den Herzbeutel, das Herz (× = spaltförmiger seitlicher Abschnitt der Pleurahöhle, der bei der Einatmung erweitert wird; vgl. Abb. 4)

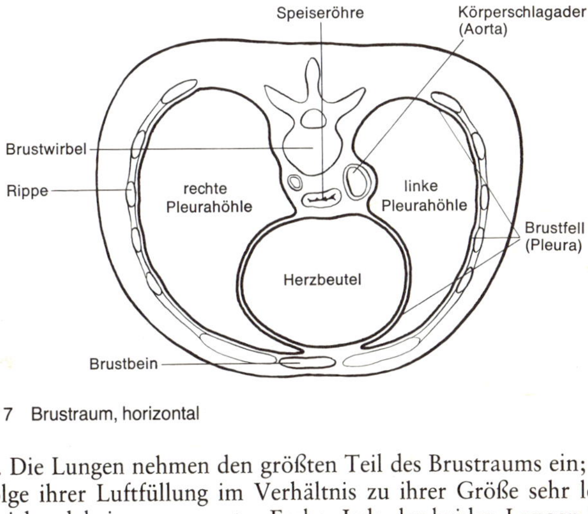

Abb. 7 Brustraum, horizontal

gen. Die Lungen nehmen den größten Teil des Brustraums ein; sie sind infolge ihrer Luftfüllung im Verhältnis zu ihrer Größe sehr leicht an Gewicht, dabei von grauroter Farbe. Jede der beiden Lungen hat eine Kegelform, deren Basis sich dem Zwerchfell, deren Wandungen sich der Innenform des knöchernen Brustkorbs anpassen.

Im elastischen Stützgewebe der Lunge sind feine Bläschen eingelagert, die von zahlreichen feinsten Blutgefäßen umsponnen sind. Hier in den Alveolen – so werden diese Bläschen genannt – geht der lebensnotwendige Gasaustausch vor sich. Im Schnitt sieht das Lungengewebe aus wie ein feinporiger Schwamm. Die Zahl der Lungenbläschen beträgt ungefähr 70–75 Millionen, ihre Gesamtoberfläche ca. 50 m^2. Ausgehend von den Lungenbläschen bilden sich röhrenartige Kanäle von zunehmender Größe und lichter Weite, zunächst Bronchiolen, dann Bronchien. Sie werden unter dem Bilde des Brochialbaums dann zu zwei Hauptbronchien, die sich in der sog. Bifurkation, einer Gabel in Höhe des 4.–5. Brustwirbels, zur Luftröhre (Trachea) schließlich vereinen (vgl. Abb. 2).

Die Luftröhre bildet also den letzten Zusammenfluß dieser Verästelungen. Sie besteht aus Knorpelspangen in wechselnder Anzahl (16–20), die hinten nicht völlig knorpelig, sondern durch eine Membran geschlossen sind. Der Kehlkopf dagegen, der sich nach oben an die Luftröhre anschließt, ist in seinem Ringknorpel ein knorpelig gänzlich geschlossener Ring.

Die Zufuhr frischer Luft bei der Einatmung (Inspirium) und die Abgabe der verbrauchten Luft bei der Ausatmung (Exspirium) erfolgen mit Hilfe mechanischer Atembewegungen. Mit diesem Wechselspiel dient die Atmung in einer Doppelfunktion in erster Linie der Lebenserhaltung (vitale Atmung), in zweiter Hinsicht der Sicherstellung des Betriebsstoffs zur Bildung der Stimme (phonatorische Atmung).

Steuerung der Atmung auf dem Blutwege

Wie kommt nun die lebenserhaltende Atmung zustande? Es ist irrtümlich zu meinen, daß die Luft durch irgendeinen Willensakt aktiv durch Mund oder Nase eingesogen werde und so dann auch die Brusthöhle von innen erweitere. Die Erweiterung des Brustraums nach allen Seiten erfolgt vielmehr durch die Muskelbewegungen der kombinierten Brust- und Bauchatmung, so vor allem durch Tiefertreten der Zwerchfellmitte mit Abflachung der Zwerchfellkuppel, wodurch ein luftverdünnter Raum in den Alveolen geschaffen wird. Dieser wird dann dadurch ausgeglichen, daß Luft durch die Luftröhre in die Lungen einströmt; das nennt man die *Einatmung*. Da die Lunge aus elastischem Gewebe besteht und keine eigene Beweglichkeit besitzt, muß sie ganz passiv den Wandungen der Brusthöhle in ihren Bewegungen folgen. Die Lunge atmet also nicht aktiv, sie wird beatmet. – Lassen die Muskelkräfte nach, die den Unterdruck erzeugen, so kehrt der Brustkorb in seine elastische Ruhelage zurück, ebenso das Zwerchfell, und Luft wird aus den Lungen ausgedrückt; das ist dann die *Ausatmung* (Abb. 8).

Die dazu nötigen Muskelbewegungen können unwillkürlich, aber auch willkürlich sein. Im Schlaf z. B. arbeiten sie immer und beim Wachen zumeist unwillkürlich, selbständig wie der Pulsschlag des Herzens. Die Automatie der Ruheatmung hängt von einem Atemzentrum ab, das wir im sog. „verlängerten Mark" im obersten Teil des Rückenmarks, dicht unterhalb des eigentlichen Gehirns lokalisieren, einer Region, in der alle lebenswichtigen, automatisch arbeitenden Zentren liegen. Wenn mit Kohlensäure überladenes Blut – bei Energie für den Körperhaushalt freisetzenden Verbrennungsprozessen angefallen – das Atemzentrum erreicht, reizt es dieses, einen Antriebsimpuls auszusenden, der die Atemmuskeln in Tätigkeit setzt. Der Kohlensäurereiz, nicht der Mangel an Luftvorrat in den Lungen, ist also die Ursache zur Anregung der

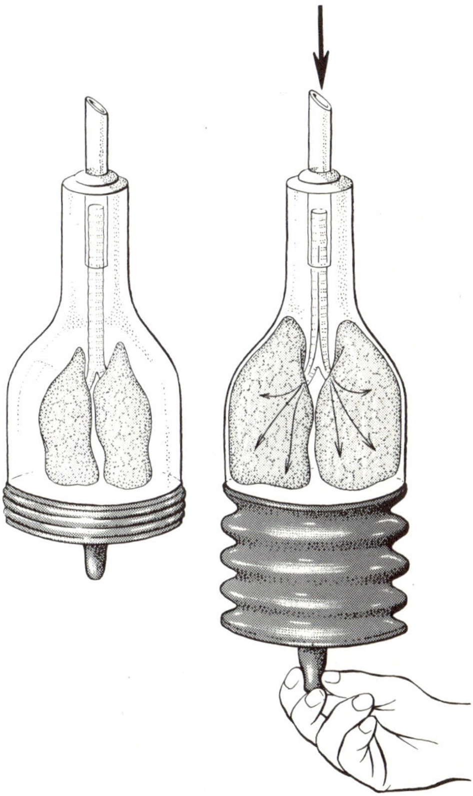

Abb. 8 Dondersscher Versuch. Er veranschaulicht die Passivität der Lungenbewegungen, abhängig von den Druckveränderungen im Brustraum (nach *Barth*)

Atmung. Hierdurch wird auch die Pause erklärt, die nach einer Ausatmung eintritt, bis die nächste Einatmung dann wieder einsetzt, wie es sich besonders am Schlafenden gut beobachten läßt. Der Ablauf der Ruheatmung geschieht also folgendermaßen: Durch den Antrieb des Atemzentrums beginnen die der Einatmung dienenden Muskelpartien zu arbeiten. Das Zwerchfell, der Haupteinatmungsmuskel, zieht sich zusammen, d. h. er flacht seine Kuppel nach unten hin ab und vergrößert dadurch den Brustraum nach unten um ein beträchtliches Stück, um ein gutes Drittel (vgl. Abb. 4). Die Lunge wird also zunächst nach unten hin ausgedehnt. Durch das Hinabsteigen der Zwerchfellkuppel werden aber auch alle die Organe mit hinabgedrückt, die unterhalb des Zwerchfells in der Bauchhöhle liegen. Da diese nach hinten und unten nicht ausweichen können, geben die Bauchdecken dem Druck von oben nach und weichen nach vorn und seitlich aus. Die Bauchdecke wölbt sich daher vor mit der Einatmung.

Formen der Atmung

Vorwölbung und Einziehung der Bauchwand im Wechsel sind die sichtbaren Zeichen der *Bauchatmung*. Das Zwerchfell ist hierbei der bewegende Teil und die Bauchmuskulatur der begleitende Mitspieler. Die Zusammenziehung des Zwerchfells, sein Tiefertreten, ist unmittelbar nicht fühlbar, weil das Zwerchfell keine empfindenden, sensiblen Nerven besitzt. Schon GUTZMANN hat deshalb zu Beginn des Jahrhunderts festgestellt: „Im Zwerchfell haben wir keine Spur von Bewegungsempfindungen oder Muskelgefühl.“ So gibt es objektiv auch keine Zwerchfellageempfindungen und keine Zwerchfellübungen, wie das von Gesangslehrern zu didaktischen Zwecken behauptet wird. – Das Zwerchfell gewinnt beim Tiefertreten noch an Hubraum, indem durch gleichzeitige Hebung der Rippen der in den seitlichen Teilen der Brust, in den Flanken nach unten verlaufende spitzwinklige Raum zwischen der seitlichen Lungenbasis und unterem Brustkorb abgeflacht und stark erweitert wird (vgl. Abb. 4).

Eine rein passiv verlaufende Ausatmung kennzeichnet die Ruheatmung, d. h. eine Atmung ohne Belastung. Bei der Ruheatmung, die wir im Gegensatz zur Phonationsatmung, der Atmung beim Sprechen und Singen als einer Atmungsform mit vermehrtem Luftverbauch, auch *stumme* Atmung nennen, ist also die Einatmung der aktivere, die Ausatmung der passivere Teil. Die Phonationsatmung ähnelt nur in der Einatmungsphase in ihren Abläufen der Ruheatmung, verläuft dann aber in ganz anderer Weise. Die Ausatmungsphase ist nicht nur ungleich länger, sondern auch weniger ausgeglichen in den Luftdruckverhältnissen. Während sich die stumme Ausatmung im allgemeinen unbewußt vollzieht und gewissermaßen eine Entspannungsphase nach der muskulären Anspannung der vorausgegangenen Einatmung darstellt, wird die Ausatmung dem Sinngehalt der gesprochenen oder gesungenen Phrase untergeordnet und damit in gewissem Grade vom Hirn kontrolliert und gesteuert. Psychische Einflüsse wirken auf das Atemzentrum ein; deshalb verraten sich Gedanken, Gefühle, Stimmungen in einer Veränderung der Atmung. Die Tiefe und die Häufigkeit der Atmung werden ständig durch den Wechsel in der Stimmung und in der Intensität der Emotion abgewandelt. Die ruhige Atmung der Zufriedenheit, die schnelle Folge tiefer Einatmungen bei Erregungen aller Art und der oberflächliche, zögernde Rhythmus bei Depression und Niedergeschlagenheit sind nur einige Beispiele der Parallelität der Atemweise mit der Gemütslage des Menschen. Beim Sprechen und Singen wird das alles noch deutlicher, und wir werden später darauf noch einmal eingehen müssen. Die Brustatmung ist, wie u. a. Untersuchungen beim Lachen gezeigt haben, leichter veränderbar und störanfälliger als die Bauch- oder Zwerchfellatmung. Möglicherweise haben diese Zusammenhänge zwischen Atmung und seelischen Vorgängen in der Antike dazu geführt, die Seele des Menschen im Zwerchfell zu lokalisieren. Die Ausatmung wird beim fließenden Singen und Sprechen sehr in die Länge gezogen; die Einatmung muß andererseits sehr schnell vor sich gehen. Weil sie so schnell und geräuschlos erfolgen soll, muß auch der Einatmungsweg so kurz als möglich sein. Wir atmen deshalb – wie auch beispielsweise bei allen sportlichen Anforderungen, d. h. bei Leistungen mit vermehrtem Luftverbrauch – beim Singen und Sprechen mit geöffnetem Mund ein oder aber mit Mund und Nase zugleich. Vor Beginn einer Satzkette erfolgt wohl ein anfänglicher nasaler Atemzug, während der Wortkette oder einer Gesangsphrase bleibt jedoch hierzu keine Zeit. Ein voller Atemzug durch die Nase erfordert mindestens 2–3 Sekunden. Wie sollte da ein Sänger die „Figaro-Arien“ in Mozarts „Die Hochzeit des Figaro“ singen können? Wir wollen hier gleich festhalten, daß es nicht die Atemmuskeln allein sind, die bei der Atmung beim Sprechen und Singen (phonatorische Atmung) an einer richtigen ökonomischen Abgabe der Atemluft beteiligt sind, sondern auch die Stimmlippen im Kehlkopf, denen demnach nicht nur eine stimmerzeugende, sondern auch eine atemregulierende Bedeutung zukommt. Während der Stimmproduktion ist es wesentlich und wichtig, daß ein bestimmter subglottischer Druck (Druck des Ausatmungsstroms unmittelbar unterhalb der elastisch gespannten Stimmlippen) über die gesamte Phonationsdauer gehalten wird. Ein Wechsel des Drucks führt zu Änderungen sowohl in der Intensität wie in der Qualität des Klangs und manchmal auch in der Tonhöhe. Meistens reicht die Elastizität und Spannung des gedehnten Gewebes der Lunge aus, vor allem im ersten Teil des Phonationsablaufs während eines Atemzugs, um den subglottischen Druck unmittelbar unter der Stimmritze konstant zu halten. Den hierzu nötigen Widerstand liefern die elastisch gespannten Stimmlippen. Die bei der Ruheatmung durch die Nase eingeatmete Luft wird auf diesem Wege, um die Schleimhaut des Bronchialbaums zu schonen, gereinigt (entstaubt), erwärmt und angefeuchtet. Man kann annehmen, daß die gesunde Nase des Erwachsenen täglich eine beträchtliche Menge Flüssigkeit an die vorbeistreichende Atemluft abgibt (s. S. 56).

Die Ein- und die Ausatmung nehmen bei der Ruheatmung die nahezu gleiche Zeit in Anspruch. Dabei wird aber die Brusthöhle nicht bis auf den letzten Rest entleert, sondern sie kehrt nur in ihre normale Ruhelage zurück, d. h. in eine Lage, von der aus eine noch weitere Verkleinerung des Lungenraums mit Luftabgabe durch verstärkte Ausatmung möglich ist. Es bleibt also noch eine Restluft („Residualluft") in der Lunge, die noch eine Weile den Sauerstoffbedarf des Körpers deckt. Hierdurch entsteht die schon dargestellte, im Bewegungsablauf der Atmung wichtige Atempause. Sie wird beendet, wenn die Anreicherung des Blutes mit Kohlensäure einen Grad erreicht hat, der als Reiz für das Atemzentrum dient, die Motorik der Einatmungsmuskulatur wieder in Gang zu setzen.

Eine gemischte Atmung, die Zwerchfellflankenatmung – wobei man als Flanken die seitlichen unteren Teile des Brustkorbs bezeichnet –, ist offenbar die an Atemleistung wirkungsvollste, weil sie die größtmögliche und uneingeschränkte Erweiterung des unteren Brustkorbs mit der größtmöglichen Abplattung des Zwerchfells vereinigt. Die neuere Physiologie bezeichnet diese Atmung als die erstrebenswerte Normalatmung für beide Geschlechter, weil sie in der naturgegebenen Anordnung der Organe vorbedingt ist und allein „physiologisch", d. h. bei geringster Muskelarbeit, den größtmöglichen Nutzen liefert. Der Arbeitserfolg ist dabei so groß, weil nicht nur der obere Teil der Lungen wie bei der wenig ergiebigen sog. Brustatmung in Tätigkeit gesetzt wird, sondern das ganze Organ von der breiten Basis bis zu den feineren Verästelungen an den äußeren Wänden zur Arbeit herangezogen wird. Auch das Kleinkind zeigt diesen Atemtyp in der Ruhe und beim Schreien. Wir wissen andererseits schon von den Untersuchungen NADOLENCZNYs über den Kunstgesang aus dem Jahre 1923, wie starke Unterschiede der Atemmodus der von ihm untersuchten 50 guten Sänger zeigte und sich damit allen Normvorstellungen entzog. Wenn wir eine Brustatmung von einer Bauchatmung und von einer Flankenatmung unterscheiden, sind diese Typen jedoch nur in dem Sinne aufzufassen, daß ein Muskelgebiet in seiner Wirksamkeit auf die Atmung überwiegt. Es ist selbstverständlich, daß die anderen Teile der gesamten der Atmung dienenden Muskulatur dabei nicht stillstehen, daß es also ausschließlich einen sog. ungemischten Typ unter natürlichen Verhältnissen nicht geben kann. Wenn er jedoch vorkommt, stellt er etwas eingeübt Künstliches dar, wie überhaupt mancherlei unsinnige Theorie sich mit den Atemtypen

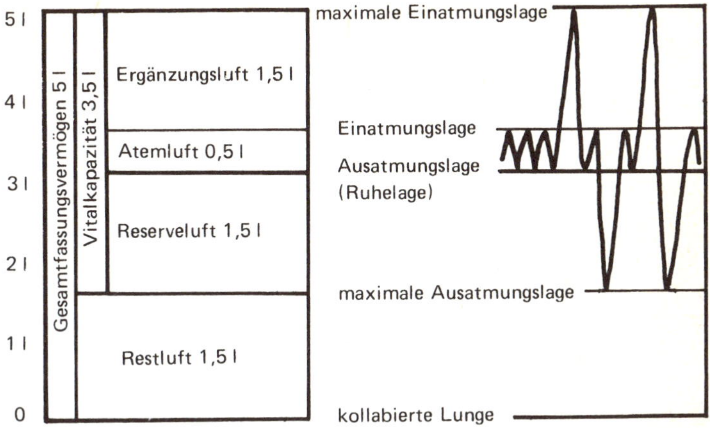

Abb. 9 Die verschiedenen Lungenvolumen, je nach Leistungsanforderung (nach *Kittel*). Kollabierte Lunge: mangels Durchlüftung Lungenbläschen von Luft entleert und zusammengefallen

beschäftigt hat. Jegliche übungsmäßige Festlegung auf die alleinige Bevorzugung der Brust- oder der Bauchatmung ist zwar anerziehbar, aber entspricht eben nicht den physiologischen Gegebenheiten und dem allgemeinen Grundgesetz der Natur, daß stets ein Optimum an Effekt durch ein Minimum an Kraftleistung erzielt werden soll (Abb. 9).

Zwischen dem 60. und 70. Lebensjahr verschlechtert sich der *Ventilationskoeffizient* der Atmung. Hierdurch wird die Anpassungsfähigkeit der Atmung an gesteigerte Erfordernisse auch beim gesunden alten Menschen eingeschränkt. (Der Ventilationskoeffizient ist die Meßzahl für den Grad der Durchmischung der in den gesamten Atemwegen enthaltenen Luft mit der neu hinzugekommenen Einatmungsluft.)

Lungenvolumina und Vitalkapazität

Die Luftmenge, die bei ruhiger Atmung ein- und ausgeatmet wird, nennt man *Respirationsluft.* Die Luftmenge, die nach einem gewöhnlichen Atemzug ohne besondere Leistungsanforderung noch in der Lunge verbleibt, heißt *Residualluft. Komplementärluft* (Ergänzungsluft) nennt man die Menge Luft, die durch vertiefte Einatmung der Respirationsluft noch hinzugefügt, und *Reserveluft* das Quantum an Luft, das durch vertiefte Ausatmung noch abgegeben werden kann. Die gesamte Luftmenge, die durch tiefste Einatmung aufgenommen und durch tiefste Ausatmung abgegeben werden kann, die also die Respirations-, Komplementär- und Reserveluft zusammenfaßt, heißt Vitalkapazität. Die Vitalkapazität setzt sich aus folgenden Normgrößen zusammen:

1. Respirationsluft (Atemzugvolumen) etwa 500 ml,
2. Komplementärluft (inspiratorisches Reservevolumen), 1500–3000 ml, zusätzlich noch einzuatmen,
3. Residualluft (expiratorisches Reservevolumen), 1000–1500 ml, zusätzlich noch auszuatmen.

Die Vitalkapazität beträgt also im Regelfall insgesamt 3000–6000 ml. Die normale Vitalkapazität – also die Volumendifferenz zwischen tiefster Ein- und Ausatmung – ist abhängig von Größe, Gewicht, Alter und Geschlecht. Bei allen Messungen und Berechnungen von Sollwerten empfiehlt es sich, die Grenzen zu pathologischen Werten nicht zu eng zu ziehen und mit bis zu 25% ± Streubreite des Sollwerts zu rechnen.

Eine gewisse Rolle spielen in wissenschaftlichen Untersuchungen vor allem bei Sängern, aber auch bei Sportlern noch folgende Begriffe (nach KITTEL) (zur Messung der entsprechenden Werte sind z. T. recht aufwendige Apparaturen erforderlich):

Phonationsvolumen (PV): das für die maximale Tondauer verfügbare, linear von der Vitalkapazität (VK) abhängende Luftvolumen PV/VK = 50–80% bei Männern und 45–75% bei Frauen.

Residualvolumen: Restluft, die selbst nach kräftigstem Ausatmen noch in der Lunge verbleibt (etwa 1200 ml).

Atemminutenvolumen: die Luftventilation der Lunge in l/Min. bei ruhiger Atmung. Es resultiert aus Atemfrequenz × Respirationsluft (Atemzugvolumen) und beträgt etwa 9 l.

Atem- oder Minutengrenzwert: die Luftventilation der Lungen in l/Min. bei maximaler Willküratmung. Bei mindestens 40–60 Atemzügen/Min. und dem entsprechenden Atemzugvolumen beträgt er etwa 70–80 l/Min.

Respiratorischer Quotient (RQ): Verhältnis von Kohlensäure- (CO_2-) Ausscheidung zu Sauerstoff- (O_2-)Aufnahme. Veränderungen sind bei Atmungsstörungen möglich, aber auch bei übermäßiger, vom Bedarf nicht begründeter Einatmung (Hyperventilation); dann kann sich der RQ vom Normwert 1 bis auf Wert 2 verschieben.

Man kann als allgemeingültig annehmen, daß sich die Einatmungs- zur Ausatmungsdauer verhält: bei Ruheatmung 4 : 5, bei gewöhnlichem Reden 1 : 6 bis 1 : 7, beim Singen bis auf 1 : 10 und sogar bis 1 : 50 differierend.

Der lebensnotwendige Luftverbrauch in der Ruhe beträgt etwa 8 l/Min.; er beträgt beim Gehen 16 l, beim Bergsteigen 20 l und beim Dauerlauf 57 l. Im Durchschnitt erfolgen bei der Ruheatmung des Erwachsenen 16 Atemzüge pro Minute, bei Tiefatmung 5–6, beim Sprechen 12, beim

Vorlesen von Prosa 16–21, beim fortlaufenden Reihenzählen 12 Atemzüge. Beim Neugeborenen zählen wir 40–60, beim 6jährigen etwa 20–30 Atemzüge.

Es sei hier schon einmal festgehalten, und es wird noch darauf einzugehen sein, daß mit wachsender Stimmstärke der Luftverbrauch und auch der subglottische Druck zunehmen, jedoch nicht in einem linearen Verhältnis. Bei gleicher Stimmstärke und gleicher Tonhöhe hängt das ausgeatmete Luftvolumen vom Verhalten der Stimmlippen ab, ihrer Spannung, Form und Länge, von der Form des Ansatzrohres und vor allem vom gesungenen Vokal. Bei geübten Künstlern nimmt zur Höhe zu der Luftverbrauch ab.

Unterschiede der Sprech- und Singatmung

Um den Typus der Sprechatmung zu charakterisieren, muß zunächst einmal festgehalten werden, daß für das Sprechen die Leistungsanforderungen an die Atmung sich in sehr weiten Spannen bewegen. Sprechen reicht für unsere Betrachtung vom Reihensprechen, so dem Zählen als einer stark automatisierten affektfreien Sprechbewegung, über das Gespräch zu zweit bis zum „Ausbruch" des Schauspielers als einer spannungsentladenden stimmlichen Kraftleistung auf der Basis ausgeprägter Affekte als anderem Pol. Alle diese Sprecharten haben Gemeinsamkeiten einer Atmungsform, die wir unter dem Typus Sprechatmung zusammenfassen und die sich besonders eindrucksvoll im sog. „Pneumogramm" darstellen lassen (s. Untersuchung der Atmung mit Geräten, S. 23ff). Bei der Sprechatmung (im Pneumogramm, vgl. Abb. 12 u. 13):

1. ist gegenüber der vitalen, reflektorisch ablaufenden und nicht mit phonischer Leistung verbundenen Atmung die Einatmung verkürzt in ihrer Dauer, die Ausatmung wesentlich verlängert,

2. pflegt die Einatmung einen größeren Höhenausschlag zu haben, also ausgiebiger zu sein,

3. enthält die absteigende Ausatmungslinie eine Anzahl ungleicher welliger bis zackiger Erhebungen oder Senkungen,

4. findet sich üblicherweise ein geringer Asynchronismus, das Fehlen einer genauen zeitlichen Übereinstimmung, zwischen Brust- und Bauchatmungskurve. Die Ausatmungslinie fällt meist im Beginn schneller ab als im weiteren Verlauf (Abb. 12).

Oft finden sich in der Sprechatemkurve auch individuelle Eigenheiten. Zuweilen finden sich ein Stillstand des ganzen Sprechapparats und damit der Atmung, wenn der Sinn des Gesprochenen eine nur kurze Pause verlangt. Auch sieht man manchmal auf Pneumogrammen von Sängern paradoxe Inspirationen, die wahrscheinlich eine Stützfunktion im Atemvorgang kennzeichnen.

Die Dauer der Sprechatmungs-Ausatmung wird vornehmlich bestimmt durch die Länge der sprachlichen Abschnitte, durch inhaltliche Vorstellungen (Sinnschritte) oder auch den Wechsel von Tonstärke und -höhe.

Die *Singatmung* verläuft wie die Sprechatmung entsprechend den besonderen Leistungen, die von ihr verlangt werden; so ist sie meist noch tiefer und unregelmäßiger als die Sprechatmung.

Charakteristisch sind die verkürzte, beschleunigte und vertiefte Einatmung (ganz überwiegend durch den Mund) und eine erheblich verlängerte, verlangsamte und vertiefte Ausatmung. Dieser besondere Atemtyp wird durch Übung erworben, wobei erlernte Bewegungskomplexe schließlich zu bedingten Reflexen werden. („Bedingte Reflexe" sind im Laufe des Lebens erworbene, also nicht angeborene Muskelaktionen oder Organreaktionen, die durch äußere Reize hervorgerufen werden; typisches Beispiel: Speichelfluß beim Anblick von Nahrung.)

Schon bloße Vorstellungen des Sängers („inneres Singen" s. S. 135f) genügen, um die Atmung in einer bestimmten Richtung zu verändern. Weiter kann man beim Singen, genauer beim Stimmansatz, „Einstellbewegungen" im Ablauf der Atmung feststellen. Es handelt sich dabei um vorbereitende Bewegungen des Kehlkopfs und der Atemmuskulatur vor Beginn der Intonation und dementsprechend auch schon bei innerem Vorstellen von Tönen.

Es ist Aufgabe der Gesangsatmung, unmerklich und schnell eine genügende Menge Luft aufzunehmen, auf deren sparsamer Verwendung das gesamte Gewicht dieser besonderen Atmungsform dann liegt. Deshalb muß auch die Nasenatmung funktionieren, d. h., die Nase muß genügend luftdurchgängig sein, auch wenn beim Sprechen und Singen ganz überwiegend mit dem Mund geatmet wird. Die Nase wird wohl zumeist unauffällig nur nebenher und zusätzlich mitbenutzt. Zu enge Nasengänge, z. B. durch Nasenscheidewandverbiegung, vergrößerte Nasenmuscheln oder gar Polypen sind Hindernisse der Nasenatmung und beeinträchtigen zudem die Stimme durch einen unangenehmen nasigen Beiklang. Die operative Besserung der Nasenatmung ist daher oft und am besten schon vor der Gesangsausbildung nötig.

Über die Verhältnisse der Atmung beim Stützvorgang wird bei dessen Darstellung berichtet werden (s. S. 121).

Körperhaltung beim Sprechen und Singen

Eine freie und aufrechte, im Gleichgewicht ruhende Körperhaltung mit aufgerichtetem Brustkorb ist für eine gute Atemführung beim Singen wichtig. Der Brustkorb ist dabei leicht nach vorn gewölbt und steht fast senkrecht über dem Becken. Eine für die Sängeratmung günstige Haltung zeigt zudem die Tendenz zur Streckung der Wirbelsäule und

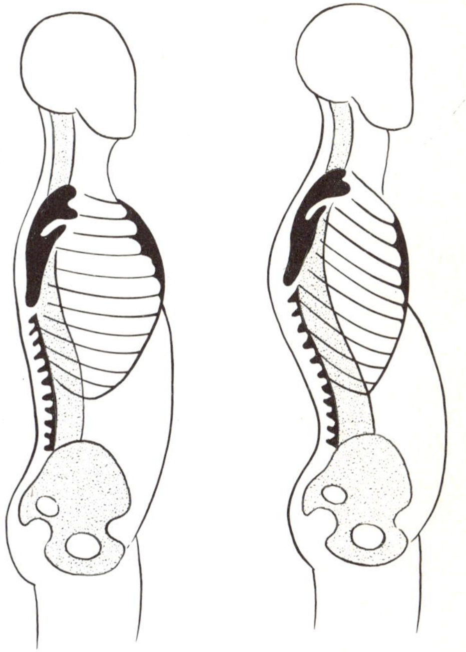

Abb. 10 Wirbelsäulenhaltung und Körperform (nach *Parow*)

leichter Anspannung der Rückenmuskulatur. Der Bauch ist in der Kontur abgeflacht. Auf Abb. 10 werden solche Verhältnisse deutlich, wie auch die gegenteilige Fehlform. Die Arme sollen locker dem Körper anliegen und nicht an diesen gepreßt sein. Die Füße stehen leicht gespreizt, jedoch nicht breiter als der Schultergürtel. Eine solche Position des Gesamtkörpers in einer im Gleichgewicht ruhenden Körperhaltung sollte beim Ein- und Ausatmen nicht verändert werden. Die Gesamthaltung hängt dabei von den passiven Haltevorrichtungen (Knochen, Bänder, ruhende Muskulatur) und den aktiven Kräften (vor allem den Muskelkontraktionen im Bereich des Atemtrakts) ab. Andere Faktoren, wie vor allem Körpergröße, Alter und seelische Verfassung, sind an der Gesamthaltung ursächlich stets mitbeteiligt. Eine ausgewogene aufgerichtete Haltung darf nicht mit Steifheit verwechselt werden. Sie stellt das Ergebnis einer durch Übung erworbenen bewußten ständigen Kontrolle aller betroffenen Muskelgruppen dar.

Jede die Haltung betreffende falsche Einstellung seiner Teile erschwert die Gesamtharmonie des Körpers, eine Voraussetzung zu großen sängerischen Leistungen. Eine zwanghafte Kopfhaltung, die winkelmäßig zum Rumpf in falschem Verhältnis steht, belastet den Kehlkopf. Auch jede mimische Verspannung deutet auf Ungelöstheit und fehlende innere Balance des Singenden. Als weitere Ursachen solcher Störungen seien genannt: die Nackenversteifung, kenntlich an der sichtbaren Halsmuskelbeteiligung, dann das Hochziehen der Schultern, das Mithelfenwollen der Arme, ihr Anpressen an den Körper bis zur nervösen Fingerverkrampfung bei gefalteten Händen und jede Verspannung von Rumpf und Gesäß, auch wenn diese nicht unmittelbar am Atmungsvorgang beteiligt sind (s. „Atemstütze", S. 122), schließlich jede falsche Gewichtsverteilung von Rumpf und Gliedern. Der erfahrene Sänger weiß vom merkbaren Einfluß der Haltung des Gesamtkörpers auf den Stimmausdruck zu berichten. Man denke an das Singen auf der Bühne im Knien oder Liegen. Eine Körperhaltung, die das Lockere, Federnde aller Teile längere Zeit hindurch vermissen läßt, ist durchaus geeignet, empfindliche Störungen der sängerischen Leistung zu bewirken.

Mit der Empfehlung einer für das Singen günstigen Körperhaltung sind nicht die Stellungen des Bühnensängers im Spiel gemeint, sondern die Zwangseinstellungen, die unmittelbar mit dem Singen selbst entstehen. Für jeden Sänger muß das sichere Wissen von einer für ihn richtigen sängerischen Körperhaltung und das aus der Übung erwachsene kontrollierende Körpergefühl die stete Basis seines Tuns bilden.

Für Sprechen und Singen wichtige Störungen der Atmung

Latente, d. h. im Alltag verborgene oder chronische Zustände geminderter Lungenleistung spielen auch für die Stimmleistung und deren Störungen eine große Rolle. Man denke an das durch die Starrheit des Brustkorbs gekennzeichnete Lungenemphysem mit der oft extrem verminderten Ausatmungsleistung und dem dabei stark eingeschränkten Atemdruck mit verkürzter Tonhaltedauer. Der Atemdruck des Emphysematikers kann so sehr vermindert sein, daß er nicht mehr in der Lage ist, ein brennendes Streichholz auszublasen. Weiter spielen raumbeengende Prozesse der Lunge eine wichtige Rolle für die Minderung von Atemvolumen und Atemdruck, so beispielsweise Ergüsse oder Geschwülste im Lungenraum. Andererseits können auch die Atmungsverhältnisse der Lunge durch Lähmung der Stimmlippen empfindlich gestört werden, ebenso auch die Atemdruckverhältnisse durch eine nicht oder operativ ungenügend korrigierte Gaumenspalte (angeborene Mißbildung im Mundraum, vor allem des harten und weichen Gaumens). Störungen im Zentralnervensystem können schwere Atemstörungen bedingen, beim Stotterer (s. S. 227) beispielsweise. Auch unterscheidet sich die Atmung des Vollsinnigen ganz wesentlich von der eines

Gehörlosen, des sog. Taubstummen (s. S. 225). Bei letzterem findet sich ein großer und unnützer Kräfteaufwand bei der Atmung; zu der heftigen unkoordinierten Atmung treten dann noch die Monotonie der Stimmführung und der Mangel an Wohllaut hinzu, die durch die fehlende Ohrkontrolle verursacht werden. Würgen und Schlucken beim Sprechen gehört dann nicht selten in den ganzen Störungskomplex mit hinein. – Unter stimmpathologischen Verhältnissen ist die unbewußte „stumme Atmung" (Ruheatmung) selten, die Phonationsatmung dagegen fast immer gestört, vor allem im Hinblick auf ihre physiologische Zweckmäßigkeit.

Untersuchung der Atmung mit Geräten

Wenn wir mit den hierfür geschaffenen Apparaturen die Atmung untersuchen, ist es eine wichtige Voraussetzung einer exakten Registrierung, daß die Atmung durch die Messung keine Behinderung erleidet und der zu Untersuchende psychisch nicht durch den Untersuchungsvorgang irritiert wird. Hiergegen wurde früher nicht selten verstoßen. Für unsere Absichten sind nur drei Verfahren kurz zu skizzieren, weil sie eine allgemeinere Verwendung finden und auch in ihren Zwecken leicht zu verstehen sind: die Spirometrie, die Pneumographie und die Pneumotachographie.

Spirometer

Die Spirometrie bezweckt die direkte Messung der verfügbaren Atemvolumina und eine indirekte Bestimmung der Vitalkapazität. Bei einem einfachen Spirometer, z. B. nach KROGH, bewegt sich in einem mit Wasser gefüllten und hierdurch abgedichteten Behälter ein zweiter in Glockenform. Nach entsprechender Eichung ist z. B. nach einer maximalen Ausatmung an dieser Glocke direkt die hineingeblasene Luftmenge ablesbar, also das für den Prüfling verfügbare maximale Atemvolumen, das ungefähr der Vitalkapazität entspricht. Die Messung der Vitalkapazität sagt wenig aus über die Ökonomie beim Sprechen oder beim Singen. Sie dient deshalb eher medizinischen oder sportmedizinischen Zwecken. Ökonomische Gesichtspunkte beim Singen oder Sprechen sind besser mit komplizierteren Meßmethoden zu beurteilen, die gleichzeitig die Atemgeschwindigkeit und den Schalldruck bei einem Gesangston erfassen und zueinander in Beziehung setzen (s. S. 29).

Pneumograph

Die Messung der Atmung mittels des Pneumographen gibt in groben Umrissen Auskunft über Frequenz der Atmung, über Ausdehnung und

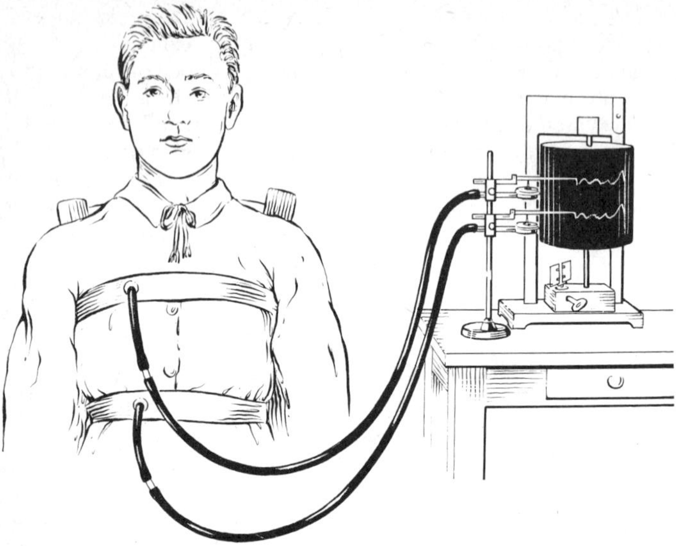

Abb. 11 Prinzip der Schreibung bei der Pneumographie. Mareysche Kapsel mit Schreibarm, mittels Uhrwerk sich gleichmäßig drehende Trommel als sog. Wellenschreiber (Kymographion). Erstes Modell eines Gürtelpneumographen (1895) (nach *Gutzmann*)

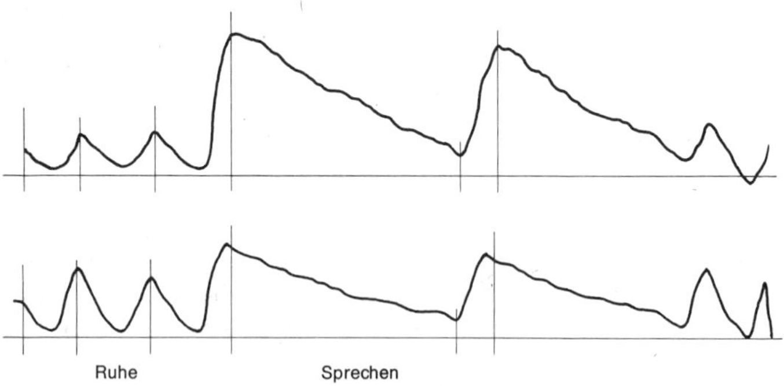

Abb. 12 Ruheatmung und Sprechatmung (Zählen) in Brust- und Bauchkurve des Pneumogramms. Den Vorlauf der Bauchkurve in ihren Gipfeln nennt man „Asynchronismus" (nach *Gutzmann*)

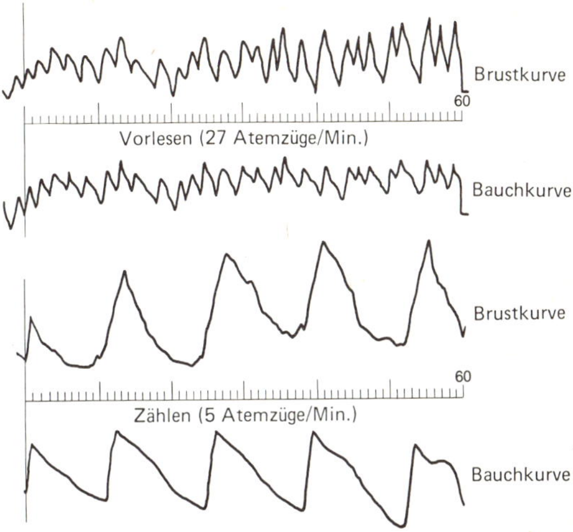

Abb. 13 Atemkurven nach Art der Sprechleistung (nach *Nadoleczny*)

Zusammenziehung des Brustkorbs, Dauer eines Atemzuges, Geschwindigkeit der Atembewegung, zeitlichen Ablauf der Verhältnisse im Vergleich zwischen Brust- und Bauchatmung. Auch lassen die Kurven ggf. das Überwiegen einer Atemform erkennen. Weiter lassen sich mit Hilfe der Pneumographie die Unterschiede zwischen der Ruheatmung gegenüber der Sprech- und Singatmung demonstrieren, so z. B. hinsichtlich der Zahl der Atemzüge pro Minute und der durchaus verschiedenen stärkemäßigen wie zeitlichen Abläufe der Ausatmungsphase bei beiden Atmungsformen (Abb. 12).

Im Prinzip gibt es eine solche, allerdings recht grobe Messung mit dem sog. Gürtelpneumographen als eine qualitative Untersuchungsmethode schon seit 1895 (GUTZMANN). Sie registriert synchron auf einem Kymographion mit zwei in der Höhe der Brustwarzen und des Oberbauchs angelegten lufthaltigen Schläuchen über eine Schreibkapsel Umfangsänderungen im oberen Thorax und im oberen Teil des Bauchs in Zwerchfellnähe; das entspricht einem recht komplexen Bewegungsvorgang, der infolge der mehrdimensionalen Formveränderungen des Brustkorbs bei seiner Anhebung und Weitung während der Einatmung und der entsprechenden Gegenbewegung bei der Ausatmung nur sehr grob als eine „Querschnittsanalyse“ mit der Brust- und Bauchatmung gleichgesetzt werden kann. Die Bewegungen des Atmungsorgans schieben die zwischen den Schläuchen und der Schreibkapsel eingeschlossenen Luftmengen hin und her (Abb. 11). Die so auf dem Kymographion geschriebenen Wellenbilder sind also nicht die tatsächlichen Atembewegungen, so wie wir sie mit Auge und Hand wahrnehmen können, sondern nur Abbildung des wechselnden Drucks der Körperwand auf die mit der Schreibkapsel gekoppelten Schläuche.

Zwei Abbildungen mögen die Nützlichkeit, aber auch die bildhafte Aussagekraft solcher pneumographischer Aufzeichnungen bezeugen (Abb. 12 u. 13).

Pneumotachograph

Der Pneumotachograph zur Bestimmung der Geschwindigkeit des Luftstroms ist im Prinzip ein starres Rohr von etwa 3 cm Durchmesser und 10 cm Länge, durch das geatmet wird. Die Lichtung ist zur Aufrechterhaltung einer längsgerichteten Strömung in ein System parallel geordneter enger Röhrchen unterteilt. An zwei Stellen wird durch eine entsprechende Anordnung von Manometern der stationäre Druck auf die Wand der Strombahn gemessen. Da die Druckabnahme pro Längeneinheit proportional der Durchflußgeschwindigkeit des Gases ist, wird somit indirekt das pro Zeiteinheit bewegte Atemvolumen bestimmt. Die Strömungsgeschwindigkeit, der von der Luft in der Zeiteinheit zurückgelegte Weg, ist umgekehrt proportional zur Weite der Atemwege, also am größten an ihrer engsten Stelle, der Glottis, der Stimmritze.

Bewegte Luftvolumina beim Singen

Wenn man, wie LUCHSINGER beispielsweise berichtet hat, die pro Sekunde ausgeatmete Luftmenge mit einem Pneumotachographen registriert und gleichzeitig den physikalischen Schalldruck und die subjektive Schallintensität gesungener Schwelltöne bei verschiedener Höhe, in verschiedenen Registern und bei „offen“ und „gedeckt“ gesungenen Tönen beobachtet, so kann man auch die verschiedenen Luftvolumina bestimmen, die alle diese Stimmleistungen benötigen. Den der Stimmintensität proportionalen Schalldruck können wir recht unkompliziert mit einem sog. Neumannschen Pegelschreiber messen.

Die Strömungsgeschwindigkeit der Ausatmungsluft beträgt bei ruhiger Atmung in der Ebene der Stimmritze 3–5 m/s. Bei Hustenstößen sind in der Stimmritze Geschwindigkeiten bis zu 120 m/s gemessen worden. Der Druck im Windrohr, also in der Luftröhre unterhalb der Stimmlippen, stellt die treibende Kraft für den Luftstrom dar, die letztlich, wenn auch unter nervaler Steuerung, im Widerspiel mit den elastischen Kräften der Stimmlippen deren Schwingungen erzeugt. Dieser Druck läßt sich recht einfach bei manchen Kranken messen, bei denen aus Krankheitsgründen ein Luftröhrenschnitt (Tracheotomie) durchgeführt wurde; aber auch beim Gesunden ist eine solche Messung durch Punktion des subglottischen Raums unterhalb der Stimmritze möglich. Der Druck steigt erwartungsgemäß mit der Tonstärke. Der subglottische Druck beträgt bei den gewöhnlichen Bedingungen der Stimmgebung 6–12 mm Wassersäule, kann jedoch bei Tonhöhenanstieg oder Steigerung der Stimmstärke bis auf 30 mm Wassersäule anwachsen. Man kann nach VAN DEN BERG den subglottischen Druck auch relativ einfach, gefahrlos und ohne Belastung für den Probanden mit einer indirekten Methode bestimmen, indem man zu dessen Messung einen kleinen Ballon in die weichwandige Speiseröhre einführt. Die hierdurch registrierbaren Druckschwankungen geben Aufschluß über die Tonintensität und über die Strömungsgeschwindigkeit des Ausatmungsstroms während einer ausgehaltenen Phonation. Es besteht wahrscheinlich eine feste Wechselbeziehung zwischen subglottischem Druck und dem Druck in der Speiseröhre. Der Quotient der produzierten Stimmkraft und des subglottischen Drucks gibt einen Maßstab für die Leistungsfähigkeit des Stimmapparats als eines Tongenerators (Tonerzeuger, mittels des Vibrationssystems der Stimmlippen). – Mit den Druckwerten steigen auch die Atemvolumina, jedoch weniger rasch als die Druckwerte. Die Faktoren, von denen der subglottische Druck bei der Bildung von Vokalen abhängt, sind außer der Stimmstärke die Art des Stimmeinsatzes, die Tonhöhe und das Stimmregister, ferner ob der Vokal geflüstert, gesprochen oder gesungen und in welcher Lautverbindung der Vokal gebildet wird. – Die für eine genau definierte Tonbildung benötigten Luftvolumina bewegen sich bei geübten Künstlern in sehr kleinen Grenzen. Sie schwanken nach Luchsingers Messungen zwischen 41 und 216 cm^3/s. Die größten bewegten Luftvolumina fand er bei Männern der Baß-Bariton-Gruppe, während Tenöre nur 41–60 cm^3/s beanspruchten. Altstimmen brauchten zwischen 76–144 cm^3/s; lyrische Soprane kamen mit 40–90 cm^3/s aus. Die kleinsten Werte wiesen geübte und hochwertige Tenöre und Sopranstimmen auf. Auch TARNEAUD, ein angesehener französischer Stimmphysiologe und Phoniater, hat darauf hingewiesen, daß relativ kleine Mengen der ausgeatemten Luft (zwischen 1000 und 1500 cm^3) bei einer Ausatmungsdauer von 15–25 Sekunden ausreichen, die längste musikalische Phrase, etwa bei Bach 7–8 Takte, zu singen. So ergibt sich die Nutzanwendung: Man soll nicht versuchen, seine Brust zu füllen und mit der Einatmung durch forcierte Senkung des Zwerchfells den Bauch aufzutreiben. Damit werden Probleme der Tonhaltedauer und ganz allgemein solche des Gesangs nicht gelöst.

Andererseits hängt offenbar die Ausdauer der Stimmgebung sehr wesentlich vom Luftverbrauch und in gewissem Maße auch von der Vitalkapazität ab. Ein Erwachsener erreicht leicht eine Ausatmungsdauer von 20–25 Sekunden auf einem Ton mittlerer Lage und Stärke;

geschulte Sänger sollen es beim Halten eines Tons bis auf 40, ja 50 und 60 Sekunden bringen, wie es von der Sängerin ADELINA PATTI berichtet wurde und von den Kastraten des Barock bekannt ist. Letztlich ist die Zeitdauer, über die ein geschulter Sänger bei sparsamer Atemführung einen Ton halten kann, jedoch nicht durch die Erschöpfung des Luftvorrats bedingt, sondern durch die Höhe der Kohlensäurespannung (Anreicherung) im Blut, die, wenn ein bestimmter Grenzwert erreicht ist, zur Einatmung zwingt. Bei den Unterschieden im Luftverbrauch zwischen Geübten und Ungeübten, aber auch beim gleichen Sänger oder Sprecher unter verschiedenen Bedingungen, spielt eine wesentliche Rolle die sog. „wilde Luft", d. h. der Anteil des Luftstroms, der unverarbeitet durch die Stimmritze streicht und dessen Energie nicht in Schall umgesetzt wird. Es ist anzunehmen, daß diese Nebenluft vor allem im hinteren Teil der Stimmritze zwischen den Stellknorpeln entweicht. Bei der Flüsterstimme ist es gewissermaßen *nur* die „wilde Luft", die den geflüsterten Laut erzeugt, wobei die als Schall abgegebene Energie im Vergleich zum Luftverbrauch sehr viel geringer ist als bei normaler Phonation. Die Ausatmungs- und Schwingungsverhältnisse der Flüsterstimme sind deshalb physiologisch sehr ungünstig und bringen keine Schonung der Stimme. Die infolge mangelnden Stimmlippenschlusses durch die Glottis entweichende „wilde Luft" beeinträchtigt ganz offenbar auch die Klangfülle der Gesangs- und Sprechstimme und deren ungehinderte räumliche Ausbreitung.

Moderne Meßgeräte für die Funktion der Atemwege

Der im Prinzip einfache, jedoch in technischer Hinsicht veraltete Gürtelpneumograph nach GUTZMANN wurde in neuerer Zeit durch Elektropneumographen verschiedener Bauart ersetzt. Bei einem der neueren Geräte sind in das Gummiband eines sog. elektrischen Gürtels zwei dünne Stahldrähte eingeflochten. Bei einer Dehnung des Gürtels wird der Abstand der Drähte zueinander verändert und damit die Kapazität. Die Gürtel sind dehnbar und behindern auch die Bewegungen des Körpers bei der Atmung nicht. Die geringen Kapazitätsänderungen bei der Dehnung des Gürtels werden in zwei getrennten Systemen für Brust- und Bauchatmung auf einem angeschlossenen Schreiber festgehalten.

Mit einem relativ einfachen Spirometer (z. B. „Vitalograph", „Vicatest") läßt sich feststellen, ob bei einem Patienten eine Ventilationsstörung vorliegt, und ob es sich um eine obstruktive oder um eine restriktive Ventilationsstörung handelt. Unter einer Obstruktion versteht man eine Störung, bei der die Atemströmung besonders in der Ausatmung, z. B. durch Verengung oder Verlegung der Atemwege und des Kehlkopfs, behindert ist, so bei Asthma oder Lungenemphysem. Bei Restriktion kommt eine Leistungsminderung der Atemwege durch Einschränkung des zur Atmung verfügbaren Lungengewebes zustande, z. B. bei Lungenfibrose oder Erguß im Lungenraum. Beide Störungen können für sich allein und gemeinsam vorkommen. – Ein Gerät für eine hygienisch einwandfreie, schnell und zuverlässig durchführbare Lungenfunktionsprüfung zur Erkennung von Erkrankungen der Atemwege, das automatisch zahlreiche wertvolle Meßwerte liefert, ist beispielsweise das elektronische Trockenspirometer mit Digitalanzeige „Spirotron“ (Dräger) mit Spirometer-Recorder, das die Volumenkurve auf einem Schreibstreifen registriert. Das „Spirotron“ mißt die Luftströmung während der gesamten Ausatmungszeit und errechnet und speichert 8 verschiedene spirometrische Meßwerte. Sie bedürfen ärztlicher Auswertung.

2 Das Stimmorgan

Anatomie und Funktion des Kehlkopfs

Die menschliche Stimme entsteht durch ein kompliziertes Zusammenwirken verschiedener Organtätigkeiten; ein „Stimmorgan" im eigentlichen Sinne (so wie z. B. das Auge ein „Sehorgan" ist) gibt es nicht. In einem übertragenen Sinne hat man den Kehlkopf jedoch ein Stimmorgan genannt.

Primäre Schließmuskelfunktion der Stimmritze

In entwicklungsgeschichtlicher Betrachtung sind sämtliche für die Lautgebung, das Sprechen und das Singen benutzten Organe nicht von vornherein für diesen Zweck angelegt worden. Die Atmung ist nicht primär dazu da, den Betriebsstoff für die Lautbildung zu liefern. Die Stimmlippen, die durch ihre periodischen Schwingungen den Stimmton bedingen, bildeten sich zunächst als reflektorischer Schutzverschluß aus, als bei der Umstellung der Sauerstoffatmung von der Kiemenatmung auf die Lungenatmung ein solcher lebensnotwendig wurde. Das Ansatzrohr, das durch seine Größen- und Formveränderungen, seine Resonatorfunktion klangbildend und sprachlautbildend wirkt, dient zunächst der Aufnahme, Zerkleinerung und Beförderung der Nahrung.

Von der schließmuskelartigen Sperrung des unteren Atemwegs bis zum komplizierten endgültigen menschlichen Kehlkopf ist ein langer Weg. Erst durch feinste Abstufung der Verschlußbewegungen wurden diese zur Stimmbildung fähig. Die Ebene im Kehlkopf, in der dieser Verschluß stattfindet, ist die Stimmritze (Glottis, sprich: *Glŏttis*).

Auch heute noch ist die primäre Funktion des Kehlkopfs bestimmend. Sie verhindert das Überfließen von Speisebrei in die unteren Luftwege. Ein dichter Verschluß ermöglicht eine Drucksteigerung der subglottisch, d. h. unter der Stimmritze, angestauten Luft, die uns z. B. befähigt, Fremdkörper oder den in den Bronchien entstandenen Schleim durch Husten aus den unteren Luftwegen auszustoßen. Praktisch sind solche Erkenntnisse nicht unwichtig. Ein gewisser Teil der Fehlleistungen stimmlich-sprecherischer Art geht jedenfalls darauf zurück, daß die sog. Suprastruktur der neuen Aufgaben des Sprechens und Singens sich zu sehr verselbständigt hat und sich nicht mehr im Rahmen der natürlichen Möglichkeiten hält, die jene ursprünglicheren zulassen.

Jene Organe bzw. Organbezirke, die zum Singen und Sprechen zusammenwirken, sind also nicht eigentlich für diesen Zweck da, sondern werden lediglich dafür benutzt, weil sie hierfür fähig wurden.

Lage und Bau des Kehlkopfs und der Stimmlippen

Der Kehlkopf gehört zum Atemtrakt; er begrenzt die Luftröhre nach oben zu und baut sich aus gelenkig miteinander verbundenen Knorpeln auf. Er wird durch Bänder gehalten, durch Muskeln bewegt und ist im ganzen in Fortsetzung der Luftröhrenschleimhaut mit einer gleichen Schleimhaut ausgekleidet. Die Verbindung von der Luftröhre zur Stimmritze, also von einem runden Querschnitt zum Spalt, wird als Conus elasticus bezeichnet. Er koordiniert die Bewegungsnotwendigkeiten der Luftröhre als Windkessel mit denen des Kehlkopfs als ein Bindeglied im Grenzbereich dieser beiden Teile des Atemwegs in Form einer elastischen Membran. Von dieser Membran werden auch noch die Ränder der Stimmlippen überzogen. Daraus bilden sich die dehnbaren Längszüge (Ligg. vocalia), die als „Stimmbänder" bezeichnet werden (Abb. 14).

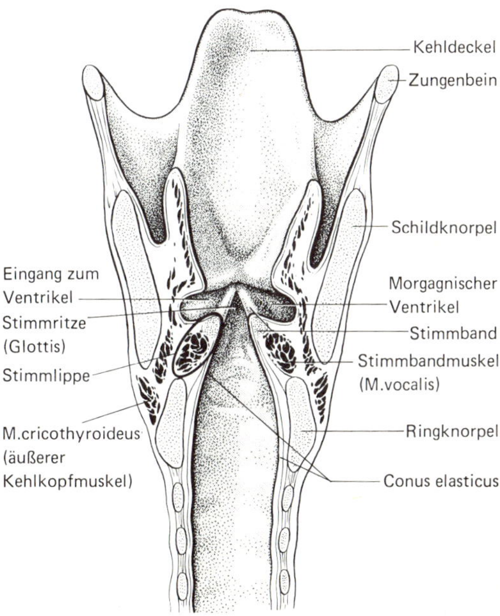

Abb. 14 Kehlkopf, Frontalschnitt von hinten (nach *Benninghoff* u. *Goerttler*)

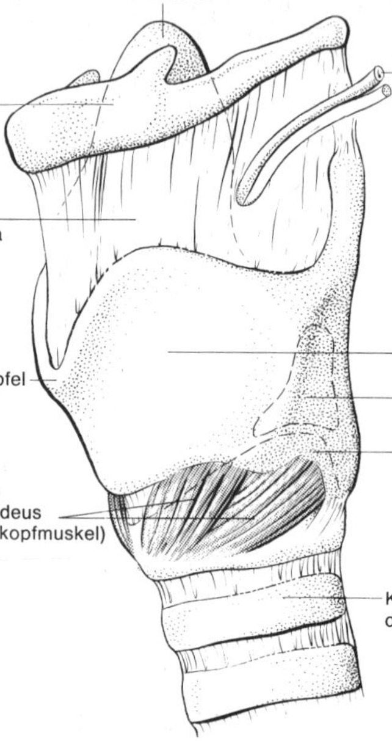

Abb. 15 Kehlkopf von außen seitlich (nach *Boenninghaus*)

Mit ihrem oberen Abschluß, dem Kehlkopf, mündet die Luftröhre in den Rachenraum. Hinter dem Kehlkopf verengt sich der Rachen und geht nach unten in die Speiseröhre über. (Die weitere Gliederung des Rachens nach oben wird bei der Besprechung des Ansatzrohrs deutlich werden.) Die Luftröhre ist eine 2–3 cm weite Röhre, deren Wand durch zahlreiche Knorpelringe, die hinten offen sind, gestützt wird. Der oberste dieser Knorpelringe ist besonders verdickt, ist in sich geschlossen und hat eine siegelringähnliche Form mit nach rückwärts gewendeter Platte. Er heißt daher auch Ringknorpel. Auf ihm sitzt beiderseits der vorn und seitlich einem Kampfschild ähnliche Schildknorpel auf, der aus zwei schräg nach hinten außen laufenden Platten besteht, die vorn im Zusammenstoß eine spitzwinklige bis rechtwinklige Kante bilden (Abb. 15). Ein kleiner Einschnitt als obere Begrenzung dieser Kante tritt beim Mann am Hals deutlich hervor und wird als Adamsapfel bezeichnet. Die Öffnung zwischen den hinteren Enden der beiden Platten wird durch Muskeln und Bänder abgeschlossen. Im Inneren dieses Raums liegen der Platte des Ringknorpels die beiden Stellknorpel auf, in Abkürzung von lateinisch Arytänoidknorpel auch Aryknorpel genannt.

Von ihren vorderen Enden in der Glottisebene, den sog. Stimmfortsätzen, ziehen die beiden Stimmlippen in die Spitze des Winkels zwischen den Schildknorpelplatten hinein.

Die Stimmlippen zeigen eine Schichtstruktur (HIRANO), was zu wissen nicht nur zum Verständnis der Phonation, wie auch um Mikrochirurgie an der Stimmlippe zu betreiben, bedeutungsvoll ist. Sie bestehen im wesentlichen aus Muskulatur, dabei hauptsächlich aus dem von vorn nach hinten ziehenden, im Querschnitt nahezu keilförmigen sog. Stimmmuskel, dem M. vocalis. Ihre zarten inneren, die Stimmritze begrenzenden Ränder, die überwiegend aus elastischen Fasern bestehen, sind die eigentlichen Stimmbänder, nicht die sehr viel voluminöseren Falten der Stimmlippen insgesamt, die noch oft irrtümlich als Stimmbänder bezeichnet werden (Abb. 16).

Die Stimmritze setzt sich nach hinten noch zwischen die beiden Innenflächen der Stellknorpel fort. Man unterscheidet daher einen Bandteil und einen knorpeligen Teil der Stimmritze. Oberhalb der Stimmlippen findet sich beiderseitig ein Paar weiterer kräftiger Wülste, die sich in das Kehlkopfinnere hineinwölben, die Taschenfalten. Zwischen den Taschenfalten und Stimmlippen entsteht auf jeder Seite ein taschenförmiger Raum, der „Morgagnische Tasche" (nach GIOVANNI BATTISTA MORGAGNI [1682–1771], berühmter Gelehrter der Frühzeit der pathologischen Anatomie) heißt. Beim Affen gehen von ihm große Kehlsäcke aus, die als krankhafte Erscheinung auch in seltenen Fällen beim

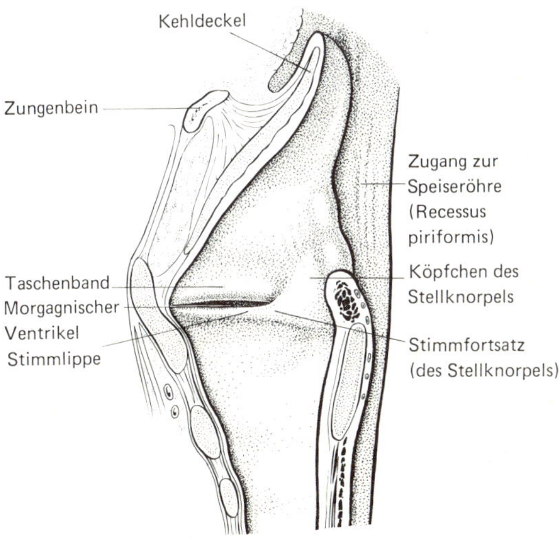

Abb. 16 Blick auf eine Kehlkopfhälfte, von innen her gesehen (nach *v. Lanz* u. *Wachsmuth*)

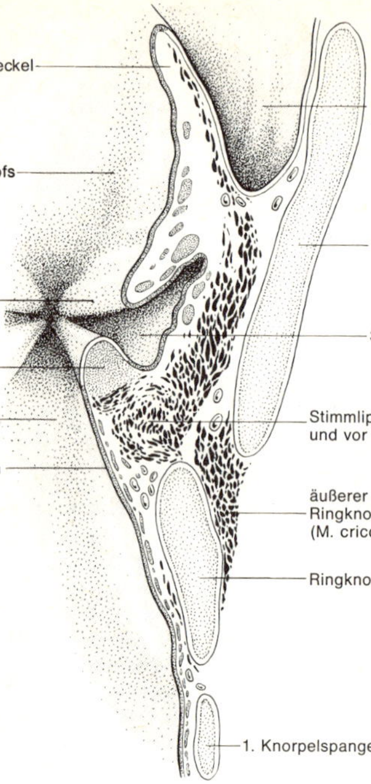

Abb. 17 Frontaler Schnitt durch den Kehlkopf, in dreifacher Vergrößerung, halbplastisch (nach *v. Lanz* u. *Wachsmuth*)

Menschen, so bei Trompetern, sich entwickeln können. In den Morgagnischen Taschen wird Schleim zur Anfeuchtung der Stimmbänder produziert; auch erleiden diese bei der Vokalbildung bestimmte Formveränderungen, die eine gewisse Regelhaftigkeit erkennen lassen. Den Falten der Stimmlippen und auch denen der Taschenfalten ist zum Kehlkopflumen zu und zur Schleimhaut zugehörig eine in sich etwas verschiebliche Deckschicht (teils Flimmer-, teils Plattenepithel) aufgelagert. Diese hat Bedeutung als Ursprungsgewebe im Kehlkopf vorkommender gutartiger wie bösartiger Neubildungen. Die Deckschicht ist mit den unterliegenden Bindegewebsstrukturen und der Vokalismuskulatur eng verflochten, so daß bei der Phonation bestimmte Verformungen und Verschiebungen der Deckschicht auftreten. Diese lassen sich als sog. Randkantenverschiebungen in ihren regelhaften Abläufen unter besonderen Untersuchungsbedingungen (s. S. 46ff, 95) gut beobachten (Abb. 17).

Der Kehldeckel

Aus der eingeknickten Mitte des oberen Schildknorpelrands erhebt sich schuhlöffelförmig der Kehldeckel (Epiglottis) als ein nach oben ragender beweglicher Knorpel. Beim Schlucken legt sich der Kehldeckel durch Heben des Kehlkopfs und Druck vom Zungengrund her flach auf den Kehlkopfeingang und läßt die Speisen in die hinter der Luftröhre liegende Speiseröhre gleiten. Die physiologische Bedeutung des Kehldeckels für die Nahrungsaufnahme wird allerdings nicht selten vom Laien überschätzt. Auch nach völliger operativer Entfernung des Kehldeckels (z. B. wegen Krebs) lernt der Mensch, ohne sich zu verschlukken, Nahrung am Kehlkopf vorbei in die Speiseröhre zu leiten.

Je weiter der Kehldeckel sich aufrichtet, desto leichter erfolgt die Abstrahlung des in der Glottisebene entstehenden ursprünglichen Stimmschalls, wodurch im Rahmen der endgültigen Klangbildung im Ansatzrohr schon hier dessen Qualitäten gefördert werden. Andererseits wirkt er durch seine Senkung mit der bei der Verdumpfung des Stimmklangs bei der sogenannten Bauchrednerstimme (s. S. 152).

Formveränderungen der Stimmritze bei Atmung und Stimmgebung

In der Ruhe hat die Stimmritze eine mittlere Weite und eine spitzwinklige, etwa dreieckige Form. Bei der Einatmung wird die Weite der Stimmritze vergrößert, bei tiefer oder schneller Einatmung besonders stark. Unmittelbar vor der Stimmgebung – beim Sprechen oder Singen – wird sie verengt oder ganz geschlossen. Je nach Art der Bewegung wird nur der Bandteil der Stimmritze geschlossen, verengt oder geöffnet oder auch zusätzlich ihr knorpeliger Anteil. Verengung, Verschluß oder aber Öffnung der Stimmritze wird durch Ein- wie Auswärtsdrehung der Stimmfortsätze der Stellknorpel und durch deren Auseinanderrücken wie ihre Annäherung zueinander bewirkt, infolge der Kontraktion oder aber Erschlaffung bestimmter Muskeln und Muskelgruppen (Abb. 18). Die der Verlagerung der Stellknorpel dienenden Muskeln wirken auch mit bei der Änderung von Länge und Spannung der Stimmlippen, die ganz wesentlich jedoch durch den schon genannten Stimm-Muskel (M. vocalis) bedingt wird. Das Spiel der Muskeln bei der Stimmgebung ist sehr kompliziert. Jeder Muskel im Kehlkopf ist als Antagonist eines anderen Muskels zugleich auch ein Regulator für die Tätigkeit dieses Gegenspielers. Von diesem Zusammenwirken hängen vor allem Zahl und Ausmaß der Stimmlippenschwingungen ab, die wiederum die Tonhöhe der Stimme bedingen. Weiteres wird zur Tätigkeit und zum Erscheinungsbild der Stimmlippen noch an anderer Stelle zu sagen sein.

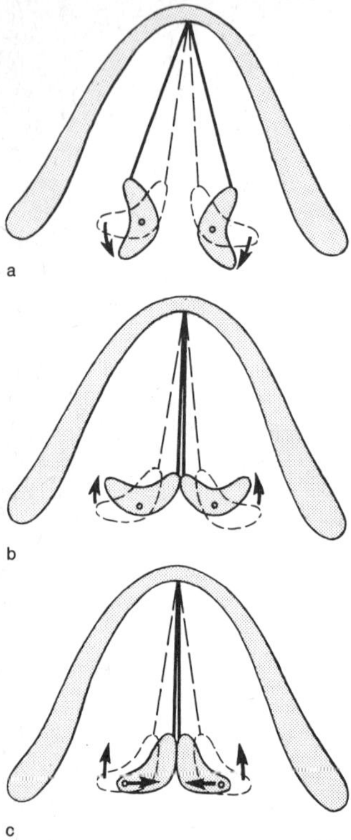

Abb. 18a–c Die Wirkungsweise der an den Stellknorpeln ansetzenden Stimm-Muskeln. a) Hauptwirkung des Postikus, b) Hauptwirkung des Lateralis, c) Wirkung des Lateralis und des Transversus (nach *Lüscher*)

Die den Kehlkopf und die Stimmlippen bewegende Muskulatur

Zum Verständnis des sehr wandlungsfähigen Zusammenspiels der Muskulatur des Kehlkopfs für die Entstehung der Stimme wie für die ursprünglichere Atemfunktion ist eine Übersicht über die dabei beteiligten Muskeln notwendig.

Der Kehlkopf hängt schwebend in einem Netz von paarig angelegten Muskeln, die in einer höchst sinnvoll gekoppelten Verbindung zueinander stehen und stets als Ganzes in einem allgemeinen Antagonismus miteinander arbeiten. Die äußeren Muskeln, die der Gesamtbewegung des Kehlkopfs dienen, lassen sich dabei in einem System von 4 Muskelgruppen ordnen (Abb. 19). Eine Gruppe erstreckt sich als Mundbodenmuskulatur vom Kinn zum Zungenbein, eine andere zieht von diesem in die Nähe des Warzenfortsatzes am Schädel (hinter dem Ohr) und je eine vom Zungenbein zum Brustbein und zur Schlundmuskulatur. Dieser vierstrahlige muskuläre Aufhängemechanismus garantiert dem Kehlkopf bei allen Kopf-Hals-Stellungen zum Rumpf seine Funktionsfähigkeit und gestattet beispielsweise dem Sänger die gewollte Tiefstellung des Kehlkopfs auch beim Aufwärtssingen. Zusammen mit den Kehlkopfbewegungen nach oben und unten verändern sich auch die Dimensionen des Kehlraums (s. S. 51) und bewirken hierdurch eine Veränderung der Klangfarbe. – Allein der M. cricothyroideus, der von der Außenfläche des Ringknorpelbogens schräg nach hinten zum Unterrand des Schildknorpels läuft, ist als „äußerer Kehlkopfmuskel" unmittelbar an der Stimmerzeugung mitbeteiligt. Er verursacht durch seine Kontraktion eine Streckung und vermehrte Spannung der Stimmlippen, indem er deren Ursprungs- und Ansatzstelle gegeneinander kippt (Abb. 20). Für die Bildung der Gesangsstimme ist er ein sehr wichtiger Muskel und wird uns wegen des durch ihn bewirkten Länger- und Schmalerwerdens der Stimmlippen immer wieder begegnen, so bei den Vorgängen des „Deckens" und der Registerbildung.

Die *Binnenmuskeln* des Kehlkopfs besorgen die feinere Bewegung der Knorpel gegeneinander und dienen damit der Atem- und Stimmfunk-

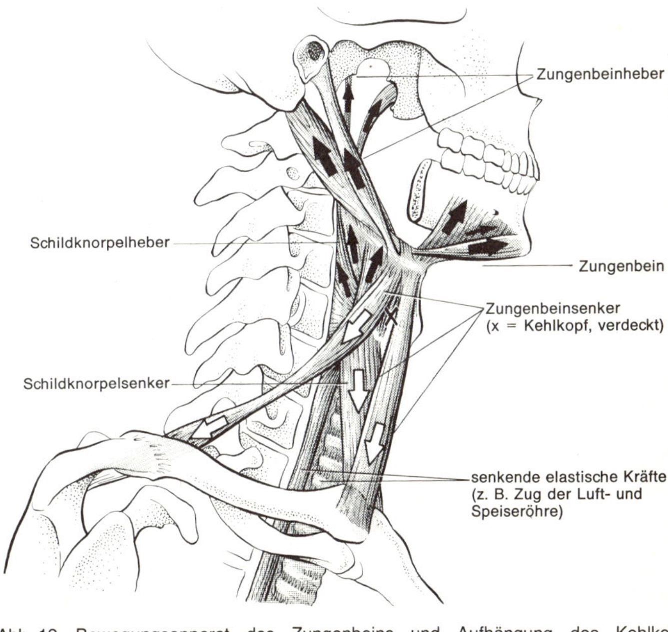

Abb. 19 Bewegungsapparat des Zungenbeins und Aufhängung des Kehlkopfs. → hebende Kräfte, ⇨ senkende Kräfte (nach *Wustrow*)

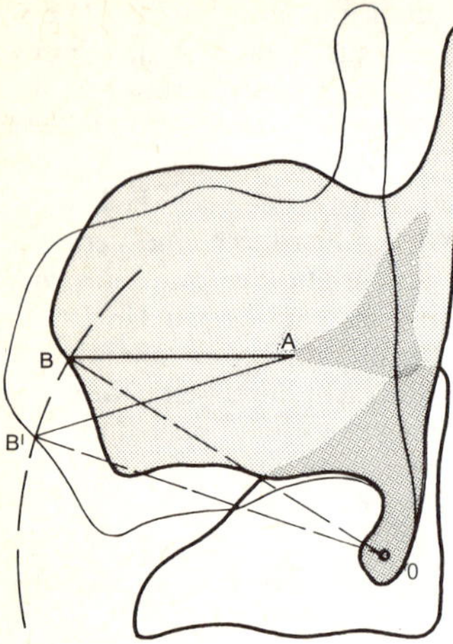

Abb. 20 Wirkungsweise des M. cricothyroideus. Dieser zieht zweiteilig vom Ring- zum Schildknorpel (vgl. Abb. 15) und kippt diesen nach vorn unten. Die Stimmlippen werden hierdurch stärker gespannt und länger. Ihr vorderer Ansatz wandert von B nach B1; 0 ist das Gelenk zwischen Ring- und Schildknorpel (nach *Husson*)

tion der Stimmlippen. Sämtliche inneren Kehlkopfmuskeln setzen an den Stellknorpeln an und bewegen diese um die flachen Knorpelflächen des Sattelgelenks, das zwischen der Unterseite des Stellknorpels und der Oberkante der Ringknorpelplatte ausgebildet ist. Im Hinblick auf die Formveränderungen der Stimmritze (Glottis) und die Spannungsverhältnisse der Stimmlippen werden sie unter drei Gesichtspunkten betrachtet werden müssen:

1. als Abduktoren (Glottisöffner),
2. als Adduktoren (Glottisschließer),
3. als Stimmlippenspanner.

Als einziger *Erweiterer* der Stimmritze, also als Abduktor der Stimmlippen, wirkt durch seinen Ursprung am ganzen Seitenfeld der Ringknorpelplatte und durch seinen Ansatz am Muskelfortsatz des Stellknorpels der starke hintere Arytänoidmuskel, kurz „Postikus" genannt. Er dreht den Aryknorpel um seine Längsachse, gleichzeitig wird die Stimmlippe gespannt, da sich der Processus vocalis nach lateral und kranial bewegt. Denkt man daran, daß die Stellknorpel auf Gelenkflächen wie um eine senkrechte Steckachse drehbar sind, so wird klar, daß ihre in das Kehlkopfinnere hineinragenden Stimmfortsätze, die hinteren Ansatzstellen für die Stimmbänder, durch die Arbeit dieses beiderseits vorhandenen Muskels seitwärts voneinander weg bewegt werden; die Stimmritze wird hierdurch geöffnet (Abb. 21).

Die *Verengung der Stimmritze* und Adduktion der Stimmlippen besorgt der seitliche, wiederum paarige Krikoarytänoidmuskel, kurz „Latera-

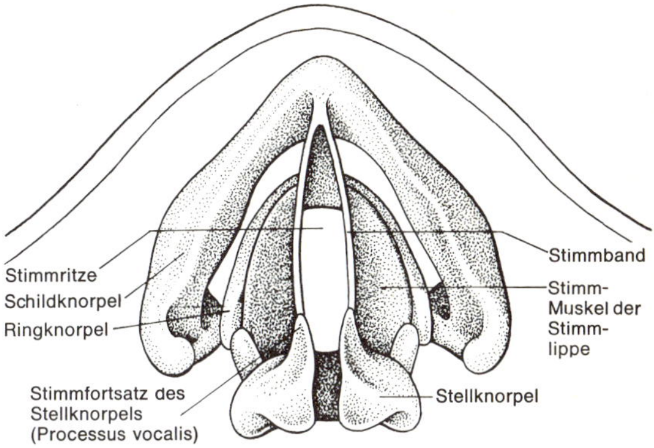

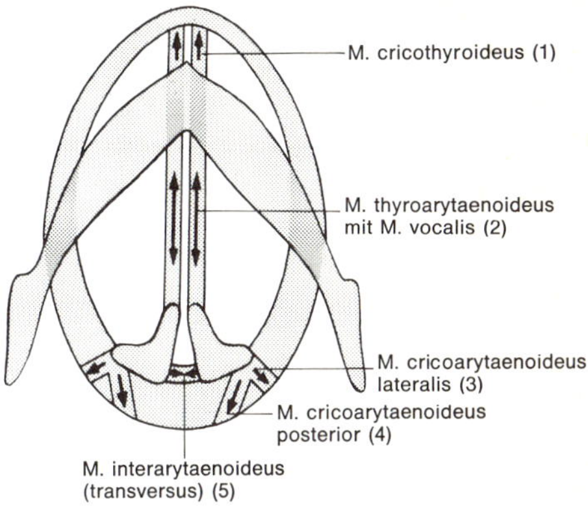

Abb. 21 a u. b a) Etwas schematisierte Aufsicht auf die Stimmritze (nach *Sundberg*). b) Wirkungsweise der an der Stimmgebung beteiligten Muskeln des Kehlkopfs. 1 äußerer Kehlkopfmuskel, kippt Schildknorpel nach vorn unten, spannt das Stimmband, 2 überwiegend längsverlaufender Spannmuskel in der Stimmlippe, 3 Schließer der Stimmritze, 4 Öffner der Stimmritze, 5 Schließer der Stimmritze im hintersten, knorpeligen Teil (nach *Vennard*)

lis“ genannt, durch Drehung des Stimmfortsatzes nach innen. Die Ansatzstellen der Stimmbänder werden medianwärts gegeneinander geführt. Gewöhnlich folgt dabei auch noch eine Annäherung der beiden Stellknorpel zueinander durch den queren Arytänoidmuskel, „Transversus“ genannt, der die Rückseiten beider Stellknorpel miteinander verbindet. Dieser ist als einziger Muskel nicht „paarig“, also ohne beiderseitige spiegelbildliche Entsprechung. Durch seine Kontraktion nähern sich die Stellknorpel aneinander durch eine Gleitbewegung auf der Gelenkfläche (vgl. Abb. 18). Ebenfalls verengernd wirkt der M. thyroarytaenoideus, dessen wichtigster Teil dann auch M. vocalis oder „Internus“ genannt wird. Bei dessen Funktionsausfall werden die Stimmbänder meist bogenförmig ausgehöhlt, und die Stimmritze erscheint oval (Abb. 18 u. 20).

Die Spannung der Stimmbänder, die für die höheren Töne wichtig ist, wird durch den schon erwähnten äußeren Kehlkopfmuskel, den M. cricothyroideus und den medianen Teil des M. thyroarytaenoideus (M. vocalis), dem Stimm-Muskel bewirkt, der die Tonbildung vor allem dadurch beeinflußt, daß er Gestalt, Dicke und Elastizität der schwingenden Stimmlippenabschnitte verändert. Der M. vocalis kann entweder die Stimmlippen im Sinne einer isotonen Kontraktion verkürzen oder die Stimmlippenspannung durch eine isometrische Kontraktion erhöhen, wenn die anderen Kehlkopfmuskeln die Stellknorpel festhalten.

Man darf sich den Verlauf des M. vocalis nicht zu einfach als eine seitwärts (lateral) gelegene Begleitung des Stimmbands vorstellen. Der M. vocalis besteht aus mehreren Muskelbündeln mit sehr verschiedenem Ursprung und Ansatz, die z. T. auch schräg verlaufen oder sich sogar kreuzen (GOERTTLER). Nur die längsten Fasern haben einen zum Stimmband fast parallelen Verlauf. Durch den hierdurch möglichen sehr wechselhaften Spannungsmechanismus läßt sich auch das so verschiedenartige Schwingungsverhalten der Stimmlippen begründen.

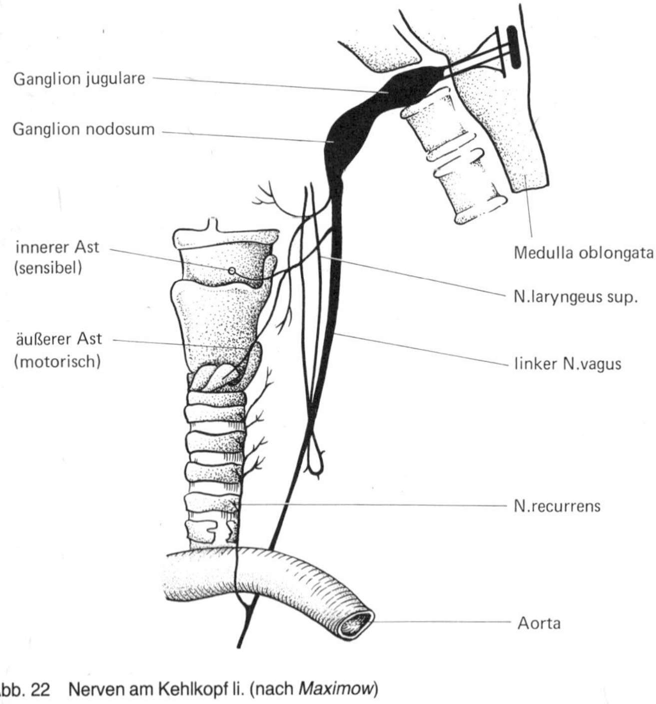

Abb. 22 Nerven am Kehlkopf li. (nach *Maximow*)

Die Nerven des Kehlkopfs

Die Schleimhaut des Kehlkopfs und seiner näheren Umgebung wird *sensibel* durch den vom Vagus kommenden N. laryngeus superior (z. B. Husten- und Würgereflex!) versorgt. Der *motorische* Nerv der Binnenmuskulatur ist der N. laryngeus inferior (N. recurrens). Allein der äußere M. cricothyroideus wird, vom Schildknorpel zum Ringknorpel ziehend, motorisch vom N. laryngeus superior innerviert (Abb. 22) (s. S. 60). Der li. N. recurrens ist länger, er entspringt aus dem N. vagus unterhalb der Aorta.

Die Gesamtbewegungen des Kehlkopfs

Der Kehlkopf ist ein außerordentlich bewegliches Organ, das je nach seiner verschiedenen Beanspruchung seine Lage verändern kann. So steigt er beim Schlucken und bei der Einatmung in die Höhe und senkt sich bei der Ausatmung. Im allgemeinen kann man für Naturstimmen sagen, daß beim Singen mit einer natürlichen, noch unausgebildeten Stimme bei den hohen Tönen der Kehlkopf nach oben gehoben wird, während er bei tiefen sinkt. Für alle Vokale gibt es verschiedene Stellungen, und zwar ansteigend vom u über das e zum i. Geringer sind die Bewegungen vom a über das o zum u. Während auf der einen Seite die Anlage (Hochstand des Kehlkopfs, Art der Bewegungsmöglichkeit und Atemtypus) eine Rolle spielt, kann andererseits die pädagogische Stimmerziehung bei der Stimmbildung auf die Bewegungsgestaltung einen wesentlichen Einfluß gewinnen. So sei der Ausspruch von NADOLECZNY zitiert: „Je besser geschult eine Stimme ist, desto kleiner ist im allgemeinen die Kehlkopfbewegung, namentlich beim Aufwärtssingen, während die Einstellbewegung nach unten vor dem Singen beträchtlich sein kann. Hervorragende Sänger, d. h. also sehr gut ausgebildete, singen aufsteigende Tonfolgen meist mit tiefgestelltem Stimmorgan. Die Tiefstellung ist dabei wohl häufig, aber nicht immer bewußt“ (vgl. Abb. 29).

Während also kein starrer Zusammenhang zwischen der Stellung des Kehlkopfs und der Höhe des Tones besteht, kann man andererseits, wie schon festgestellt, einen deutlichen Einfluß seiner Lage auf die Klangfarbe der Stimme erkennen.

Bewegungen und Spannung der Stimmlippen beim Atmen, Sprechen und Singen

Die Weite der Stimmritze variiert entsprechend der Tätigkeit des Kehlkopfs. Bei der stimmlosen Einatmung wird die Stimmritze weit geöffnet, und zwar proportional zur Tiefe und Schnelligkeit der Einatmung.

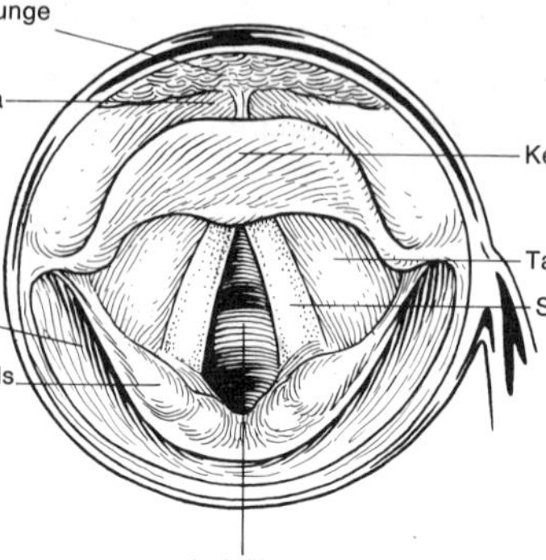

Abb. 23 Bild des untersten Rachens und des Kehlkopfs bei der Spiegelung. Stimmlippen in Respirationsstellung (nach *Benninghoff* u. *Goerttler*)

Während der Ausatmung dagegen wird die Stimmritze verengt, um die zu plötzliche Entleerung der Lunge zu verhindern.

Die Formveränderungen der Stimmritze lassen sich bei Inspiration wie Phonation mit dem Kehlkopfspiegel (Abb. 23), besser noch mit kunstvolleren technischen Mitteln wie Stroboskop (s. S. 95f) und Hochgeschwindigkeitsfilm (s. S. 94) beobachten.

Sicher gibt es einen kürzer oder länger dauernden tatsächlichen festen Verschluß der Stimmritze, so zum subglottischen Druckanstieg als Mithilfe bei der Bauchpresse zum Anheben einer schweren Last oder vor einem Hustenstoß. Bei der Stimmgebung (Phonation) jedoch finden während des scheinbaren Verschlusses der Stimmritze ständig und regelhaft feinere Schwingungsvorgänge statt, die unser aus physiologischen Gründen träges Auge ohne besondere Hilfsmittel nicht zu erkennen und zu unterscheiden vermag. Unser Auge kann in der Sekunde nur etwa 8 voneinander unterscheidbare Bilder erkennen, während beispielsweise um der Kontinuität eines Ablaufs willen beim Kinofilm 16 oder 24 Bilder/Sek. unserem Auge angeboten werden. Bei der Stimme des Mannes erfolgen unter dem scheinbaren Stimmritzenschluß bei der Phonation ca. 120 Schwingungen/Sek., bei der Frau die doppelte Zahl, jeweils entsprechend der Tonhöhe.

Im Ablauf einer Stimmlippenschwingung, wie dieser mit dem Hochgeschwindigkeitsfilm (s. S. 94) oder dem Stroboskop (s. S. 95) beobachtet werden kann und wie auch das Schema von SCHÖNHÄRL eindrucksvoll verdeutlicht, finden sich drei verschiedene Bewegungsformen (Abb. 24 u. 25).

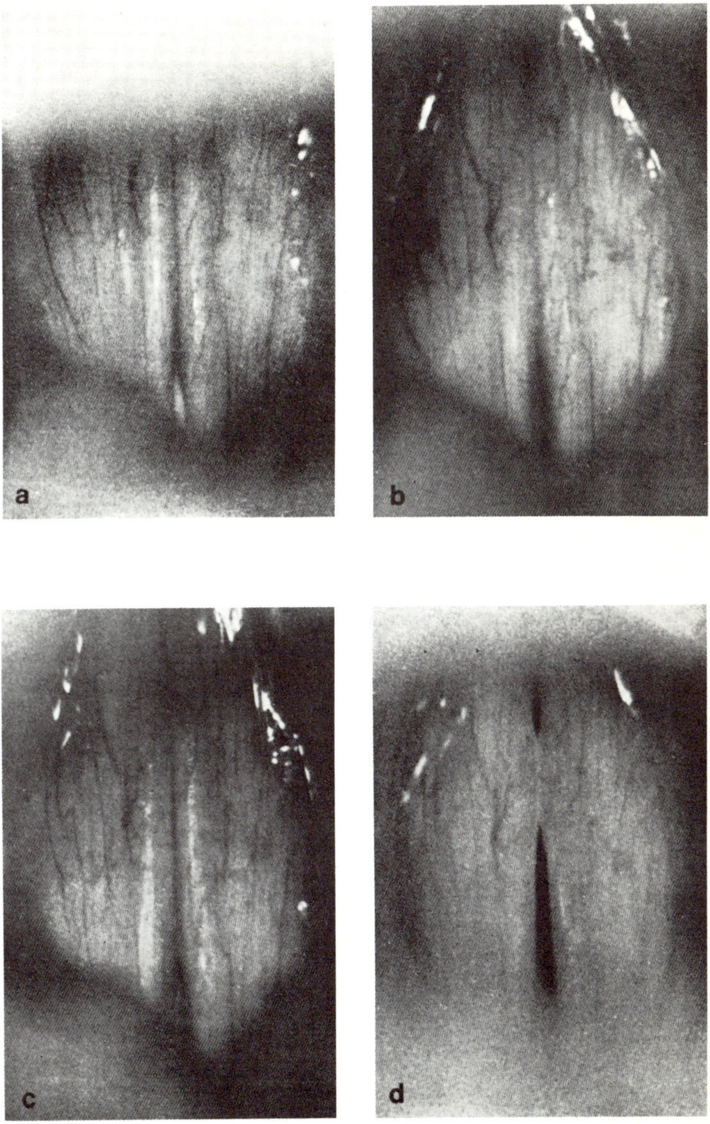

Abb. 24 a–m Strobokinematographischer Schwingungsablauf der Stimmlippen (Strobokinematographie = photographische Blitzlichtapparatur durch Kopplung von Stroboskop mit Filmkamera) (aus S. *Smith:* Folia phoniat. [Basel] 6 [1954] 166ff)

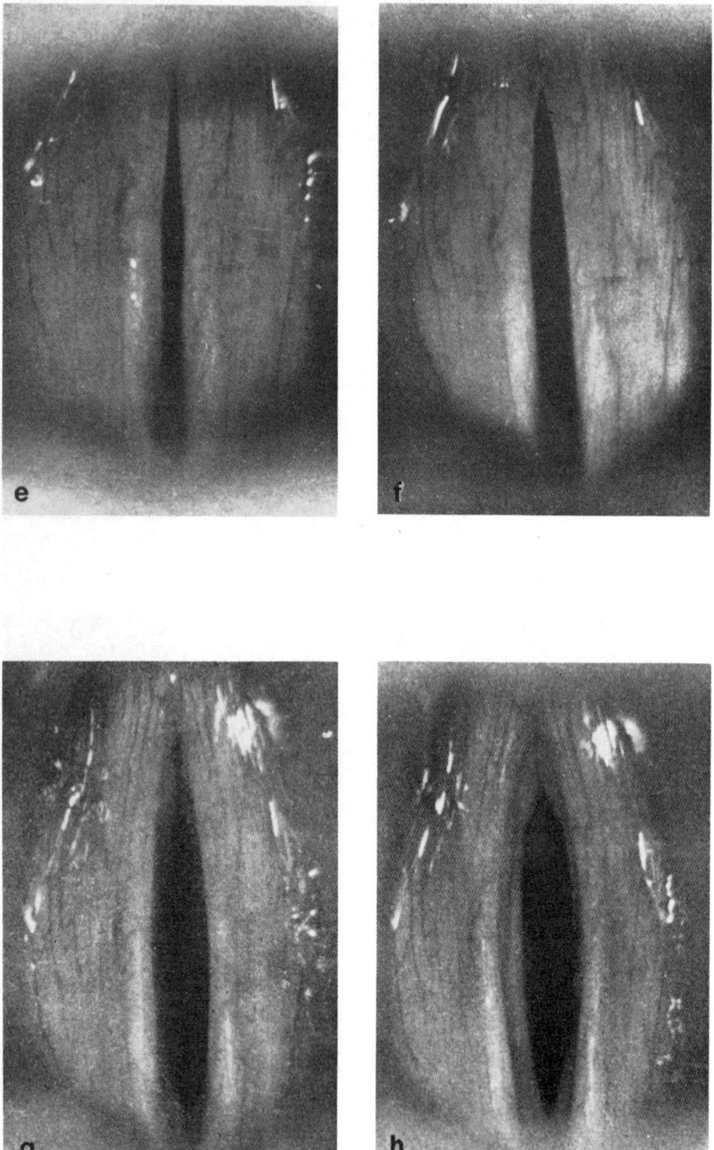

Abb. 24e–h

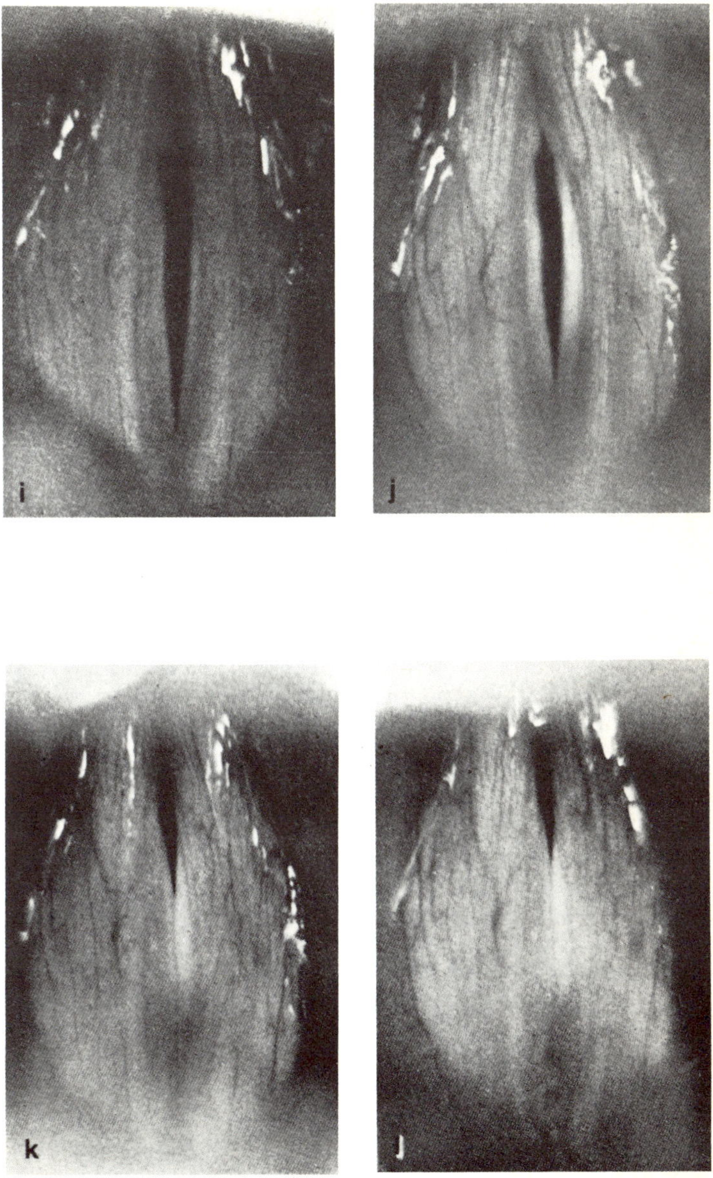

Abb. 24 i–l

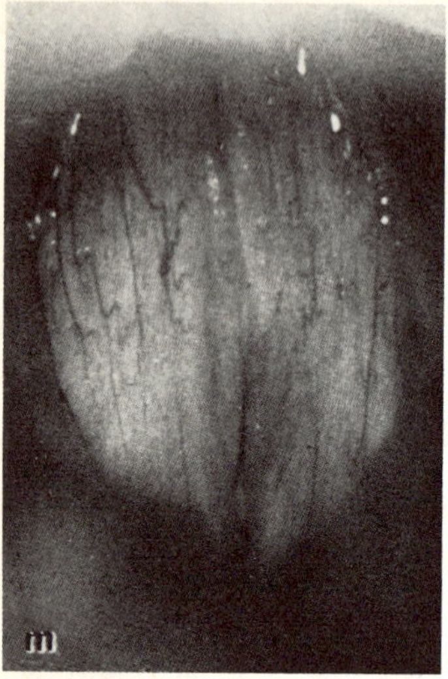

Abb. 24m

Vor allem sieht man eine *Vertikalbewegung:* Die Stimmritze öffnet sich unter dem Anblasedruck von unten nach oben fortschreitend, und sie schließt sich dann nach Austritt der Luft aus der Glottis auch auf dieselbe Weise. Weil der Luftdruck in der Stimmritze sinkt, strömt Luft von unten nach. Dieser Luftstrom saugt die medialen Flächen der Stimmlippen wieder zusammen, wobei die schwingende Masse der Stimmlippen im Moment des Rückschwungs diese Bewegung unterstützt. In dieser Bewegungsphase haben sich die oberen Stimmlippenkanten am weitesten nach außen geschoben; deshalb werden die subglottischen Teile der Stimmlippen zunächst angesaugt.

Dann zeigt dieser Ablauf der Öffnung und Schließung der Stimmritze eine *Horizontalbewegung*. Während der Öffnungsphase erfolgt diese Öffnung vorn und hinten ziemlich zugleich und gleichmäßig; die Mitte öffnet sich zuletzt. Die Verschlußphase dagegen erfolgt außer von unten nach oben auch gleichzeitig von hinten nach vorn.

Drittens gibt es im mittleren Anteil auf der Schleimhaut der Stimmlippenoberfläche *wellenförmige Bewegungen* mit Abschwächung und Auslauf nach seitwärts (sog. Randkantenverschiebungen nach SCHÖNHÄRL).

Unbeschadet dieser grundsätzlich bei allen phonischen Leistungen beteiligten Stimmlippenschwingungen zeigt die Stimmritze für den Betrachter mit dem Kehlkopfspiegel ein recht unterschiedliches Verhalten je

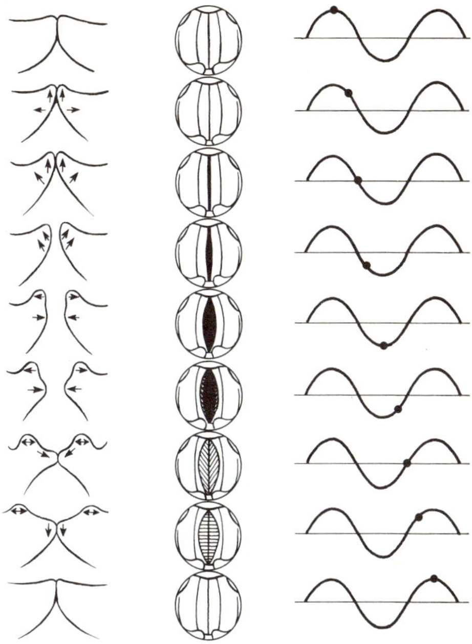

Abb. 25 Schematische Darstellung des stroboskopischen Bewegungsablaufs einer Stimmlippenschwingung: von vorn-horizontal, von oben, im Phasenablauf (nach *Schönhärl*)

nach der Tonhöhe, wenn man einmal von anderen mitwirkenden Faktoren, so der Intensität der Stimme, d. h. ihrer Lautstärke, absieht (Abb. 25).

Die Länge der Stimmlippen und die Weite der Stimmritze sind jeweils entsprechend der Tonhöhe verschieden. Beim Aufwärtsssingen einer Tonleiter ergibt sich folgende Beziehung zwischen Stellung, Länge und Spannung der Stimmlippen und der Tonhöhe:

1. Bei den tiefen Tönen ist die Stimmritze etwas geöffnet und hat die Form eines gleichschenkligen Dreiecks, dessen Basis zwischen den Stellknorpeln liegt. Die Stimmlippen zeigen eine allgemeine Entspannung, die durch die Art der der Tonhöhe entsprechenden, langsamen und ausholenden Schwingungen erkennbar ist.

2. Mit steigender Tonhöhe strecken sich die Stimmlippen und spannen sich stärker an, wobei der äußere Kehlkopfmuskel mitwirkt. Unter einer Einwärtsdrehung der Stellknorpel schließt sich die Stimmritze allmählich von einer gewissen Tonstufe an, und zwar so, daß man in der

Mittelstimme einen fast parallelen Verlauf der Stimmlippen feststellen kann. Dabei ist Voraussetzung, daß der Luftstrom der Lunge in ungefähr konstantem Fluß aufrechterhalten wird.

3. Bei den hohen Tönen wird dann eine Stufe erreicht, bei der die Stimmlippen stark gespannt, gestreckt und verlängert sind. Die Stimmritze zeigt einen ganz schmalen elliptischen Spalt (alle elastischen Körper pflegen bei einem Zug in ihrer Längsrichtung sich in ihrem mittleren Teil zu verschmälern und zu verdünnen). Nur der vordere Teil der Stimmlippe vom Ansatz am Processus vocalis der Stellknorpel bis zur Ansatzstelle vorn am Schildknorpel schwingt, und zwar mit der Randzone dieses Teils der Stimmlippen. Im Crescendo zum Vollton der Kopfstimme schwingen dann immer breitere Anteile der Stimmlippen, wobei die verstärkte Amplitude (s. S. 74) einer größeren Intensität der Stimme entspricht. Als Grundprinzip soll jedoch festgehalten werden, daß beim Aufwärtssingen aus physikalischen Gründen die schwingende Masse verringert wird.

„Primärer Kehlkopfton"

Nun noch einige Worte zum „primären Kehlkopfton", der schon wiederholt auf seine akustischen Eigentümlichkeiten untersucht worden ist. Gemeint ist damit der Stimmton oder Stimmklang, der unmittelbar nach Austritt des in der Glottisebene verformten Luftstroms von diesem verursacht wird, noch bevor er im Ansatzrohr durch dessen Funktion sich zum endgültigen Stimmklang wandelt.

Der Kehlkopf des Menschen strahlt, wie elektroakustische Analysen gezeigt haben, unmittelbar über den schwingenden Stimmlippen ein obertonreiches und noch völlig undifferenziertes Schwingungsgemisch ab. Unser Ohr empfindet diesen sog. „primären" Kehlkopfton als ein rauhes, schnarrendes Geräusch. Er zeigt auch bei der Absicht der Versuchsperson, einen bestimmten Vokal zu bilden, nur eine sehr geringe Veränderung, die man kaum in eine Beziehung zur endgültigen Klangform für das Gehör wie auch für die elektroakustische Messung bringen kann. Dieses in der Stimmritze produzierte undifferenzierte breite Frequenzband, in seinem Charakter ähnlich dem „weißen Rauschen" in der Audiometrie, bildet jedoch das Ausgangsmaterial für die dann durch freie Resonanz erfolgenden und zur Lautbildung führenden Wandlungen im Ansatzrohr.

3 Das Ansatzrohr

Herkunft des Begriffs und Zweckbestimmung

Die Bezeichnung „Ansatzrohr“ stammt von den Blasinstrumenten; direkt mit der Schallquelle verbundene Resonanzräume werden bei diesen so genannt. Weil die Verhältnisse bei der Bildung der menschlichen Stimme ähnlich liegen, hat man auch für den menschlichen Stimm- und Lautbildungsapparat diese Bezeichnung übernommen.

Im Ansatzrohr vollziehen sich die Bewegungsvorgänge, die den Sprechakt hörbar verwirklichen. Diese Tätigkeit wird allgemein als Artikula-

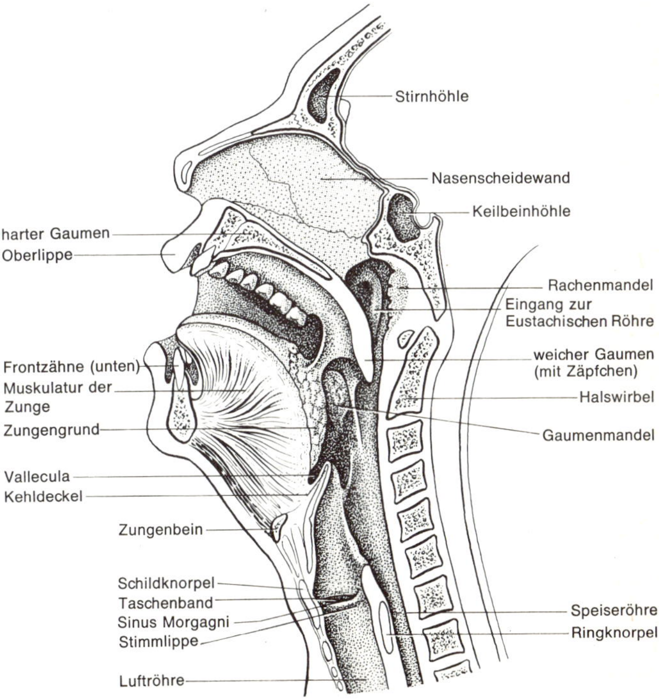

Abb. 26 Medianschnitt durch Gesichtsschädel und Hals zur Darstellung des Ansatzrohrs (nach *v. Essen*)

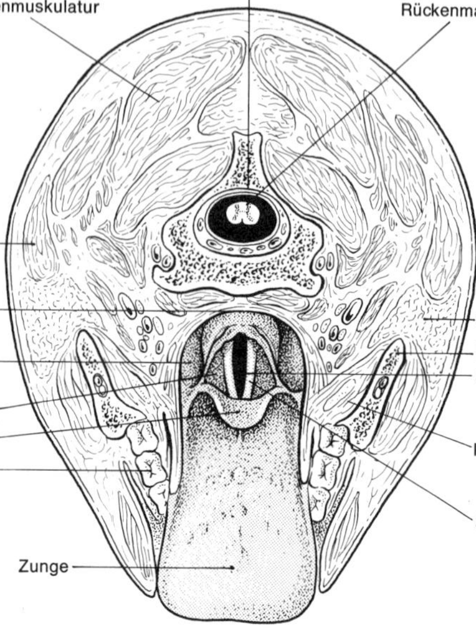

Abb. 27 Horizontalschnitt durch Nacken, Rachen und Mundhöhle mit Einblick in den Kehlkopf (nach *v. Luschka*)

tion bezeichnet. Man meint damit jene Wandlung des Luftstroms, die vor allem durch bestimmte Größen- und Formveränderungen des Ansatzrohrs, durch Verschluß- oder Engebildungen seiner einzelnen Teile zu akustisch unterscheidbaren Schallerfolgen führt. Die Artikulationsmuskulatur in den ursprünglich nur zur Einführung, Zerkleinerung und Beförderung der Nahrung vorgesehenen Mundorganen wurde erst beim Menschen zum Lautbildungsapparat. Diese Funktion ist also phylogenetisch noch jünger als der schon beim Säugetier ausgebildete Phonationsmechanismus des Kehlkopfs (Abb. 26 u. 27).

Anatomie und Funktion, bezogen auf Stimmgebung und Sprechen

Das menschliche Ansatzrohr umfaßt den Raum von den Stimmlippen (ausschließlich) bis zu den Mundlippen und Nasenöffnungen. Rachenraum, Mundhöhle und der längsgeteilte Nasenraum gehören also dazu. Besonders hervorgehoben müssen werden:

1. Die *Taschenlippen*, stimmlippenähnliche, drüsenreiche Wülste, auch Taschenbänder, Taschenfalten genannt, die über den echten Stimmlippen liegen, von diesen durch die Ausbuchtung der Morgagnischen Taschen getrennt, verlaufen mit ihnen richtungsgleich. Sie sind normalerweise an der Stimmbildung unbeteiligt. Ihre Lage bedingt, daß sie die seitlichen Anteile der Stimmlippen bei der Draufsicht verdecken. Ihre oberflächlichen Drüsen produzieren, so wie auch die Schleimdrüsen der Morgagnischen Taschen, den Schleim, der mit einer bestimmten Feuchte die Stimmlippen überzieht. Ist dieser Schleim zu dick und zäh, kann er die Tätigkeit der Stimmlippen behindern.

2. Die *Morgagnischen Taschen* oder Ventrikel gewährleisten den echten wie den falschen Stimmlippen eine weitgehend voneinander unabhängige Bewegungsmöglichkeit; auch sind sie selbst in Form und Ausdehnung sehr wechselhaft. Man hat diese Formveränderung der Ventrikel als nützlich im Sinne einer Vorformung für die in der Mundhöhle sich bildenden Laute zu erklären versucht. Vor allem sind diese wechselhaften Ventrikelformen mitbestimmend für die persönliche Klangfarbe der Stimme und für das sog. Decken (s. S. 154) eines Tones beim Kunstgesang. Durchschnittlich sind diese Ventrikel 15 mm lang und 3–5 mm breit.

3. Der *Kehlraum* liegt klangformend zwischen laryngealer Schallquelle und lautbildender Resonanzhöhle des Mundes, wobei dessen obere Begrenzung in der horizontalen Zungenebene angesetzt werden kann. Er entspricht anatomisch weitgehend dem *unteren* Rachen (Hypopharynx).

Experimentellen Untersuchungen vor allem von LUCHSINGER und HABERMANN folgend kann man annehmen, daß die Resonanzhöhle des Mundes in der endgültigen Umgestaltung des primären Kehlkopftons besonders die Funktion vollzieht, die der Bildung der Sprachlaute dient. Zielrichtung und Effekt der phonischen Leistung werden hier vom Intellekt bestimmt; das Bewußtsein kontrolliert das sprachliche Produkt als Mittler seiner Strebungen.

Dem Kehlraum hingegen kommt die Gestaltung der farbenspendenden Klangabstufungen der menschlichen Sprech- und Singstimme zu. Diese stammen aus einer tieferen Schicht der Persönlichkeit des Sprechers oder Sängers, seiner Gefühls- und Affektwelt, und bestimmen im wesentlichen den emotionellen und in gleicher Weise auch den musischen Unterbau aller menschlichen Klangäußerungen (Abb. 28 u. 29).

4. Der *mittlere* und *obere Rachen:* Während die Rachenhinterwand mit ziemlich gleichbleibender glatter Oberfläche für alle Teile des Rachens den hinteren Abschluß bildet, begrenzen den mittleren Rachen (Mesopharynx) nach vorn und seitlich die vorderen und hinteren Gaumenbögen und die Zungenwurzel. Der obere Rachen (Epipharynx) hat als

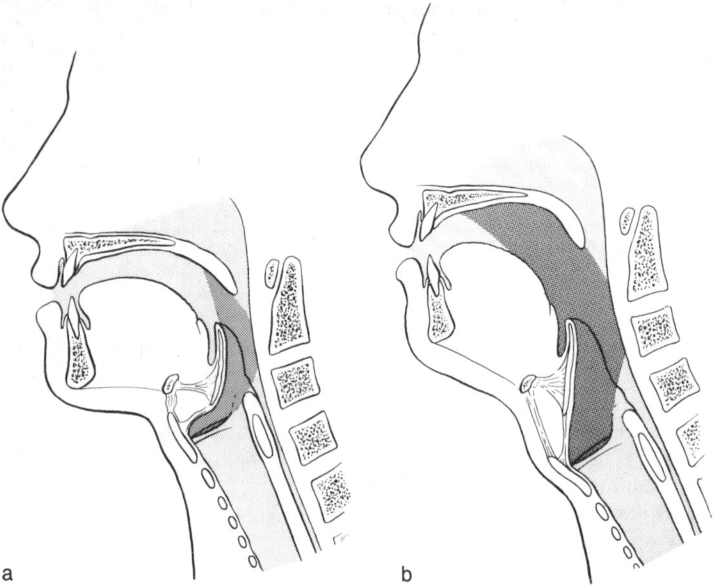

a b

Abb. 28 Ansatzrohr a) bei hochgezogenem Kehlkopf, b) bei herabgezogenem Kehlkopf. Eine variable Zungenlage und der Neigungswinkel des Kehldeckels sind mit der Stellung des Kehlkopfs bei der Formung des Ansatzrohrs eng gekoppelt (nach *Barth*)

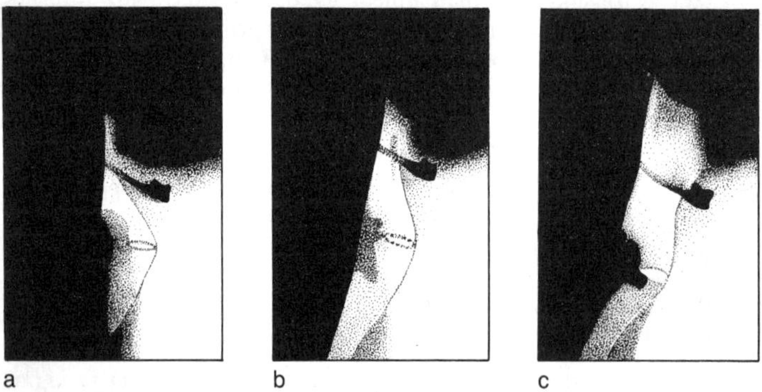

a b c

Abb. 29 a–c Veränderungen der Größe und Weite des Kehlraums beim Lachen, nach Röntgenaufnahmen des Kehlraums seitlich bei derselben weiblichen Person. a) In der Ruhelage bei leicht geöffnetem Mund, b) Vokal a in der Tonhöhe c^1 = 256 Hz, c) bei spontanem Lachen (nach *Habermann*)

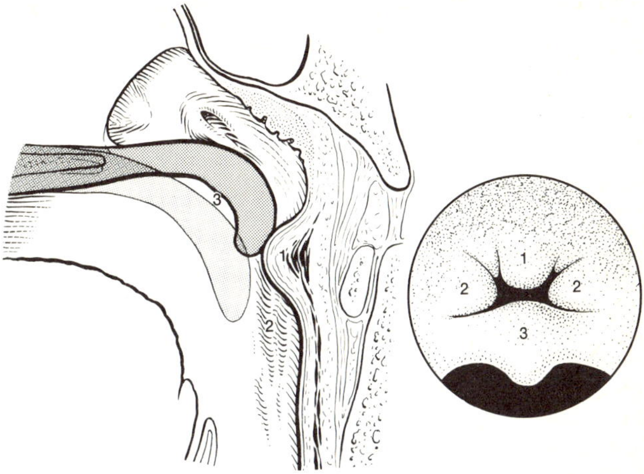

Abb. 30 Schema des Verschlusses im oberen Rachen. 1 Passavantscher Wulst in Rachenmitte, 2 Falten der seitlichen Rachenwand, 3 Hinterfläche des Gaumensegels mit Zäpfchen (nach *Tarneaud*)

untere Grenze das Gaumensegel, als den hinteren Teil des weichen Gaumens, als seitlichen je eine Öffnung der Tube (der Eustachischen Röhre, die zum Mittelohr führt), als obere hinten die Rachenmandel und vorn oben die Choanen, mandelförmige, schräg verlaufende Ausgänge der Nase nach hinten, zum Rachen zu (Abb. 30).

5. Die *Zunge* füllt den größten Teil des Mundraums aus und ist das beweglichste Muskelsystem unseres Körpers. Eigentlich ist die Zunge Kau-, Tast- und Geschmacksorgan; ihre Form ist stets wechselnd, ihr Volumen dagegen stets gleich. Die Zunge verfügt über erhebliche Kraft. Diese wie ihre große Beweglichkeit und die gestaltliche Veränderung der Zunge sind Leistungen ihrer reich gegliederten Muskulatur. Kraft, Beweglichkeit und fein abgestufte Koordination sind die motorischen Voraussetzungen für zwei Grundmerkmale der menschlichen Laute:

a) ihre endlose Vielfalt und Variabilität in bezug auf die unbeschränkten Möglichkeiten der Lautabstufung in verschiedenen Sprachen,

b) ihre genaue Wiederholbarkeit innerhalb enger physiologischer Spielräume zur Wahrnehmung ihrer bedeutungsunterschiedlichen Eigenheiten.

Es bestehen echte Beziehungen zwischen den physiologischen Leistungen der Zunge und der Qualität der Sprache. So ist bei stammelnden Kindern die psychophysische Koordination der Zungenbewegungen samt ihrer Kraft deutlich herabgesetzt.

Die Zungenspitze spielt für die Lautbildung eine besondere Rolle. So nennt man die Zunge „das Steuer des Gesangs". Hierfür lassen sich ihre große Beweglichkeit und Fähigkeit zur Gestaltveränderung anführen, ihre innige Verbundenheit mit den Stellungsänderungen des Kehlkopfs, dessen Höher- und Tiefertreten, verbunden mit Vortreten und Zurückweichen der Zunge. Durch Verbindung der Zungenbasis mit dem Gaumensegel sind auch bestimmte Zungenstellungen von charakteristischen Gaumensegelbewegungen begleitet.

6. Der *Unterkiefer* kann sich in senkrechter und waagerechter Richtung bewegen. Am normalen Sprechen ist der Unterkiefer mit ständigem Aufwärts- und Abwärtsgleiten beteiligt. Er schafft damit eine günstige Vorbedingung für die feiner differenzierten Bewegungsvoraussetzungen der Sprachlautbildung. Man kann praktisch ohne aktive Beteiligung des Unterkiefers sprechen; kommt es aber auf Wohllaut und Deutlichkeit an, so wird das locker und innerhalb weiter Grenzen sich vollziehende Auf und Ab des Unterkiefers zur wichtigen Voraussetzung. Die Stellung des Unterkiefers bestimmt den „Öffnungsgrad" der Laute meßbar und darstellbar am Winkel, den feststehender Oberkiefer und beweglicher Unterkiefer miteinander bilden. Ein unterschiedlicher Öffnungsgrad kann selbst Wortunterscheidungen bewirken, wie Ofen – offen und Beet – Bett.

7. *Harter* und *weicher Gaumen,* das *Gaumensegel:* Ihre ursprüngliche und fortdauernde Aufgabe ist die Trennung des Nahrungskanals von den Nasenwegen während des Schluckvorgangs. Dazu dient die Hebung des Gaumensegels während seiner Anspannung. Zur Atmung hingegen muß das Gaumensegel erschlaffen, um die Nase über den Nasenrachen mit dem Kehlkopf und der Luftröhre zu verbinden.

Das „velopharyngeale Ventil": Beim Sprechen und Singen verlegt das Gaumensegel (Velum) den Weg zur Nase mehr oder weniger (vollkommener Abschluß z. B. bei den Verschlußlauten p, b, t, d, k, g, vollkommene Öffnung bei den Nasenlauten m, n, ng). Das Gaumensegel wird durch ein kompliziertes Muskelsystem bewegt, das aus Levatoren (Gaumenhebern) sowie Konstriktoren (Schlundschnürern) besteht.

Durch deren Kontraktion zusammen mit der des Passavantschen Wulstes und des Gaumensegels kommt es zu einem komplizierten trichterförmigen Verschluß zum oberen Rachen zu, ähnlich einer Irisblende am Photoapparat (vgl. Abb. 27). Der Passavantsche Wulst ist ein durch Muskelkontraktion gebildeter horizontaler Querwulst an der hinteren Rachenwand.

Das Zäpfchen des Gaumensegels (Uvula), dem in der Antike ein großer Wert für das Sprechen beigemessen wurde, ist ohne besondere physiologische Bedeutung.

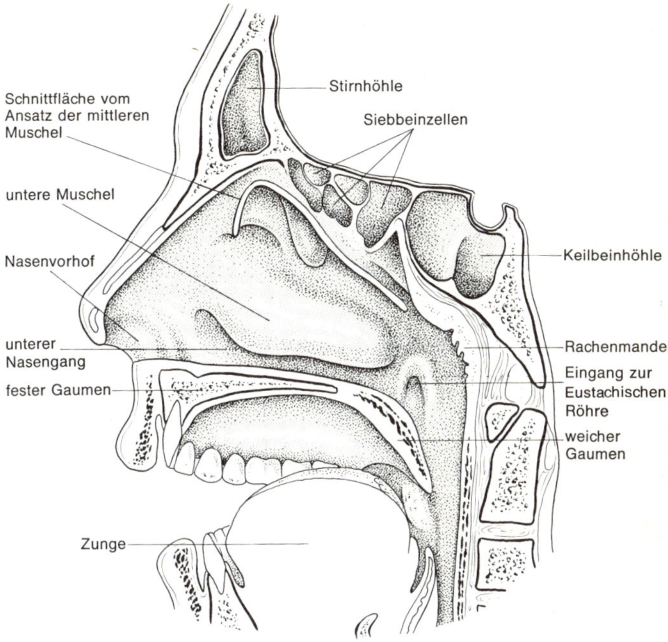

Abb. 31 Medianschnitt durch Nase, Mund und oberen Schlund

8. Einige wenige Worte noch zum *Bau der Nase,* soweit ihre Funktion für die Stimme und das Sprechen Bedeutung besitzt. Außer der Nasenscheidewand, in der Mittellinie längs verlaufend, deren Verhältnisse für die Nasenatmung sehr bedeutungsvoll sein können (Verlegung infolge stärkerer S-förmiger Verbiegung, ein- oder auch beidseitig, Dorn- und Leistenbildung), finden sich seitlich übereinander gestaffelt je 3 wulstartig in die Nasenhaupthöhlen hineinragende Nasenmuscheln. Diese können durch eine unterschiedliche Blutfüllung eine sehr wechselhafte Form und Größe annehmen und können hierdurch für die Luftdurchgängigkeit der Nase große Bedeutung gewinnen (Abb. 31). Die verlegte Nase, vom Laien oft als „Stockschnupfen" bezeichnet, macht sich in der Stimme als Näselklang deutlich bemerkbar. In engem örtlichem Zusammenhang mit den Muscheln finden sich die Zugänge zu den sog. Nasennebenhöhlen (Kieferhöhlen, Stirnhöhlen, Siebbeinzellen, Keilbeinhöhlen, jeweils paarig vorhanden). Auch liegt weit hinten oben an der Nasenscheidewand in höchstens Kleinfingernagelgröße ein umschriebener Bezirk, den wir als Riechregion bezeichnen. Die Nase dient außer zum Riechen der Anfeuchtung, Erwärmung und Entstau-

bung der Einatmungsluft. Nach entsprechenden Messungen liegt die zur Befeuchtung der eingeatmeten Luft täglich nötige Flüssigkeitsmenge bei rund 450 ml Wasser. – Beim Singen verstärken die Nasenhaupthöhlen wahrscheinlich gewisse Teiltöne; deshalb besteht beim Sänger das Bestreben, den Schallwellenweg in diese Räume in gewissen Stimmbereichen durch Absenken des weichen Gaumens frei zu machen. Das darf allerdings nicht dazu führen, daß auch Ausatmungsluft mit durch die Nase entweicht und das „Nasale" als Besonderheit in der Klangzusammensetzung hörbar wird. Über die Mitwirkung der Nase bei der Klangbildung der Halbvokale usw. wird später noch zu berichten sein.

Abschluß des Rachens nach oben, faukale Weite und Enge

Das ganze Ansatzrohr ist mit Schleimhaut ausgekleidet und innerhalb gewisser Grenzen (nicht nur durch Zunge und Gaumensegel) nach Größe und Form veränderlich. Der weichere, geschmeidigere, vollere und auch meist dunklere Klang einer Sprechweise in Behaglichkeit und Wohlsein hängt nachweislich mit einer großen relativen Weite im Rachenraum zusammen, der härtere, sprödere, meist hellere und gedrückte der Angst- und Ekelgefühle mit einer Einengung des Rachens. TROJAN hat deshalb im Schlund (Fauces) die „faukale Weite" einer „faukalen Enge" gegenübergestellt (s. S. 96f).

Der Gaumenabschluß bei der Lautbildung ist immer schwächer als beim Schlucken und Würgen. Nach den heute selten gewordenen postdiphtherischen Lähmungen ist das Schlucken oft bereits wieder möglich, aber das Näseln bleibt noch bestehen.

Besondere Aufgaben für Sprechen und Singen

Als Vorbedingungen für Sprechen und Singen erfüllt das Ansatzrohr zwei Voraussetzungen. Zunächst leistet es Resonatorendienste; es verstärkt die Schallschwingungen, die von den Stimmlippen ausgehen. Das geschieht nach den Prinzipien der physikalischen Resonanz durch bestimmte Form und Größenveränderungen des Ansatzrohrs. Bei den Vokalen stellen dann Unterkiefer und Zunge in fein abgestuftem Zusammenwirken charakteristische Klangräume zur Verfügung; die Konsonanten werden dagegen durch verschiedenartige Hemmstellen im gleichen Bereich und durch die Art ihrer Überwindung gebildet. Wir stehen demnach vor der Tatsache einer gleichzeitigen Doppelaufgabe des Ansatzrohrs, nämlich einerseits *Resonator* und andererseits *sprachlautbildender Organbezirk* zu sein.

Irrige Vorstellungen über die Funktion wie „Tonstrom“ und „Kopfresonanz“

In diesem Zusammenhang ist der Hinweis wichtig, daß von einer Reflexion der Schallwellen im Ansatzrohr nicht die Rede sein kann. Obwohl GUTZMANN schon vor mehr als 50 Jahren solchen falschen Vorstellungen entgegentrat, kann man immer noch Erklärungen hören und Abbildungen sehen wie die berühmte Darstellung der Anschlagstellen nach LILLI LEHMANN, nach denen sich „Schallstrahlen“ an bestimmten Stellen des Ansatzrohres, besonders am harten Gaumen, brechen; dahin, heißt es, gelte es den „Tonstrom“ konzentrisch zu lenken. Solche Behauptungen sind in mehrfacher Hinsicht widersinnig und physikalisch wie physiologisch nicht zu halten (Abb. 32).

Zunächst gibt es keinen Tonstrom im eigentlichen Sinne, sondern nur einen Luftstrom, der ganz unabhängig von der Ausbreitung der Schall-

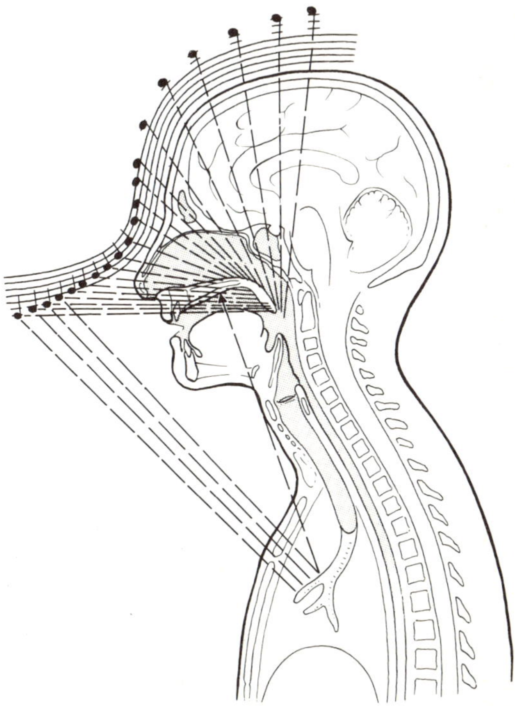

Abb. 32 Vibrationsempfindungen am Gaumen beim Singen einer Tonleiter – in den Vorstellungen der Sängerin Lilli Lehmann (1913)

wellen im Ansatzrohr in Richtung auf das Mundtor hin abfließt. Die Schallwellen ihrerseits würden sich gleichwohl auch in unbewegter Luft ausbreiten, ohne Luftstrom also, der sie freilich aus ihrer Richtung abdrängen und dadurch in ihrer Wirkung beeinflussen kann. Will man aber unter der unglücklichen Bezeichnung Tonstrom einfach die mundwärts gerichtete Schallausbreitung verstehen, so ist es dennoch unmöglich, daß seine Wellen irgendwo im Ansatzrohr abgelenkt (reflektiert) werden wie der Lichtstrahl im Spiegel. Die Schallwellen erfahren durch paralleles Entlanggleiten an den gekrümmten Flächen lediglich jene Richtungsveränderungen, wie sie aus Versuchen mit geeigneten Röhrensystemen seit langem prinzipiell bekannt sind.

In denselben Gedankenkreis gehört die irrige Vorstellung von der Resonanzwirkung der Nasennebenhöhlen. GIESSWEIN hat schon 1912 mit entsprechenden Versuchen nachgewiesen, daß der Einfluß der Kieferhöhlen auf die Stimme und auch ein Einfluß der Stirnhöhlen praktisch nicht ins Gewicht fallen. Auch ARNDT konnte 1961 experimentell zeigen, daß die resonatorische Beeinflussung des Gesamtklanges der Stimme von seiten der Nasennebenhöhlen sehr gering ist. Sie sind ausgekleidet mit einer den Klang absorbierenden Schleimhaut, und ihre Öffnungen zur Nase sind recht klein.

Der Sänger hat es hier nicht mit Resonanz im Sinne der Physik, sondern mit Vibrationsempfindungen zu tun. Jedoch können kleine oder fehlende Stirnhöhlen offenbar die Kontrolle des Stimmansatzes beeinträchtigen.

Die in der Sängerpraxis häufig verwendete Bezeichnung Kopf- bzw. Brustresonanz ist bei näherer Betrachtung ungenau und irreführend.

Rückwirkungen der Resonanz auf den Kehlkopf

Es ist hier nachzutragen, daß nach neueren Forschungen offenbar nicht nur die primäre Tonquelle, also die Stimmlippen, das Verhalten der mit ihr gekoppelten Apparate Windrohr und Ansatzrohr beeinflußt, d. h. Anlaß zur Resonanz bzw. Strahlung gibt, sondern daß auch die Resonanzerscheinungen im Ansatzrohr ihrerseits wiederum auf die Stimmlippenschwingungen zurückwirken. Die Form und die Druckverhältnisse in den supraglottischen Höhlen wirken auf die Schallabstrahlung im Kehlkopf ein, was je nach Art des Vokals zu einer Modifikation der vibratorischen Stimmlippentätigkeit führt, wie HUSSON nachgewiesen hat. Somit wissen wir heute im Unterschied zu früheren Anschauungen, die die Klangfarbe allein als ein Produkt der Resonanz ansahen, daß bereits die primäre Tonquelle, nämlich die schwingenden Stimmlippen, an der Formung der Vokale und Klangfarben mitbeteiligt sind. Physikalische Begriffe wie Rückkopplung und Impedanz sind hier zur Erklärung der Phänomene verwendet worden. Sie haben jedoch noch nicht in allen Fragen der Rückwirkung der Ansatzrohrverhältnisse auf das Schwingungsgeschehen im Kehlkopf eine völlig befriedigende Klärung gebracht. Immer wieder werden wir jedoch zu der Notwendigkeit veranlaßt, den gesamten Phonationsapparat als eine funktionelle Einheit anzusehen; seine Teile bilden ein gekoppeltes System, und in ihrer wechselseitigen Beeinflussung liegt die Erklärung für die Klangerscheinungen, die in ihnen entstehen.

4 Innervation des Stimmapparats und Entstehung der Stimme

Das feine Zusammenspiel der zahlreichen Muskeln, das die Entstehung eines Lauts von ganz bestimmter Tonhöhe, Lautstärke und Klangfarbe bewirkt, setzt eine sehr komplizierte periphere wie zentrale Innervation dieses gesamten Geschehens voraus. Dabei spielen reflektorische Einflüsse und Verknüpfungen auf verschiedenen Ebenen des Zentralnervensystems (ZNS) eine wichtige Rolle. (Die nervöse Bahn eines einfachen reflektorischen Erregungsablaufs führt vom Endorgan als Rezeptor (z. B. Haut, Muskel) über den zugehörigen sensiblen Nerv (zentripetal) zum Rückenmark oder ZNS insgesamt, von dort zurück zur Peripherie (zentrifugal), zum Erfolgsorgan (z. B. Muskel). – Es können auf diesem Weg ein oder mehrere Schaltneuronen zwischen den zu- und abführenden Bahnen liegen.) (Abb. 33).

Die periphere Innervation der Kehlkopfmuskeln bei Atmung und Stimmgebung

Zunächst sind hier die Nerven zu nennen, die die eigentliche Stimmmuskulatur versorgen, zur motorischen Aktion veranlassen, aber auch als sensible Nervenbahnen hirnwärts (afferent) führen; man denke an den Hustenreflex im Sinne einer Schutzfunktion. Die motorischen und die sensiblen Fasern für den Kehlkopf verlaufen sämtlich im N. vagus. Der Kehlkopf wird nun von 2 Ästen des N. vagus versorgt, dem N. laryngeus superior und dem N. laryngeus inferior. Letzteren bezeichnet

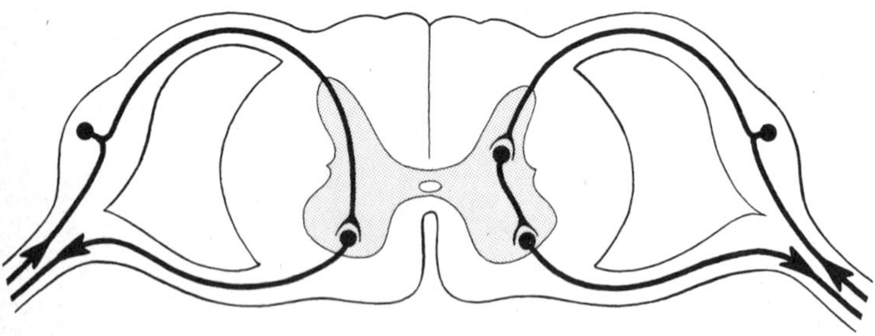

Abb. 33 Schema eines direkten (li. Bildhälfte) und eines indirekten Reflexbogens (re. Bildhälfte)

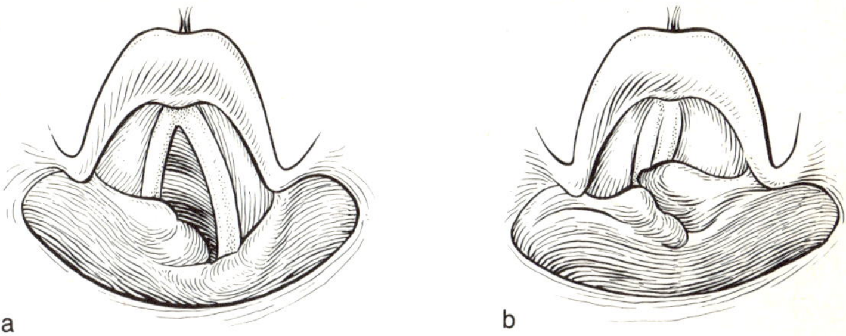

a b

Abb. 34 a u. b Lähmung der rechten Stimmlippe. a) Inspirationsstellung, durch Muskelatrophie dünner und verkürzt erscheinend. b) Phonationsstellung, gut kompensiert durch zusätzliche Muskelaktivität der linken Stimmlippe, sog. Überkreuzung der Stellknorpel (nach *v. Lanz* u. *Wachsmuth*)

man wegen seiner Rückläufigkeit von seinem Abgang aus dem N. vagus wieder aufwärts zum Kehlkopf meist als N. recurrens. Der N. laryngeus superior versorgt die Schleimhaut des Kehlkopfs sensibel, motorisch nur den äußeren M. cricothyroideus (Ring-Schildknorpelmuskel); dieser bewirkt maßgeblich durch die Kippung des Schildknorpels nach vorn unten die Längung der Stimmlippen beim Aufwärtssingen. Seine Schädigung durch eine besonders hoch hinauf reichende Schilddrüsenoperation kann deshalb für den Sänger lästige Folgen haben. Die motorischen Fasern für alle übrigen, die inneren Kehlkopfmuskeln, verlaufen im N. laryngeus inferior, dem N. recurrens. Eine Schädigung dieses Nervs, die einseitig, in seltenen Fällen jedoch auch beidseitig vorkommen kann, so bei Operationen an der Schilddrüse, in deren nächster Nachbarschaft dieser Nerv verläuft, kann zu sehr verschiedenen Lähmungserscheinungen an den Stimmlippen führen (Abb. 34). Diese bewirken ganz überwiegend Heiserkeit bis zur Stimmlosigkeit und sind nur zu einem Teil hinsichtlich der Stimmfunktion reparabel.

Die reflektorischen, also nicht bewußten Kontrollmechanismen der Stimmgebung beim Sprechen und Singen

Der spontane Akt des Sprechens erfordert wie eine Vielzahl anderer Akte des täglichen Lebens, so beispielsweise Gehen oder Schlucken, die komplexe Teilnahme einer beträchtlichen Zahl von Reflexmechanismen, d. h. also im Nervensystem ohne Beteiligung der Hirnrinde ablaufender Mechanismen. Diese stehen nicht unter der Kontrolle des Bewußtseins, und deren Regulationen sind daher auch nicht direkt erkennbar.

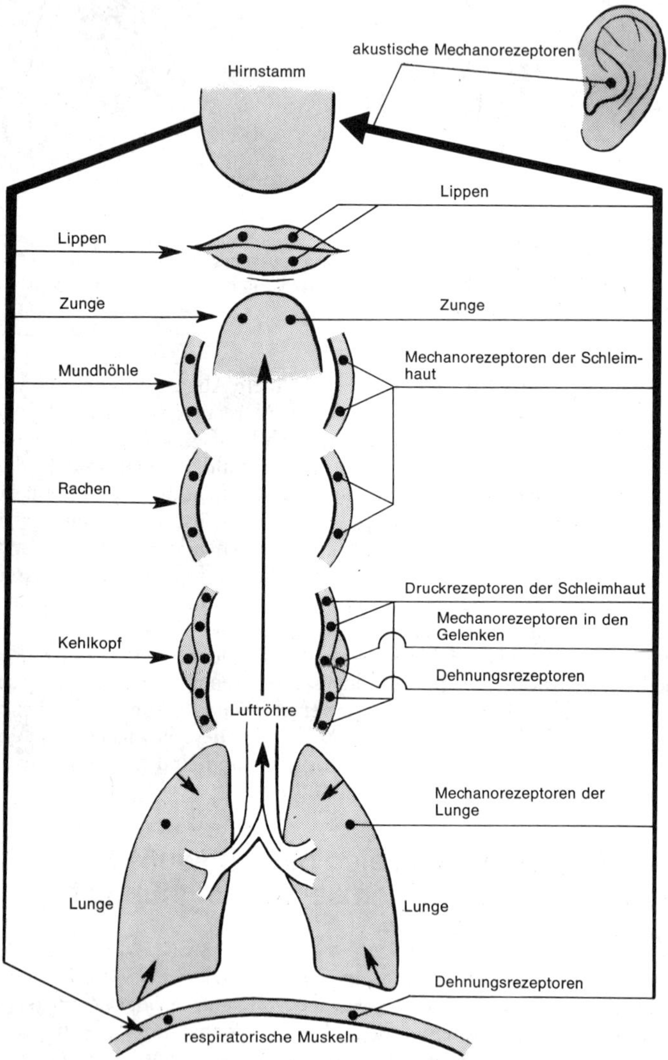

Abb. 35 Diagramm der die Stimmgebung steuernden reflektorischen Systeme (nach *Wyke*)

Die phonatorische Aktivität der im Kehlkopf gelegenen Muskeln unterliegt bei der normalen wie abnormalen Stimmproduktion einem Muster neuraler Regulationen, das kurz anhand der Forschungsergebnisse des englischen Neurophysiologen WYKE erläutert werden soll (Abb. 35):

1. Es gibt ein neuromuskuläres Kontrollsystem, das vorbereitend (Prephonatory tuning) der Einstimmung der Stimmlippen dient mit Beginn etwa 50–100 ms vor der Stimmproduktion. Im Hirn hat es leistungsmäßig seinen Ursprung und betrifft die schnelle präphonatorische Anpassung der Stellung, Spannung und Masse der Stimmlippen. Es beginnt sich während der kindlichen Sprachentwicklung aufzubauen und verfeinert sich im Laufe des Lebens.

2. Ferner gibt es eine phonatorische Stabilisierung der Stimmlippen (Phonatory reflex stabilisation). Hierzu bestehen:

a) Subglottische, in der Schleimhaut gelegene Mechanorezeptoren (in der nervalen Wirkungsweise ähnliche Rezeptoren wie die am Kehlkopf kennen wir auch sonst in der Haut und in den Organen, z. B. für Wärme und Kälte, Druck und Schmerz).

b) Dehnungsempfindliche Rezeptoren, die sich in jedem Muskel des Kehlkopfs in Form von Muskelspindeln und spiraligen Nervenendigungen finden. Die Empfindlichkeitsschwelle dieser intramuskulären dehnungsempfindlichen Rezeptoren ist niedriger als die der meisten Schleimhaut-Mechanorezeptoren. Daher ist der Stimmlippen-Stabilisierungseffekt dieses Systems für die Muskeln innerhalb des Kehlkopfs von größerer Bedeutung als der des Reflexmechanismus in der Schleimhaut, zumal im Hinblick auf den niederen subglottischen Druck, der bei ruhiger Konversationssprache herrscht. Die Schleimhaut übernimmt nur zeitweilig, so in höheren Registern, die Führung.

c) Artikulatorische Mechanorezeptoren: Dieses dritte System stabilisierender Reflexwirkungen ist an sehr schnell sich anpassende Mechanorezeptoren mit niederer Reizschwelle gebunden, die in den Gelenkkapseln aller Knorpel im Larynxinnern liegen. – Manche Formen der Sprechdysfunktion, so bestimmte Formen des Stotterns, sind wahrscheinlich verknüpft mit Fehlfunktionen in einem oder mehrerer dieser in der Larynxmuskulatur wirksamen Reflexmechanismen.

3. Postphonatorische akustische Kontrolle mittels Selbstbeobachtung (Postphonatory acoustic automonitoring).

Das dritte und letzte Geschehen im phonatorischen neuromuskulären Kontrollablauf erfolgt mit Hilfe einer akustischen Selbstkontrolle der eigenen Stimmleistung; diese wird durch einen kochlearen (also im Gehörorgan liegenden) Eigenreiz im Sprecher bewirkt, durch den Klang, den er selbst produziert. Hierdurch werden für die nachfolgende Klangproduktion notwendige Korrekturen veranlaßt durch Einflußnahme auf die Reflexmechanismen, die bei den nachfolgenden Stimmleistungen mitwirken. Mit dem Gehör Stimm- und Sprechleistungen zu kontrollieren, ist ein typischer Vorgang in der Sprachanbildung des Kindes, spielt aber auch in der Logopädie eine nicht unbeträchtliche Rolle. Es handelt sich also um eine bewußte Kontrolleistung mittels der Wahrnehmung als Regulator. – Demgegenüber steht ein weiterer, dabei schneller reagierender und unbewußt und allein auf dem Reflexwege funktionierender und an das Gehör gebundener Kontrollmechanismus, der dabei nicht vom Sichselbsthören des Sprechers abhängt. Auch für diesen Mechanismus ist eine beträchtliche Bedeutung für die Verursachung und Behandlung mancher Sprechstörungen anzunehmen.

In einem Diagramm hat WYKE (1967) die wichtigsten reflektorisch funktionierenden Systeme zusammengefaßt, die bei der Phonation beteiligt sind. Afferente Komponenten in diesem Kopplungssystem sind auf der rechten Seite abgebildet, efferente Systeme auf der linken (Abb. 35).

Insgesamt ist bei der Stimmgebung darüber hinaus noch eine große Zahl weiterer efferenter wie afferenter Nervenfasern beteiligt. So laufen Impulse für die Formung des Ansatzrohrs (Mund, Rachen, Zunge) im N. trigeminus, N. facialis, N. glossopharyngeus; auf deren z. T. recht komplizierte Verhältnisse soll hier jedoch nicht näher eingegangen werden.

Während das Schema von WYKE vor allem die peripheren lokalen Reizstellen kennzeichnet, von denen aus unbewußte Regulationen der Stimmgebung erfolgen, hat u. a. SCHULTZ-COULON 1978 versucht, die zentrale Organisation der Stimmgebung und deren phonatorischen Kontrollsysteme in einem kybernetischen Schaltbild darzustellen. Nach seinen Vorstellungen wird die Stimmgebung durch zwei Kontrollsysteme gesteuert. Diese funktionieren einerseits über die auditive Rückkopplung („audiophonatorische Kontrolle"), die das Phonationsergebnis über das Ohr bewertet und gegebenenfalls korrigiert und andererseits über ein neuromuskuläres Steuer- und Regelsystem („kinästhetisch-reflektorische Phonationskontrolle"), das für die zielgerechte und ökonomische Zusammenschaltung aller an der Phonation beteiligten Muskelgruppen (Brust-, Bauch-, Kehlkopf- und Artikulationsmuskulatur) verantwortlich ist. (Ein auf solchen Grundvorstellungen beruhendes ähnliches, nur einfacheres kybernetisches Schaltschema zur Stimmgebung für das Sprechen ist im Kapitel „Sprache und Sprechen" auf S. 171 abgebildet.)

Die zentrale Innervation des Stimmapparats

Ein Tier kann noch schreien, wenn alle Hirnteile bis auf das verlängerte Mark (Medulla oblongata) abgetrennt sind. Hier liegen außer vielen für die Erhaltung des Lebens wichtigen Zentren die Ursprungskerne für die motorischen Nerven des Kehlkopfs und der sonstigen an der Lautgebung beteiligten Muskeln, die aus hirnwärts führenden Nervenbahnen reflektorisch erregende Impulse erhalten können.

Die willkürliche Betätigung des Stimmapparats erfolgt von der Großhirnrinde aus, in der bestimmte Stellen Beziehungen zur Kehlkopfmuskulatur haben. Wie bei der übrigen Muskulatur, sind jedoch für die feinere Koordination der Bewegung der an der Stimmgebung beteiligten Muskeln noch weitere Teile des Hirns, so die Stammganglien, die motorischen Kerne des Mittelhirns und das Kleinhirn beteiligt, die man im Begriff des extrapyramidalen Systems zusammenzufassen pflegt. Ferner können die vegetativen Zentren des Zwischenhirns bei dem starken Einfluß, den seelische Vorgänge oder Stimmungen auf die Stimme und Sprache des Menschen haben, direkt oder indirekt auf die primären Zentren in der Medulla oblongata einwirken.

Einfluß des Gehörs auf die Stimmgebung

Die soeben beschriebene audiophonatorische Kontrolle der Stimmleistung mit ihren reflektorischen Einflüssen vom Gehörorgan auf die Muskeln des Stimmapparats besitzt eine große praktische Bedeutung. Wenn die Kontrolle durch das Ohr fehlt, verändert sich in der Regel die Stimme; Gehörseindrücke beeinflussen aber auch merkbar die Stimmgebung, so z. B. beim Singen im Chor. Daß die Kontrolle der Stimme durch das Ohr für die Stimmgebung eine ganz wesentliche Rolle spielt, zeigt am eindruckvollsten der Gehörlose, ohne Gehör geboren oder in frühester Kindheit ertaubt, dessen natürliche Sprachentwicklung infolge des Fehlens des Gehörs unterbleibt. Natürlich ist er deshalb nicht „stumm“. Auch die Stimme des spät Ertaubten macht tiefgreifende Änderungen durch; z. B. ist sie dann meist monoton, oft dabei zu laut oder aber zu leise und undeutlich.

Der Einfluß des Gehörs kann, wenn die Assoziationsgebiete in der Hirnrinde erst einmal vorhanden sind, auch mehr oder minder durch das Hörgedächtnis ersetzt werden, besonders wenn es geübt ist. So kann ein völlig Ertaubter, wenn er einmal sprechen gelernt hat, auch weiterhin sprechen. Es kann aber auch ein Sänger, trotz Hörschäden oder völliger Ertaubung, weiterhin richtig singen, wenn er ein besonders geübtes Hörgedächtnis besitzt und dieses noch durch ein gut ausgebildetes und geübtes musikalisches Hörzentrum unterstützt wird. Die auditorische Region der Hirnrinde befindet sich unterhalb der seitlichen Furche (Sulcus lateralis) im Schläfenlappen. Man darf sich ein musikalisches Hörzentrum jedoch nicht als ein eng umschriebenes und genau lokalisierbares Areal vorstellen. Auch wird wie beim Ohrgesunden die

Genauigkeit der Stimme noch lange durch unbewußte kinästhetische Kontrolle und Korrektur gesteuert.

Die alten Vorstellungen der Zentrenlehre mit ihren motorischen und sensorischen primären, sekundären und tertiären Sprachzentren, von denen BROCAs motorisches Sprachzentrum (1863) und WERNICKEs sensorisches Sprachzentrum (1874) am bekanntesten sind (s. S. 165), haben heute stark an Bedeutung verloren, vor allem infolge der an den Hirnverletzten der beiden Weltkriege gewonnenen Erfahrungen. Wenn auch die unbedingte Zusammengehörigkeit bestimmter Rindenabschnitte mit bestimmten Muskeln sich nachweisen läßt, ist man heute allgemein der Ansicht, daß die höheren Leistungen des Großhirns, so das Wollen, das bewußte Empfinden, das Verstehen usw., durch das Zusammenwirken großer Gebiete der Hirnrinde mit den tieferen Hirnteilen zustande kommen (s. S. 165).

Zwar gibt es primäre Rindenzentren für die Sinnesorgane; aber sowenig die primär-motorischen Rindenfelder allein willkürliche Muskelbewegungen der Peripherie bewirken können, so wenig dienen die primärsensorischen Rindenanteile, etwa die primäre Hörrinde im Schläfenlappen, dem Bewußtsein sensibler Reize. Sie sind offenbar lediglich Schalt- und Übergangsstellen zu höheren Zentralgebieten.

Eigenreflexe im Rachen

Als eine niedere Stufe der nervalen Steuerung des Stimmapparats seien hier auch noch einmal die Eigenreflexe erwähnt, auf die wir schon anhand einer Abbildung der sog. „Anschlagstellen“ (LILLI LEHMANN) (vgl. Abb. 32) hinwiesen. Bei den Eigenreflexen werden während des Singens Erregungen außer vom lokal zugehörigen sensiblen Endapparat in den Muskeln des Kehlkopfs auch Mechanorezeptoren der Schleimhaut, die – im Unterschied zu den schon beschriebenen subglottisch gelegenen – nun im unteren und mittleren Rachen zu finden sind, durch Schwingungen des Stimmklangs erregt und können dann ebenfalls reflektorisch die Spannung der Stimmlippenmuskeln beeinflussen.

Es ist anzunehmen, daß von den sog. „empfindlichen Stellen“ im Ansatzrohr beim Singen kinästhetische Stimulationen an die sensiblen Fasern der Nerven dieses Bereichs geleitet werden, so an die Fasern des N. trigeminus, N. glossopharyngeus und N. vagus, die dann von den Umschaltstellen im Bereich des verlängerten Rückenmarks Erregungen im N. recurrens verursachen und damit Einfluß auf die Spannung und Formung der Stimmlippen gewinnen. Der experimentelle Beweis wurde durch elektrische Reizung einzelner Schleimhautpartien geführt, andererseits auch dadurch, daß man durch Anästhesierung solcher empfindlicher Stellen etwa am harten oder weichen Gaumen die sonst von hier bewirkte Kehlkopfsteuerung und die hierdurch bedingten Veränderungen der Stimmgebung unterbinden konnte. Aus dabei angestellten stroboskopischen Untersuchungen leitete HUSSON diese Folgerungen her:

1. Der Sänger steuert seine Stimmgebung maßgeblich nach taktilen Empfindungen und erst sekundär mit dem Ohr.
2. Der Sänger verhält sich im Zustand der Anästhesierung ähnlich, wie wenn er in einem Raum mit zu starker Wandabsorption, so in einem mit Watte gepolsterten Raum, singt.

Fremdeinflüsse auf Qualität und Quantität der Stimmleistung

Im Zusammenhang mit solchen Beobachtungen ist auch die Abhängigkeit der Stimmgebung von äußeren räumlichen Verhältnissen zu beachten. Es bestehen ganz erhebliche objektive wie subjektive Unterschiede, ob ein Sänger in einem schallabsorbierenden Watteraum, im Freien oder in einem Raum mit starkem Nachhall singt. Diese Erfahrung läßt sich physikalisch durch die sog. Impedanz begründen. Ohne die recht komplizierten Verhältnisse, auf die sich der Begriff Impedanz erstreckt, hier sachlich befriedigend erklären zu können, sei festgestellt, daß mit der Impedanz z. B. meßtechnisch der Einfluß charakterisiert werden kann, den eine ein Schallfeld begrenzende Fläche auf eine auftretende Schallwelle ausübt. Sie gibt z. B. ein Maß für die Absorption bzw. Reflexion des auf eine harte Wand auftreffenden Schalls. So arbeitet die Raumakustik mit dem Begriff der Impedanz bei der Erarbeitung optimaler Reflexionsverhältnisse in Sälen.

Der Einfluß des Raums auf die Qualität und Quantität der stimmlichen Leistung ist uns allen geläufig, denken wir nur an den fröhlichen Gesang im hallenden Badezimmer. Hier überwiegt die Kontrolle der Stimmleistung mit dem Gehör, und alle inneren Sensationen werden überdeckt. Der Sänger fühlt sich wohl; er bestätigt sich in seiner Lautäußerung; und doch sind im Hallraum die objektiven Leistungen, vor allem hinsichtlich der Präzision der Tonhöhe, wie man durch elektroakustische Klanganalyse nachgewiesen hat, schlechter als in einem schallarmen Raum. Die Tragfähigkeit der menschlichen Stimme wie auch deren Durchschlagskraft gehören auch mit in diesen Bereich der auf den Raum bezogenen allgemeinen Stimmqualitäten. Auf sie wird noch später einzugehen sein.

Lee-Effekt

Für den Sprecher spielen die eben beschriebenen kinästhetischen Regulationen und taktilen Empfindungen eine nicht ganz so wesentliche Rolle. Seine Stimmgebung wird unter Zuhilfenahme der zahlreichen sonstigen und unbewußt ablaufenden Kontrollmechanismen überwiegend vom Gehör gesteuert. Das zeigt der sog. „Lee-Effekt". Führen wir mit Hilfe des Tonbands einem Sprecher die eigene Lautäußerung mit der Verzögerung von Bruchteilen einer Sekunde seinem Gehör mit dem Kopfhörer wieder zu, so wird er dadurch ganz außerordentlich irritiert; er beginnt sich zu versprechen und zu stottern. In der Hals-Nasen-Ohren-Heilkunde wird der Lee-Effekt z. B. zur Entlarvung der Simulation angeblicher Taubheit verwendet, d. h. der wirklich Taube wird durch das verzögerte Hören seiner eigenen Worte nicht gestört, der scheinbar Taube beginnt zu stottern und läßt dadurch merken, daß er hört und wie der Gehörgesunde durch den Lee-Effekt verwirrt wird.

Koordination der Vorgänge bei der Stimmgebung auf drei Ebenen

Der Nervenapparat, der die Vorgänge bei der Phonation koordiniert, faßt einlaufende und auslaufende Erregungen – wie auch auf anderen Gebieten der Motorik – auf drei verschiedenen Ebenen zusammen. Es ist erstens das *verlängerte Mark,* die Medulla oblongata, in der der unterste Leitungsbogen verläuft. Der nächste, zweite Integrationsort ist im Mittel- und Hinterhirn lokalisiert. Das oberste, dritte Niveau wird durch die *Großhirnrinde* mit ihrem am höchsten ausgebildeten Integrationsapparat gebildet.

Der Luftstrom mit Druck und Sog auf der einen Seite, das komplizierte System der muskulären Einstellung der Stimmlippen mit ihren nervösen, kinästhetischen und akustischen Kontrollen auf der anderen Seite, dazu zentrale Impulse, um eine gewisse Spannung im Niveau des Kehlkopfs zu unterhalten, sind nötig und wirksam, um das kunstvolle Spiel der Stimmlippen zur Bildung der Stimme für Sprechen und Singen zu inszenieren.

Man kann wohl dieses in einem Umriß nur recht vordergründig darstellbare Kapitel in einer mehr praktischen Betrachtungsweise mit folgenden Feststellungen abschließen:

1. Der Sänger steuert nerval eine große Zahl feinster Einstellungen seines Stimmapparats auf einer tiefen Ebene, weit unterhalb seines Bewußtseins mit Hilfe von Dehnungsrezeptoren, Eigenreflexen und kinästhetischen Stimulationen der Rachenschleimhaut.

2. Für den Sprecher spielen taktile Empfindungen für die Stimmgebung keine wesentliche Rolle. Bei ihm wird diese ganz überwiegend vom Gehör gesteuert, wobei er im Regelfall sich dieses Vorgangs nicht bewußt ist. Hinzu treten die beschriebenen unbewußt funktionierenden neuromuskulären Kontrollsysteme.

3. Die überragende Bedeutung des Hirns als ein zentrales und allem übergeordnetes Organ der Steuerung aller Abläufe bei der Stimmgebung, ihrer qualitativen und quantitativen Differenzierungen hat HUSSON mit einem inzwischen berühmt gewordenen Ausspruch charakterisiert, der allerdings in seiner wohl etwas überspitzten Formulierung auf ganz andere Fragestellungen zielte, als sie hier bisher anklangen: „Avec son larynx l'homme est succeptible de faire du bruit; il parle et il chant avec son cerveau!" Hunde und Katzen haben wohl ein stimmliches Organ, das dem des Menschen ähnelt, aber sie sprechen nicht und sie singen nicht.

Theorien der Stimmerzeugung

Die Stimmlippenbewegungen, ihr Zustandekommen, ihr zeitlicher und räumlicher Verlauf und ihre Veränderungen unter verschiedenen Bedingungen der Tonerzeugung sind von zentraler Bedeutung für alle weiteren Fragen der Stimmphysiologie. Ihre direkte Beobachtung beim Menschen wurde erstmalig durch den Kehlkopfspiegel ermöglicht, der von dem Gesangslehrer MANUEL GARCIA 1855 erfunden und dessen Gebrauch von CZERMAK in Wien seit 1858 für ärztliche Zwecke vervollkommnet wurde.

Während man viele Jahrzehnte hindurch glaubte, über die Vorgänge bei der Stimmlippenbewegung, vor allem aufgrund der experimentellen Forschungen des deutschen Physiologen JOHANNES MÜLLER (1839) an ausgeschnittenen Leichenkehlköpfen, gültige und gesicherte Vorstellungen zu besitzen, ist um das Jahr 1950 das ganze Problem, vor allem von HUSSON in Paris, neu aufgeworfen worden und hat einen vielstimmigen Meinungsstreit entfacht.

Aerodynamisch-muskuläre Theorie – neurochronaxische Theorie

Es geht dabei um die grundsätzliche Frage, ob im wesentlichen mechanische Kräfte – Wechselspiel zwischen Stimmlippenspannung und Anblasedruck – die Stimmlippenbewegungen bewirken, wobei durchaus eine zentrale Steuerung der ökonomisch optimalen Spannung der Stimmlippen ihren Platz finden kann, oder ob den Gesetzen der allgemeinen Nervenphysiologie folgend jede einzelne Bewegung der Stimmlippen durch gezielte, vom Hirn ausgehende und auf die Vokalismuskulatur gerichtete Innervationsstöße bewirkt werde. Die Stimmlippen schwingen nach solchen Vorstellungen, indem sie „coup par coup" auf Aktionspotentiale reagieren, die ihnen vom N. recurrens zufließen. Der subglottische Druck und die Luftströmung durch die Glottis hindurch erweitern dabei lediglich die Amplitude. Die Stimmfrequenz aber hänge von derjenigen der Rekurrensimpulse ab, und die letzteren erhalten ihre Rhythmik von zentralen Zellgruppen.

Es steht damit eine ältere „muskuloelastische" oder aerodynamisch-muskuläre einer neueren „neurochronaxischen" Theorie gegenüber. Unter dieser weitgefaßten und sehr vereinfachten Formulierung verbergen sich komplizierte Differenzen der wissenschaftlichen Vorstellung hinsichtlich des Aufbaus der Stimmlippenmuskulatur und bezüglich der Nervenleitung sehr schnell aufeinander folgender Impulse. So bereitet es beispielsweise Schwierigkeiten, mit den Gesetzen der allgemeinen Nervenphysiologie zu erklären, wie 1000 und mehr Impulse pro Sekunde über den N. recurrens an den M. vocalis herangebracht werden können, also wie beispielsweise mit einer Schwingungsfrequenz von 1381 Hz das f^3 der „Königin der Nacht" in Mozarts „Zauberflöte" entstehen kann.

Mittlerweile ist die ältere „aerodynamisch-muskuläre" Theorie nach dem für den allgemeinen wissenschaftlichen Fortschritt höchst anregenden und nützlichen Zwischenspiel der völlig andersartigen Erwägungen HUSSONs und seiner Mitarbeiter heute wieder fast uneingeschränkt die gültige Vorstellung der Stimmentstehung geworden, auch wenn sie vor allem hinsichtlich der Bedeutung der zentralen Steuerung für die Feineinstellung der Muskelspannung der Stimmlippen einige nicht unwesentliche Modifikationen erfahren hat.

Derzeitige Theorie des Mechanismus der Stimmlippenbewegungen

Es handelt sich bei den der Phonation dienenden Stimmlippenbewegungen um sog. „selbsterregte Schwingungen". Ein schwingendes System regelt die von einer Energiequelle nachströmende Energie und wird durch diese wiederum in Schwingungen gehalten. Der durch die angespannte Ausatmung bei der Phonation erhöhte subglottische Druck treibt die Stimmlippen auseinander; nun strömt durch die Öffnung Luft aus; der Druck sinkt, und die Elastizität der Stimmlippen führt diese wieder zusammen oder näher aneinander. Dadurch vermindert sich die Menge des hindurchtretenden Luftstroms. Der Druck steigt an, und der Vorgang wiederholt sich von neuem. Als mechanische Kräfte stehen sich hiernach gegenüber der Druck der Exspirationsluft und die Elastizität der Stimmlippen. In den Begriff der Elastizität sind dabei die Komponenten Masse, Spannung und Länge der Stimmlippen mit einbezogen. Als der wesentlichste Augenblick erscheint derjenige der Sprengung der Stimmritze. Es besteht also eine Wechselwirkung zwischen Anblasedruck und elastischem Polster wie bei einer Polsterpfeife.

Offenbar sind aber noch andere Kräfte wirksam, unter deren Einfluß sich die eigenartige Mechanik der Stimmlippenschwingung vollzieht. Man weiß aus der Strömungslehre: wenn ein Gas oder eine Flüssigkeit eine Röhre von konstantem Querschnitt durchfließen, daß solches dann mit einer bestimmten Geschwindigkeit und einem bestimmten Druck geschieht. Ist die Röhre an irgendeiner Stelle verengt, so muß sich das Gas an dieser Stelle schneller bewegen. Mit dem Ansteigen der Geschwindigkeit sinkt aber der Druck an dieser Stelle; es entsteht ein Unterdruck, oder, anders ausgedrückt, an dieser Stelle entsteht ein relativer Sog. Die Tatsache, daß mit wachsender Geschwindigkeit der Druck fällt und umgekehrt, ist bereits in der Mitte des 18. Jahrhunderts von dem Schweizer Mathematiker BERNOULLI erkannt und als Gesetz formuliert worden. Diesem aerodynamischen Gesetz unterliegt auch der Durchgang des Luftstroms durch den Kehlkopf und damit auch die Schwingung der Stimmlippen. Es tritt also im Luftstrom, sobald bei der Phonation die Stimmritze ein wenig gesprengt ist, unter erhöhter Geschwindigkeit des Luftstroms ein Druckabfall ein, der die eben gesprengten Stimmlippen wieder zusammensaugt. Dieses Wechselspiel muß sich streng periodisch wiederholen, solange die Luft nachströmt und die Stimmlippen in Phonationsstellung bleiben.

Der Luftstrom, der die Stimmlippen auseinanderdrängt, enthält also gleichzeitig die Kraft, die sie wiederum zusammenführt. Zu den mechanischen Voraussetzungen tritt beim Menschen natürlich auch die Kunst ihrer Anwendung, die durch Übung ausgebildet und verbessert werden kann, und zwar von seiten beider Kräfte her: der Einstellung der Stimmlippenspannung und der Regelung des Drucks und der Stärke der Exspirationsluft.

5 Das Klangbild

Physikalische Voraussetzungen von Stimme und Sprache

Im Jahre 1863 schrieb VON HELMHOLTZ sein grundlegendes Werk „Die Lehre von den Tonempfindungen als physiologische Grundlage für die Theorie der Musik". Die Klarheit seiner Formulierung ist auch heute noch bestechend. „Der erste und Hauptunterschied verschiedenen Schalls, den unser Ohr auffindet, ist der Unterschied zwischen Geräuschen und musikalischen Klängen. Das Sausen, Heulen und Zischen des Windes, das Plätschern des Wassers, das Rollen und Rasseln eines Wagens sind Beispiele der ersten Art, die Klänge sämtlicher musikalischen Instrumente Beispiele der zweiten Art des Schalls." Letztere werden, wie die physikalischen Untersuchungen gezeigt haben, erzeugt durch „Schwingungen, d. h. hin- und hergehende Bewegungen der tönenden Körper, und diese Schwingungen müssen regelmäßig, periodisch sein".

Schalleigenschaften, Frequenz, Amplitude und Schallempfindung

Der musikalische Ton ist für den Physiker vor jeder weiteren Differenzierung zunächst einmal eine periodische Schwingung. Sie hat im einfachsten Fall die Gestalt einer Sinuslinie; man spricht von einer „reinen Sinusschwingung" oder „harmonischen Schwingung". Nicht nur einfache Gebilde wie Saiten, sondern auch komplizierte Körper, etwa Stimm-

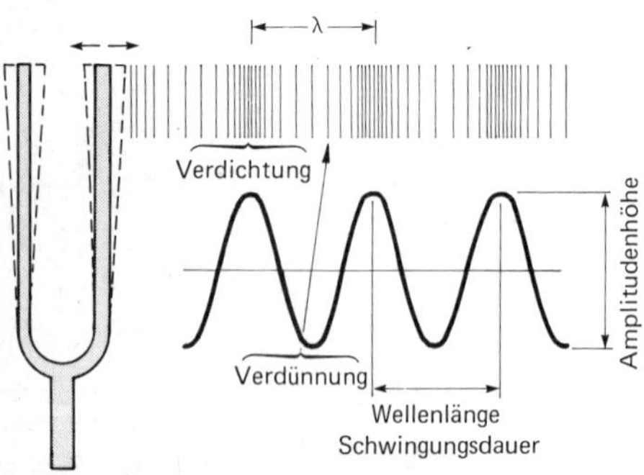

Abb. 36 Darstellung eines einfachen Schwingungsvorgangs

gabeln, Glocken oder Platten, führen harmonische Bewegungen aus, d. h., jeder einzelne Punkt des Körpers schwingt nach einem Sinusgesetz (Abb. 36).

Schall ist im Grunde eine psychophysiologische Erscheinung. Mag die Luft durch Donner oder Meeresbrausen noch so stark erregt werden, von Schall kann man erst sprechen, wenn ein Organ in psychophysiologischer Umwandlung *Schallempfindung* aus diesen Lufterschütterungen macht.

Eine Beschreibung von Schallen stützt sich daher in erster Linie auf Schallempfindung. Den objektiven Daten der physikalischen Gegebenheiten fällt dabei nur eine Mittlerrolle zu, auch bei den Sprechbewegungen, deren Hauptziel ein charakteristischer Schallerfolg ist.

Dementsprechend gliedert sich die Akustik des Schalls im Hinblick auf die menschliche Stimme in drei Abschnitte:

1. die Lehre von den einer Schallempfindung zugrundeliegenden physikalischen Vorgängen,
2. die Lehre von den Einwirkungen dieser Vorgänge auf Ohr und Zentralnervensystem, die physiologische Akustik,
3. die Lehre von der Schallempfindung, die psychologische Akustik.

Schallwellen sind dreidimensionale, elastische Wellen in Luft, Flüssigkeiten oder festen Körpern, die physikalisch durch die Druckverhältnisse im Medium, die Geschwindigkeit der bewegten Teilchen und die Amplitude der Teilchenauslenkung charakterisiert werden.

Schlägt man eine Stimmgabel an, so wird der getroffene Teil nach innen gedrückt. Die elastischen Kräfte des Materials bewirken, daß er im nächsten Augenblick über seine ursprüngliche Ruhelage hinaus nach außen schwingt. Die Erregung überträgt sich auf die andere, gleichgeartete Zinke der Gabel. Beide schwingen nun gegensinnig, zueinander und voneinander weg, die Stimmgabel tönt. Wenn man eine Zinke der schwingenden Stimmgabel auf Abb. 36 mit einer Schreibfeder bestückt und unter dieser ein Aufzeichnungspapier mit konstanter Geschwindigkeit bewegt, so entsteht eine gleichmäßige Wellenlinie, wie im Bild gezeigt. Diese Welle nennt man *Sinuswelle*. Da es sich um die Aufzeichnung eines Tons handelt, spricht man von *Sinuston*. – In der Natur kommen reine Sinustöne praktisch nicht vor, es wird meist ein Gemisch von Klängen und Geräuschen unser Ohr erreichen. Der Einfachheit halber stellen wir uns aber einen Sinuston als Sinusschwingung vor, und zwar in der Art, daß eine Schwingung genau eine Sekunde dauert. Hier beträgt also die *Schwingungsdauer T* genau eine Sekunde. Breitet sich diese Schallschwingung in Luft aus, so wird diese Schwingung genau die *Wellenlänge* λ von 340 m haben, da der Schall ja 340 m/s in Luft zurücklegt. In diesem Fall sagt man, die Schwingung hat eine *Frequenz f* von 1 Hertz. Die Frequenz „f" ist die Anzahl der Schwingungen pro

Sekunde in *Hz (Hertz)*. Die Einheit der Frequenz ist nach dem deutschen Physiker HEINRICH HERTZ (1857–1894) „Hertz" benannt worden, abgekürzt Hz geschrieben.

Die Frequenz in Hz ist gleich dem reziproken Wert der Schwingungsdauer. Dauert der Weg 1 Sek., so sprechen wir von 1 Hz; laufen in dieser Zeiteinheit 2, 3, 4 usw. Vorgänge ab, werden also ½, ⅓, ¼ usw. Sek. für einen Vorgang benötigt, so sagt man dazu 2, 3, 4 usw. Hz. *Amplitude* nennen wir die maximale Auslenkung der Stimmgabel, gemessen von der Ruhelage aus (die Amplitude ist ein Maß für die empfundene Lautstärke) (Abb. 36). Unser Ohr nimmt Frequenzen verschiedener Hz-Zahl als Tonhöhenunterschied wahr. Nicht jeden Schall kann man hören. Erfolgt der Schwingungsvorgang besonders schnell oder besonders langsam, so ist unser Ohr nicht imstande, solche Reize aufzunehmen. Zwischen diesen Grenzen, im Bereich von 16–16 000 Hz, befindet sich der Bereich menschlicher Perzeptionsmöglichkeit, der Hörschall. Hunde können offenbar weit über die für den Menschen gültige obere Grenze von 16 000 Hz hinaus Schallschwingungen „hören". Jenseits der unteren Hörgrenze liegt der praktisch bedeutungslose Infraschall, jenseits der oberen der aus der Technik bekannte Ultraschall. Bodenerschütterungen, wie beispielsweise Erdbeben, produzieren einen Infraschall, der in sehr weiter Entfernung noch registriert und gemessen werden kann. Aber auch sonstige langsame Bodenschwingungen pflanzen sich sehr weit fort. So kann die Steilküstenbrandung der norwegischen Küste bis weit nach Asien hinein mit seismographischen Apparaturen gemessen werden. Für die praktische Bedeutung des Ultraschalls sei an die Anwendung des Ultraschalls in der medizinischen Diagnostik, z. B. zur Beurteilung von Lage und Wachstum des Fetus im Mutterleib, oder des Echolots im Meer und die Orientierung der Fledermäuse und Schmetterlinge im Raum durch Ultraschallortung erinnert.

Sprachverständnis und Musikerleben wären in der uns bekannten Art unmöglich, wenn sich nicht die Schallwellen aller Frequenzen mit derselben Geschwindigkeit fortpflanzten. Diese Schallgeschwindigkeit richtet sich lediglich nach der Art der Fortpflanzungsmedien (im Wasser etwa 4mal schneller als in der Luft) und beträgt in freier Luft von 16 °C etwa 340 m/s.

Die Wellen unserer tönenden Stimmgabel (Abb. 36) verlaufen periodisch, d. h. innerhalb eines Zeitraums in gleichmäßiger Wiederkehr. Aus der Periodizität des Vorgangs erwächst der Eindruck einer bestimmten Klangempfindung mit definierbarer Tonhöhe. Unperiodische Schwingungsvorgänge sind indifferent; wir hören sie als Geräusche.

Die erregte Stimmgabel führt Sinusschwingungen aus. Darunter versteht man in der Akustik den einfachen Pendelvorgang, der sich mathematisch auf eine Kreisbewegung zurückführen läßt. Ein reiner Ton ist die hörbare Folge; er klingt weich, hohl.

Schwingungsvorgänge bei der Bildung der Stimme

Die Schwingungsvorgänge der menschlichen Stimme aber, gar die der Sprachlautbildung, ergeben ein ganz anderes Bild. Sie sind nicht einfach, sondern zusammengesetzt. Die Kurven verlaufen nicht in einfacher gleichmäßiger Wellenlinie, sondern zeigen vielerlei Zacken und Auswüchse. Wohl aber ist auch in dieser Polykrotie, Vielzahl der Erhebungen, eine Periodizität erkennbar.

Wenn verschiedene Menschen den gleichen Vokal auf gleicher Tonhöhe erklingen lassen, so wird das Kurvenbild solcher zusammengesetzter Schwingungen stets anders ausfallen. Verschiedene Musikinstrumente, auf denen nacheinander Töne gleicher Höhe gespielt werden, machen das Bild noch deutlicher: in der Art der Zusammensetzung der Kurven manifestiert sich die Klangfarbe.

Klänge, Geräusche, Partialtöne und Formanten

Sinustöne kommen in der Natur selten vor. Der Ton im musikalischen Sinne ist physikalisch Klang, d. h. zusammengesetzt aus verschiedenen Schwingungsvorgängen, dem Grundton und Partial- oder Teiltönen. Der erste der Partialtöne (oder der „Harmonischen", wie sie zeitweilig in der Akustik genannt wurden) ist der Grundton selbst, die weiteren heißen wohl auch Obertöne (Abb. 37).

Die Reihe der in einem Klang enthaltenen Partialtöne steht theoretisch fest; es handelt sich um aufeinanderfolgende Vielfache der Grundfrequenz. Von ihrer unterschiedlichen Intensität, ihrer Anzahl und Ordnung, hängen die charakteristische Farbe des Klangs und sein sog. Timbre ab.

Trotz dieser Vielheit von Partialtönen wertet unser Ohr den Klang als „Ton", als komplexe Erscheinung eindeutiger Tonhöhe. Man merkt solchen „Tönen", der weit überwiegenden Mehrzahl aller musikalischen und aller akustisch betrachteten stimmlich-sprecherischen Erscheinungen gemeinhin nicht an, daß sie einen Zusammenklang aus vielen Tönen (im physikalischen Sinne) darstellen. Ein geübtes Ohr kann aber bei einiger Aufmerksamkeit unschwer einige Partialtöne heraushören. Bequeme Hilfsmittel einer empirischen Analyse sind metallene Hohlkugeln, Resonatoren, wie sie VON HELMHOLTZ verwen-

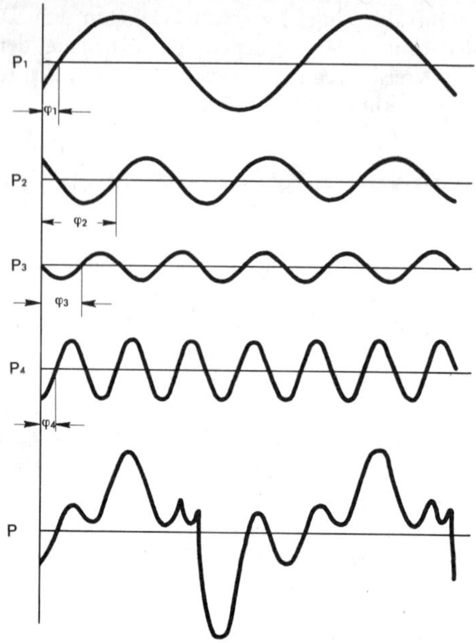

Abb. 37 Aufbau einer zusammengesetzten Schwingung, entstanden durch Überlagerung von vier Sinuswellen P_1–P_4, deren Frequenzen im Verhältnis 1 : 2 : 3 : 4 stehen (Teiltöne 1–4). φ Schwingungsphase (nach *Trendelenburg*)

det hat, die ihren Eigenton aus einem Klang herausfiltern, wenn er darin enthalten ist. Auch auf dem Wege einer mathematischen Analyse (Fourier-Analyse) lassen sich aus einem Kurvenbild die in einem Klang enthaltenen Partialtöne herausrechnen.

Die Benutzung des Computers erleichtert den rechnerisch umständlichen Vorgang ungemein.

Es zeigt sich nämlich, daß in praxi nicht immer alle theoretisch möglichen Teiltöne in lückenloser Aufeinanderfolge vorhanden sind. Ganze Serien können fehlen; andere pflegen intensitätsmäßig gruppenweise herauszuragen. Man sieht leicht ein, daß solche der Häufigkeit und Stärke nach geballten Bestandteile eines Klangs bestimmten Einfluß auf seinen Charakter, auf seine Farbe, gewinnen. Diese Gruppenbereiche nennt man nach einer von HERMANN eingeführten und von STUMPF zu seiner heutigen Bedeutung umgeprägten Bezeichnung „Formanten".

Das Wesen der Vokale und im gewissen Sinne auch der Konsonanten beruht akustisch auf der Realisierung bestimmter Formanten. Wir sprechen von einem Hauptformanten und mindestens einem zweiten

Formanten als Nebenformant. Die Formanten sind in Hinsicht auf die Sprachlautbildung von den Grundtönen, auf denen sie gesprochen werden, nahezu unabhängig. Ein Vokal a hat beispielsweise immer einen Formantbereich bei etwa 1000 Hz, wenn er als A-Klang erkannt werden soll, gleichgültig ob von einer tiefen Männerstimme oder einer hohen Knabenstimme hervorgebracht. Ist dieser Formant im Klang nicht ausgeprägt enthalten, dann hören wir eben nicht den Vokal a (vgl. Abb. 42).

Zur Charakterisierung eines Vokals hinsichtlich der ihn bestimmenden Klangfarbe und darüber hinaus seiner feineren Abstufungen (das gedruckte a ist ja zunächst einmal die Abstraktion eines Lauts, der praktisch in unzähligen, wenn auch meist geringfügigen Variationen vorkommt) sind mindestens zwei Formantbereiche erforderlich. Der in seinem Frequenzbereich ziemlich eng fixierte, kräftige und meist tiefe Formant ist der Hauptformant, ein weiterer oder auch mehrere Nebenformanten zeigen eine etwas variablere Lage und Ausprägung in ihrer graphischen Fixierung, etwa im Sonagramm (s. S. 104f). Vom Vokal wissen wir, daß er um so heller klingt, je höher das Stärkemaximum innerhalb eines Formantbereichs liegt. Die Vokalfarbe wird dunkler, wenn die tieferen Teiltöne außerhalb der typischen Formantbereiche verstärkt werden; sie wird heller, wenn hohe Teiltöne verstärkt werden.

Es konnte anhand einer geeigneten Versuchsanordnung, einem System von Kondensatoren und Spulen, sog. Siebketten, gezeigt werden, daß die Verwirklichung dieser Formantbereiche die unerläßliche Voraussetzung der akustischen Perzeption der Sprachlaute ist. Reicht beispielsweise eine Schwerhörigkeit bis in den Bereich von 1000 Hz herunter, so klingen dem geschädigten Ohr die Vokale i, e und a wie ein dumpfes o. Diese Vokale haben nämlich noch einen Nebenformanten, der – wie der Hauptformant des o – unterhalb der angenommenen Schädigungsgrenze liegt. Deshalb kann eine Sängerin in hoher Lage kein o oder u singen.

Die Hauptformanten unserer Vokale liegen unter Einschluß der sprachlich zulässigen Klangmodifikationen und einer individuellen Schwankungsbreite etwa in diesem Bereich (nach TRENDELENBURG):

i	um 200–400 und 3000–3500 Hz
e	um 400–600 und 2200–2600 Hz
a	um 800–1200 Hz
o	um 400– 600 Hz
u	um 200– 400 Hz

Manche Konsonanten haben einen noch höheren Formantbereich als die Vokale. Der S-Laut beispielsweise zeigt, und das charakterisiert ihn akustisch, im hohen Frequenzbereich ein über 1000 Hz weit hinausreichendes sog. „kontinuierliches Spektrum“ aus einer sehr gedrängten

Folge unharmonischer Komponenten (TRENDELENBURG). So kann ein Fehler in der S-Lautbildung darauf beruhen, daß der Sprecher die charakteristischen verhältnismäßig hohen Formantbereiche dieser Konsonanten nicht wahrnehmen kann. Er verliert die akustische Kontrolle über die sprachgerechte Bildung, Fehlbildung ist die Folge. Deshalb braucht eine allgemeine Schwerhörigkeit noch nicht aufzufallen. Es muß jedoch beispielsweise bei jedem Kind, das wegen Lispelns dem HNO-Arzt vorgestellt wird, das Gehör mit geprüft werden und vor allem die Verhältnisse um $c^5 = 4000$ Hz.

Nach Kenntnis der Formanten kann man die einzelnen Sprachlaute künstlich hervorbringen. Das ist im Prinzip auf diesem Wege dem Physiker und Physiologen VON HELMHOLTZ zuerst gelungen.

Die besten Ergebnisse ließen sich jedoch erst mit elektronisch-akustischen Mitteln und hierfür besonders entwickelten Geräten wie Voder und Vocoder erzielen. Aber auch dabei ergaben sich zahlreiche Schwierigkeiten, von denen nur eine hier betrachtet werden soll, weil sie in grundsätzliche Erkenntnisse zur Sprachlautbildung hineinführt.

Einschwingvorgänge und Klangmodulationen

Die Betonung sowie der vorhergehende und der nachfolgende Konsonant verändern jeweils die charakteristische Teiltonstruktur des Vokals, wie auch Tonhöhe, Lautstärke und die individuelle anatomische Form des Stimmorgans diese mitbestimmen. Die Ein- und Ausschwingvorgänge (s. u.) der Vokale sind sehr kurz und haben für die Erkennung dieser Laute für das menschliche Gehör keine Bedeutung, im Unterschied zu den Verhältnissen bei manchen Musikinstrumenten, z. B. Blasinstrumenten oder Kirchenglocken. Auch ein Teil der Konsonanten ist durch die Eigenart des Ablaufs nichtstationärer Klanganteile charakterisiert; beispielsweise sind die explosiven Konsonanten (p, b, t, d, k, g) besondere Formen von Ausgleichsvorgängen, d. h. die Schallvorgänge sind so kurz, daß nach dem Einschwingen kein quasistationärer Anteil entstehen kann.

Bei den Musikinstrumenten sind besonders die höchst komplizierten Vorgänge im Zeitraum vom Anstoßen einer Schwingung bis zum Erreichen eines quasistationären Zustandes wichtig, der Einschwingvorgang. Nimmt man Töne verschiedener Instrumente auf Band auf und schneidet dann jeweils den Einschwingvorgang heraus, so ist die Erkennung des Klanges und des ihn produzierenden Instruments sehr erschwert. Der Aufbauvorgang bildet bei manchen Musikinstrumenten gerade den ästhetisch bedeutungsvollen Klanganteil. Beim Saxophon dauert der Einschwingvorgang 30–40 ms, bei der Klarinette ist dieser länger, etwa 100 ms. Beim Streichinstrument sehen die Verhältnisse ganz anders aus. Hier wird nicht nur der Einschwingvorgang, sondern die starke Klangfarbenänderung während eines Bogenstrichs, bedingt durch eine Änderung des Auflagendrucks und der Auflagenbereiche während eines Strichs, als wesentliches Charakteristikum des Streicherklangs besonders bedeutungsvoll.

Ein weiterer Begriff, der unser Musikverstehen aus physikalisch-akustischer Sicht fördert und bei der Besprechung von Vibrato und Tremolo (s. S. 129ff) besondere praktische Bedeutung gewinnt, sei noch angeführt, der der Modulation. Die *Modulation* hat Bedeutung nur für den zweiten Teil der Klangbildung, den „quasistationären" Zustand des Klangs nach Ablauf aller Einschwingvorgänge. Klangmodulationen sind Veränderungen der Frequenz oder der Amplitude oder beider Komponenten des Klangs innerhalb der musikalisch definierten Ordnung der Tonreihen, oder aber sie sind mit dem gemeinten Ton als Zentrum Schwankungen, die sich in diesem engen Bereich auf Frequenz wie Amplitude erstrecken können.

So sind zahlreiche Klangbewegungen in der Musik physikalisch als Frequenz- und als Amplitudenmodulationen vorzustellen. Die Frequenzmodulation wirkt bestimmend auf den Klang in Vibrato, Tremolo, Triller und in sonstiger Figurentechnik, die Amplitudenmodulation im Schwellton und in allen Formen dynamischer Bewegung. Häufig kommen Frequenz- und Amplitudenmodulation auch kombiniert vor. – Der Begriff der Modulation hat in der Rundfunk- und Telephontechnik eine ganz wesentliche Bedeutung, indem Sinusschwingungen sehr verschiedener Frequenz des zu übermittelnden Schalls, etwa der Stimme, einer sehr viel höheren sog. Trägerfrequenz als Modulation zum Transport über weite Strecken aufgezwungen werden.

Schallstärke und Lautheit

Die Modulation von Amplituden in der Musik führt noch einmal zurück zu den Fragestellungen, die sich für die Stärke eines Lauts ergeben. Denn diese ist ja ein wesentliches Moment der Schallempfindung. Die Stärke der Schallempfindung ist von mehreren Faktoren abhängig: zunächst von der Schwingungsweite (Amplitude), dann von der Beschaffenheit des Fortleitungsmediums, der Schallrichtung und der Entfernung von der Schallquelle.

Reine Töne gleicher Schwingungszahl addieren sich in der Schallstärke. Bei zusammengesetzten Schwingungen ist solche Wirkung von weitgehender gleichsinniger Gleichzeitigkeit der Vorgänge abhängig; schon eine geringe zeitliche Abweichung kann die Schallstärke mindern oder sogar auslöschen. Schallstärke wird in Mikrobar ($\mu B = dyn/cm^2$) gemessen. Die Schallstärke ist aber nur eine physikalische Größe; Lautheit muß davon streng unterschieden werden. Ein Schall, physikalisch doppelt so stark wie ein anderer, tönt nicht etwa auch doppelt so laut. Lautheit ist im wesentlichen ein psychologischer Terminus.

Der Unterschied zwischen Schallstärke und Lautheit ist im grundsätzlichen derselbe wie der zwischen dem objektiven, weil in seiner Leistung akustisch definierbaren Mikrophon und unserem individuellen Gehör mit seinen sehr viel komplizierteren Funktionsverhältnissen. – Die Empfindung einer Schallstärke steht im ganzen etwa in logarithmischer Abhängigkeit von der physikalischen Größe. Berücksichtigt man diese nominelle Abhängigkeit schematisch, so wird von Lautstärke gesprochen. Lautstärke wird in Phon oder Dezibel (dB) gemessen. Nur bei 1000 Hz decken sich die beiden Meßsysteme, die hier nicht näher erläutert werden können. Von entscheidender Wichtigkeit in dieser Frage ist, daß die Empfindlichkeitsschwelle unseres Ohrs nicht linear (geradlinig) verläuft, sondern bei 1000–1500 Hz wohl aus biologischer Zweckmäßigkeit ein Empfindlichkeitsmaximum besteht.

Erzwungene und freie Resonanz

Übernimmt ein anderer Körper die Schwingungen einer Schallquelle, so verstärkt sich die Schallstärke der betroffenen Schwingungsfrequenz, und wir sprechen von Resonanz.

Wir unterscheiden die erzwungene Resonanz von einer freien Resonanz.

Setzen wir eine angeschlagene Stimmgabel auf eine Tischplatte, so wird ihr Ton lauter. Durch die feste Koppelung mit der Tischplatte wird diese gezwungen, den Ton der Stimmgabel über ihre große Fläche mit abzustrahlen und so mehr umgebende Luftteilchen zu erregen. Der Ton wird

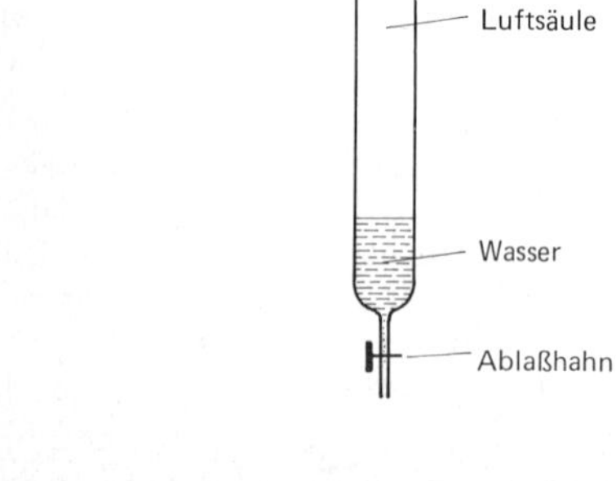

Abb. 38 Verstärkung des Stimmgabeltons durch freie Resonanz eines zylindrischen Hohlraums (nach *Ladefoged*)

zwar lauter, klingt jedoch infolge des erhöhten Energieverbrauchs schneller ab, als wenn er nur von der Stimmgabel selbst ausginge. Wir sprechen dann von erzwungenem Mitschwingen.

Durch die freie Resonanz wird immer nur eine Frequenz, nämlich die des Eigentons des Resonators verstärkt. Die Abb. 38 zeigt eine typische experimentelle Anordnung, um eine mitschwingende Luftsäule zu demonstrieren. Das Prinzip der Verstärkung eines primären Tons (hier der Stimmgabel) durch Mitschwingen eines anderen schwingungsfähigen Körpers (hier Luftsäule in der z. T. wassergefüllten Röhre) nennen wir (freie) Resonanz. Die Intensität des Mitschwingens hat deutlich an einer umschriebenen Stelle ihr Maximum. Die effektive Länge der Röhre, in der die Luft zum Schwingen gebracht werden soll, kann durch Vermehrung oder Verminderung der Wassermenge in ihr verändert werden. – Den gleichen Vorgang kann man am Klavier beobachten, das bei gelöstem Pedal auf einen lauten Geigenton resoniert.

Beim Sprechen und Singen ist das Ansatzrohr als Resonator tätig. Die im „primären Kehlkopfton" (s. S. 48) enthaltene große Zahl von Frequenzen erfährt eine Auslese, indem nur die Frequenzen in freier Resonanz übernommen und verstärkt werden, die der Form und den sonstigen Bedingungen der Resonanzhöhle entsprechen. Eine volle Resonanzausnutzung setzt deshalb die einer bestimmten Vokalbildung entsprechend koordinierte Weite und Form des Ansatzrohrs voraus. Praktisch wird diese Forderung jedoch nur annähernd erfüllt. Die Weichwandigkeit und Feuchtigkeit unseres Resonators hat zwar den Nachteil eines relativ schnellen Abklingens, jedoch auch den großen Vorteil einer gewissen Resonanzbreite. Der Resonator wird also nicht nur von seiner Eigenfrequenz erregt; auch der umliegende Frequenzbereich ist noch in der Lage, den Resonator zu erregen. Allerdings nimmt die Verstärkungswirkung des Resonators mit dem Grad der tonhöhenmäßigen Entfernung von der Eigenfrequenz des Resonators sehr schnell ab.

Zwei charakteristische Formantbereiche mit besonderer Bedeutung für den Stimmklang seien hier noch etwas ausführlicher betrachtet, der „Näselformant" und der „Singformant".

Besonderheiten der Formantstruktur

Zum Näselformanten

Nach TROJANs sprachpsychologischen Untersuchungen ist ein Näselklang, sofern er nicht in natürlichen sprachlichen Strukturen begründet ist (wie bei den nasalierten französischen Vokalen) oder auch durch anatomische oder krankhafte Besonderheiten bedingt wird, der Ausdruck des Sinnlichen, der körperlich-tierhaften Grundlagen im Menschen. Er findet sich vornehmlich bei Affekten, die mit Sinnesreizen des Tastens und Geschmacks verknüpft sind. So findet sich ein gehäuftes Vorkommen nasalierter Vokale und Halbkonsonanten (ng) und des Näselklangs ganz allgemein beim Lachen von Männern wie Frauen, wenn diesem eine sexuell betonte oder frivole Tendenz zugrunde liegt. Untersuchungen von BAUER u. a. haben ergeben, daß eine Nasalierung der Vokale vor allem durch ein kräftiges Teiltonfrequenzband um 2000 Hz im Gesamtspektrum der menschlichen Stimme charakterisiert wird. Auch beim sinnlichen Lachen fand sich eine deutliche Obertonteilkonzentration bei 2000 Hz (HABERMANN).

Interessanterweise zeigt auch das in tiefen Lagen sehr obertonreiche Saxophonspektrum einen starken Formanten etwas unterhalb 1800 Hz, unabhängig von der Tonhöhe. Beim Saxophon ist es vor allem dieser Formant, der für das Näseln seines Klanges verantwortlich ist. Hierdurch wird wohl auch mit erklärt, daß das Saxophon, angesetzt mit sinnlich-näselnder Klangführung, lange Jahre hindurch das Leitinstrument von Tanzkapellen gewesen ist.

So gestattet die Betrachtung des Näselformanten auch einen bescheidenen Einblick in die sehr komplizierten Verhältnisse, die man als emotionale Komponenten in der Klangfarbe der menschlichen Stimme bezeichnen kann und die sich einer zweifelsfreien Erfassung mit naturwissenschaftlichen Methoden noch immer weitgehend entziehen. Unser Gehör ist allen objektiven Untersuchungsmethoden da weit überlegen; es vermag etwa in einer ironischen Äußerung sogar entgegen dem Wortsinn des Gesprochenen ganz sicher die negative gemüthafte Klangkomponente herauszuhören.

Zum Singformanten

WINCKEL, ein um die Erforschung akustischer Verhältnisse und Vorgänge in der Musik ganz allgemein wie im Kunstgesang und in der Raumakustik von Konzertsälen verdienter Physiker, hat sich vor allem um Kriterien für die menschliche Stimmleistung aus physikalisch-akustischer Sicht bemüht. So mißt er mittels eines elektronischen Anzeigegeräts die Stimmintensität beim Sänger im Verlauf eines Schwelltons (Vokal a in Mittellage) von mindestens 10 Sekunden Dauer (mit Crescendo und Diminuendo) und extrahiert gleichzeitig einen Obertonbereich von etwa 2800–3000 Hz, den er in seinen Intensitätsverhältnissen während dieser Stimmleistung ebenfalls zur Anzeige bringt. Er und andere nach ihm haben diesen Obertonbereich, der heute als wichtig für eine optimale sängerische Stimmleistung gilt, als den „Singformanten“ bezeichnet.

Der Singformant entsteht nach WINCKEL (1953) und SUNDBERG (1976) im untersten supraglottischen Teil des Ansatzrohrs, abhängig vom

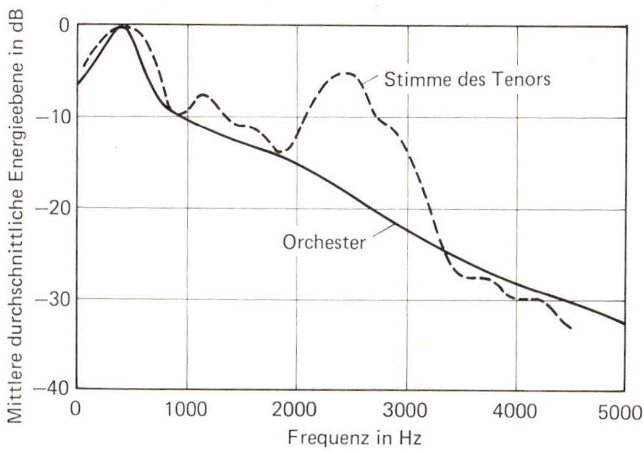

Abb. 39 Darstellung eines durchschnittlichen Klangniveaus von Sänger und Orchester (nach *Sundberg* und *Bunch*). Das graphische Kurvenbild demonstriert die durchdringende Hörbarkeit des ausgebildeten Sängers, dessen „Singformant" mit Frequenzspektrum zwischen 2800–3000 Hz oberhalb des Lautstärkepegels des Orchesters liegt

wechselnden Ort der anderen vokalisch bestimmten Formanten. Durch die infolge des Tiefertretens des Kehlkopfs und Aufweitung des unteren Kehlraums bewirkte harmonische Energieanreicherung im Gebiet von 2500–3000 Hz ist der Singformant der akustische Ausdruck einer tragfähigen Stimme. Neue Untersuchungen von SCHUTTE u. MILLER (1985) haben ergeben, daß der Singformant – gemessen über den ganzen Tonbereich bei einem ausgebildeten Tenor – eine fast konstante Frequenzlage und Bandbreite besitzt.

Über den Singformanten erreicht der Sänger so Hörbarkeit, ohne einen besonderen Stimmdruck anwenden zu müssen, auch gegenüber einem großen Orchester. Je höher die gemessene Intensität des Singformanten im Verhältnis zur Gesamtintensität ist, desto höher ist nach WINCKELs Vorstellungen auch das Druchdringungsvermögen der Stimme in größeren Räumen (Opernhaus, Konzertsaal). Popsänger, meint SUNDBERG, begeben sich für diesen Zweck in die Abhängigkeit von der elektronischen Verstärkung (Abb. 39).

Zur Phonetik des Stimmklangs

Jegliche stimmliche Äußerung der Menschen ist eine fundierte Einheit, eine Gestaltqualität, bei der vier Faktoren in enger Verbindung zueinander stehen: Dauer, Stärke, Tonhöhe und Klangfarbe. Diese vier Elemente des Stimmklangs sind als sich ständig wandelnde Faktoren auch in dessen Wandlung zur Sprache wirksam; sie sind jedoch auch schon in jedem atomaren Teil eines bewegten Klangablaufs nachweisbar und für seine Ausprägung von großer Bedeutung.

Zu den vier Klangeigenschaften Dauer, Stärke, Tonhöhe und Klangfarbe kommt in der Sprache, aber auch beispielsweise im *Lachen,* noch eine rhythmische Gliederung hinzu, ein Bezugssystem, das über somatisch-physiologische und akustische Gesetzmäßigkeiten hinaus vom Geistigen her eine ordnende Funktion bekommt und erfüllt.

Dauer, Stärke, Tonhöhe, mittlere Sprechstimmlage und Klangfarbe

Die *Dauer* einer natürlichen Lautäußerung wird völlig von ihrem Zweck bestimmt. Der Sinn setzt die Zäsuren. Wir kennen als längste Phrase auf einem Atemzug eine Tenorarie aus Händels „Messias", die sich über 18 Sekunden erstreckt. – Die Tonhaltedauer etwa des Vokals o oder ä, in Höhe der mittleren Sprechstimmlage und in mittlerer Lautstärke gemessen, wird als Kriterium bei Funktionsprüfungen der Stimme verwendet.

Die *Stärke* des Stimmklangs wird uns im Rahmen dieser Betrachtungen immer wieder unter anderen Aspekten aufs neue beschäftigen: sei es die absolute Lautstärke der Stimme und ihr Maximum, oder aber die Lautstärke als wesentliches Charakteristikum der Kommandostimme der Soldaten, schließlich in so komplexen Vorgängen, wie sie durch die Begriffe Tragfähigkeit der Singstimme und Durchschlagskraft der Sprechstimme gekennzeichnet werden. Absolut gesehen und in Watt/ Sek. = Ws gemessen, ist in 1 m Entfernung als Spitzenleistung einer Gesangsstimme die gesamte abgestrahlte Leistung etwa doppelt so groß wie die einer Geige im Fortissimo, während die maximale Schalleistung einer Trompete etwa 150mal so groß ist wie die der Stimme (LULLIES). Für eine Sopranstimme wurde beim Liedgesang in 1 m Entfernung eine maximale Lautstärke von 102 dB gemessen: das entspricht etwa einem Industrielärm, z. B. beim Nieten, der bei Dauereinwirkung zu einer Lärmschädigung des Gehörs führen würde.

Bei der *Tonhöhe* lassen sich verschiedene Kriterien herausheben und unterscheiden. So kann man die Tonhöhe der menschlichen Stimme in ihren oberen und unteren Grenzen bestimmen, absolut gesehen wie innerhalb des ästhetischen Bereichs des Kunstgesangs. Als untere Begrenzung der Möglichkeiten des Kehlkopfs, Ton und Klang zu bilden, gibt es um 50–60 Hz ein stimmliches Knarren, bei nicht geschlossenen Stimmlippen in der Phonationsphase. In Opern und Oratorien wird vom Bassisten noch D (72,6 Hz) verlangt. Als obere Tongrenze kann man bei einzelnen Menschen Pfeiftöne bis um 4000 Hz beobachten; die Sängerin YMA SUMAC hat solche Pfeiftöne in musikalischer Verwendung beim Singen mittelamerikanischer Lieder auf einer Schallplatte demonstriert.

Einen weiteren wichtigen Gesichtspunkt bringt der Begriff der *mittleren Sprechstimmlage;* andere nennen ihn Indifferenzlage der Stimme. Es handelt sich dabei um den Tonbereich, in dem sich normalerweise die Stimme der Menschen beim Sprechen bewegt. Die Stimme kann diesen Bereich nach oben wie unten, vor allem unter dem Einfluß von Affekten, vorübergehend verlassen, kehrt aber immer wieder zur mittleren Sprechstimmlage zurück. Bei krankhaften Störungen der Stimmgebung ist diese oft für dauernd nach oben gerückt. Beim Mann liegt nach neueren Untersuchungen von FRANK die mittlere Sprechstimmlage (Indifferenzlage) tiefer als früher angenommen bei G–c und bei der Frau von g–c^1. Das entspricht auch den heute tiefer angenommenen Stimmumfängen. Individuelle Unterschiede lassen sich aus Konstitutionstyp, Bau des Ansatzrohrs und der Stimmgattung erklären. Man kann die mittlere Sprechstimmlage der Einzelpersonen mit dem Harmonium bestimmen oder aber einigermaßen sicher auch mit Hilfe des Reihensprechens, so spannungslosem Zählen von 1–20. – Die Tonhöhenbewegungen beim Sprechen trägt offenbar wesentlich mehr dazu bei, den Satzsinn herauszuheben, als Stärke und Dauer in der Sprechmelodie das vermögen.

Es ist eine charakteristische Eigentümlichkeit der *Klangfarbe,* daß ihre besondere Qualität sich sprachlich-begrifflich nur sehr schwer erfassen und bezeichnen läßt; jeder Versuch dazu muß sich der Umschreibung bedienen oder Vergleichsqualitäten aus anderen Gebieten entlehnen. Schon der Begriff „Farbe eines Klangs" ist einem fremden Bezugssystem entnommen. Die Schwierigkeiten einer eindeutigen klanglichen Charakterisierung liegen wohl darin begründet, daß die Klangfarbe qualitativ nicht nur einer einzigen Dimension angehört. Man hat die Klangfarben der menschlichen Stimme zuweilen durch den Klang bestimmter Musikinstrumente (Flöte, Klarinette, Oboe, Trompete) annähernd zu kennzeichnen versucht.

Die Klangfarbe, hier im besonderen die der menschlichen Stimme, kann zur Kennzeichnung ihrer Entstehung und ihrer Eigentümlichkeiten nach sehr verschiedenen Gesichtspunkten gegliedert und gedeutet werden.

Drei verschiedene Prinzipien der Gliederung seien hier aufgeführt. Ihre Unterscheidungsmerkmale lassen einen großen Teil der Klangfarbenprobleme der menschlichen Stimme in ihrer Vielgestalt erkennen.

Man kann die Klangfarbe im Hinblick auf die besondere Eigenart der Instrumente gliedern, die sie erzeugen. Ein anderer Gesichtspunkt ist dadurch gegeben, daß man die Klangfarbe der Stimme und ihre hochdifferenzierte Wandlungsfähigkeit nach ihrer Entstehung und den dabei beteiligten physiologischen Vorgängen untersucht oder aber als fertiges akustisches Gebilde. „Wir betrachten die menschliche Sprache entweder als eine verwickelte, aus vielen geeigneten Bewegungen des Phonationsapparats hervorgehende Handlung oder als Gegenstand unserer Wahrnehmung" (GEMELLI u. PASTORI). Soweit die Klangfarbe als ein wesentlicher Teil des fertigen Klangs physikalisch-akustischen Gesetzen unterliegt, sind ihre Verhältnisse als stationäre Gebilde bereits weitgehend geklärt worden. Andererseits bereiten Teilfragen, so solche des bewegten Klangs, noch immer der Erforschung Schwierigkeiten oder bedürfen eines größeren technischen Aufwands (s. S. 104). Eine weitere Betrachtungsweise bezieht die zur Erklärung und Unterscheidung der Klangfarbe der menschlichen Stimme dienenden Merkmale aus den Bedingungen und Voraussetzungen der Klangerzeugung im Einzelindividuum. Um solche Verhältnisse zu erfassen, muß das ganze leib-seelische Gefüge des Menschen als den Stimmklang mitbestimmend berücksichtigt werden.

Als in der Entstehung wie in der Wahrnehmung der Klangfarbe menschlicher Laute wirksam muß man daher unterscheiden:

1. vokalische Lautfarben,

2. habituelle Klangfarbenvarianten, die die persönliche Klangform bestimmend in allen Lautäußerungen eines jeden Menschen enthalten sind,

3. emotionale Klangfarbenvarianten.

a) Der Eindruck der Klangfarbe haftet vornehmlich an den Vokalen. Die vokalische Lautfarbe ist nur als Abstraktion vorstellbar als die eigentümliche Klangfarbe, die ein für sich allein ausgesprochener Vokal besitzt und die ihn charakterisiert. Schon im Wort wird diese reine Lautfarbe durch das Hinzutreten von habituellen und emotionalen Klangfarbenvarianten beeinflußt und verändert.

b) Die habituellen Klangfarbenvarianten, die uns einen anderen Menschen, auch ohne ihn zu sehen, schon an seiner Stimme erkennen lassen, beruhen vor allem auf den jedem Einzelindividuum eigenen persönlichen Varianten der somatisch-anatomischen Verhältnisse, die seine Stimmfarbe bedingen. Neben den individuellen Besonderheiten des Stimmorgans nach Maß und Form spielen bei der Erzeugung der habituellen Klangfarbenkomponenten dann Körperhaltung und vegetatives Nervensystem eine ursächliche Rolle. Die habituellen Klangfarbenvarianten, die mit dem Stimmklang fest verhaftet sind, dienen dem Ausdruck allgemeiner, der Persönlichkeit fest verbundener Eigentümlichkeiten und des Temperaments. Sie bilden das sog. „Timbre der Stimme".

Das *Stimm-„Tibre"* sollte als habituelle Klangfarbenvariante bei allen speziellen Betrachtungen und Untersuchungen vom übergeordneten Begriff „Klangfarbe" getrennt werden. Jeder Stimme kommt im Sprechen wie im Singen ein einmaliges individuelles „Timbre" zu, das im Hörer bewußt oder zumeist unbewußt subjektive Wirkungen auslöst, die bis zu Sympathie und Antipathie reichen können. Nach Meinung der Physiker hängt das Timbre von der mittleren spektralen Energieverteilung der vom Sprecher hervorgebrachten Sprachlaute ab; doch ist es bisher nicht zweifelsfrei gelungen, etwa durch objektive Messungen, das Timbre physikalisch definiert in seiner Eigenart und Charakteristik festzulegen. Die Bedeutung der mittleren spektralen Energieverteilung mit persönlichen Formanten zeigt sich daran, daß es in vielen Fällen möglich ist, das Timbre noch an rückwärts abgespielten Tonbandaufnahmen zu erkennen, obwohl der Bedeutungsinhalt dabei völlig verloren geht. Die spektrale Energieverteilung bleibt jedoch bei richtiger Bandgeschwindigkeit erhalten. Umgekehrt geht das Timbre sehr bald verloren, wenn bei Wiedergabe im richtigen Sinne die Bandgeschwindigkeit nur geringfügig, z. B. um 10%, verändert wird, obwohl die Verständlichkeit dabei noch vollkommen erhalten bleibt (KALLENBACH). 10% Beschleunigung ist die Grenze der Timbreerkennbarkeit, weil durch diese nicht nur der Grundton, sondern auch alle Formanten mit verändert werden.

c) Die letzte und entscheidende Formung erhält die Klangfarbe jeglicher menschlicher Lautäußerung durch das Hinzutreten von emotionalen Klangfarbenvarianten. Je stärker der Anteil des Intellekts und je geringer der des Gefühls in der Lautäußerung zum Ausdruck kommt, desto geringer ist der Wechsel der Klangfarbenschattierungen. So haben z. B. Mitteilungen rein sachlichen Inhalts keine nennenswerten Modulationen der Klangfarbe. Mit dem Erwachen der Empfindungen in ihren feinsten Abstufungen treten auch die diesen zugeordneten Klangfarbenvarianten als ein unmittelbarer Ausdruck unseres augenblicklichen Gemütszustandes in Erscheinung, wobei die Stimme in der Lage ist, Gemütsbewegungen, Gefühle und Überzeugungen, ihr Entstehen und ihr Vergehen, ihren Übergang und Wechsel so getreu widerzuspiegeln, daß der Zuhörer aus der lautlichen Äußerung diese seelischen Vorgänge im Sprecher erkennen kann. Die Stimme vermag auch das Schwankende, sich erst Vorbereitende auszudrücken und die Verbindung rein intellektueller Werte mit Gefühlswerten darzustellen.

Nun seien noch drei physiologische Besonderheiten erörtert, die für das Gesamtproblem einer naturwissenschaftlichen Erkenntnis der Klangfarbe, ihres Wesens und ihrer Entstehung Bedeutung besitzen.

Die Faktoren der Stimmbildung als funktionelle Einheit

Die Bildung von Stimme und Lauten beruht auf physiologisch wie akustisch verwickelten Vorgängen, deren vier Faktoren Stärke, Dauer, Höhe und Farbe nur begrifflich trennbar sind, im Geschehen aber, wie schon festgestellt, mit einer starken gegenseitigen Verbundenheit eine komplexe Einheit bilden. So ändert sich beispielsweise die Stimmfarbe mit der Änderung der Tonhöhe, z. B. beim Gesang mit dem Wechsel des Registers, ebenso die Farbe eines Lauts mit der Verschiebung der Stärke in einer Lautgruppe usf. Zugleich und in kausaler Verknüpfung können sich mit der Klangfarbe alle anderen Elemente des Klangs ändern und dem Wechsel des Gefühls und der Stimmungswerte anpassen, so Tonhöhe, Tonstärke, Tempo, Pausen, Akzente und die Art der Bindung in der Tonfolge.

Über die Rückwirkung der Resonanzerscheinungen im Ansatzrohr auf den Modus der Stimmlippenschwingungen und der Schallabstrahlung im Kehlkopf wurde schon berichtet (s. S. 58). Hierdurch werden akustische Strukturen der Vokale und auch deren Klangfarbe beeinflußt. Auch unter solchen Aspekten ist der Stimmapparat in allen seinen Teilen eine funktionelle Einheit; seine Teile bilden ein gekoppeltes System, und in ihrer wechselseitigen Beeinflussung liegt die Erklärung für die Phänomene, die in ihnen entstehen.

Die dritte Erkenntnis gehört in den Bereich der Sinnesphysiologie; sie wurde mit Hilfe der Akustik gewonnen. Wir empfinden in der Zusammensetzung des Klangs aus Grundton und Teiltönen im allgemeinen keineswegs die Summierung der Teilkomponenten. Die Klangfarbe ist ein neuer selbständiger Sinneseindruck. Lautstärke, Dauer und Tonhöhe sind Begriffe, denen in der objektiven physikalischen Welt unmittelbar meßbare Größen gegenüberstehen, ebenso wie das bei den meisten Sinneswahrnehmungen der Fall ist: Größe, Gewicht, Geschwindigkeit, Wärme, Helligkeit. Im Bereich der Optik stellt die Farbe vielfach, besonders im Weiß, einen zerebralen Summationsprozeß dar. Auch die Summierung der Teiltöne im akustischen Frequenzspektrum zu einem einheitlichen, neuen Ganzheitsprodukt „Klangfarbe“ vollzieht sich nicht im physikalischen Schallfeld, sondern erst in unserem Bewußtsein. Wohl aber können wir mittels physikalischer Methoden, wenn auch noch nicht in befriedigender Differenzierung und bisher vor allem erst bei stationären Klängen, feststellen, welche Kombination von Teiltönen für deren Klangfarbe charakteristisch ist.

Auch der Satz als große, das sprachliche Geschehen zusammenfassende Einheit kann bei gleichbleibender logisch-grammatikalischer Prägung durch die wechselnde Schwere jedes einzelnen Formelements jeweils einen anderen Bedeutungsinhalt gewinnen und daneben die verschiedensten Emotionen klanglich zum Ausdruck bringen. Derselbe Satz kann Ausdruck der Überraschung, des Ärgers, der Freude, der Trauer usw. sein. In der Musik wird das logisch-grammatische Gefüge aus Bindungen an Musiktraditionen mitbestimmend für die eigene schöpferische Leistung des Komponisten (Tonleitern, Tongeschlechter, Technik der Zwölftonmusik, Formen des Lieds, der Sonate, der Fuge u. a.). Auch hier wird der Stoff erst durch die Verarbeitung eines speziellen Bedeutungsinhalts und die Verbindung mit der Emotion des Komponisten wie des Interpreten zur musikalischen Aussage.

Sprache als technisches Nachrichtenmittel

Betrachtet man einmal Sprache als technisches Nachrichtenmittel, wie z. B. der Physiker KALLENBACH das getan hat, so kann man feststellen, daß bei der Sprachübertragung mindestens vier Arten von Informationen übermittelt werden, die auf ganz verschiedenen Ebenen liegen und voneinander unabhängig sind. Die erste Art betrifft die semantische Information, den eigentlichen Nachrichteninhalt des Gesprochenen, den man mit gleicher Wirkung ebensogut geschrieben oder gedruckt wiedergeben kann. Die zweite Art ist die „emotionale Information", aus der man Rückschlüsse auf die Stimmung und Gemütsverfassung des Sprechers ziehen kann, seine Angst, Trauer, Freude, seinen Zweifel oder gar Ironie. Auf der dritten Ebene liegt das „Timbre" der Stimme, die persönliche Charakteristik, die wir wie schon erörtert den habituellen Klangfarbenvarianten zurechnen. Die vierte nur durch Sprache vermittelte Information betrifft die Mundart. Fast jeder Mensch spricht mundartlich gefärbt, auch wenn er glaubt, sich in reinem Hochdeutsch auszudrücken. Auch diese sprachliche Eigenart gehört mit zu den habituellen Klangfarbenvarianten. Varianten der Wortwahl usw. kommen hinzu.

Zur Objektivierung von Dialektunterschieden, nur um ein Beispiel anzuführen, gibt es Untersuchungen in verschiedenen Landesteilen über die Lautdauer von Vokalen (ZWIRNER). Das Verhältnis von Längen zu Kürzen (habe – hatte) erwies sich dabei als ein objektives Mundartunterscheidungsmerkmal, von denen wir die weit überwiegende Zahl noch nicht kennen. Das Längen-Kürzen-Verhältnis ändert sich dabei vom Südosten nach Nordwesten, darstellbar in Isophonen der Quantität, ähnlich den „Isobaren" der Wetterkarte, von 1,27 (Passau) bis 2,0 (Bremen).

Schonstimme und Kraftstimme – „Akueme" des Ekels und des Lustreizes

Eine auch für praktische Zwecke der Logopädie und Phoniatrie bedeutungsvolle und nützliche Kennzeichnung und Differenzierung des fertigen Stimmklangs im Dienste sprachlichen Ausdrucks hat TROJAN mit seiner Unterscheidung einer „Schonstimme" von einer „Kraftstimme" erarbeitet.

Im stimmlichen Ausdruck werden Triebe und Affekte hörbar realisiert, ja auch der Grad der gewollten Einwirkung auf Person wie Sache ist für den Hörer erkennbar. Im stimmlichen Ausdruck kann sogar eine Trennung des Affekts vom vordergründigen Wortsinn sich ergeben; man denke an den im stimmlichen Ausdruck hörbaren ironischen Hintergrund in einem scheinbar sachlichen Satz. Der stimmliche Ausdruck ist älter als die Sprache. Bevor das Kind sprechen lernt, kann es schon in der Stimme Lust und Unlust ausdrücken. Solche natürlichen Verhältnisse spiegeln sich auch noch in der Polarität zwischen Schon- und Kraftstimme wieder, die mit dem unserem menschlichen Willen nicht unterworfenen feinen vegetativen Nervensystem eng verbunden ist. Dessen entgegengesetzten Phasen und dessen Rhythmik entspricht die Schon- und Kraftstimme im stimmlichen Ausdruck. Die Kraftstimme benötigt eine höhere Muskelspannung und eine verstärkte Atmung und zeigt auch sonst auf die Auseinandersetzung mit der Umwelt gerichtete Tendenzen, die zum sympathischen Anteil des vegetativen Nervensystems gehören. Die Schonstimme dagegen weist deutliche Zusammenhänge mit dem parasympathischen Nervensystem auf. Darüber gibt es recht aufschlußreiche experimentelle Untersuchungen.

Im Rahmen seiner Ausdruckstheorie, seiner Untersuchungen und Definitionen spricht TROJAN von „Akuemen“ und versteht darunter „den Inbegriff aller Merkmale, durch die sich ein Affekt oder ein Gemütszustand phonisch und artikulatorisch kundgibt und die sich in den Realisationen wiederfinden müssen, damit deren Bedeutung verstanden werden kann“.

Zwei besonders eindrucksvolle Beobachtungen, die jeweils eine Art Leitmerkmal eines Akuems darstellen, seien zum Verständnis solcher Vorstellungen aufgeführt:

1. Das *Akuem des Ekels* wird weitgehend in der Besonderheit seines stimmlichen Klangs durch eine Rachenenge („faukale Enge“) während des Sprechens bedingt, wobei die hinteren Gaumenbögen und die seitliche mittlere Rachenwand sich wie beim Brechakt zusammenziehen; dazu wird die Zunge leicht zurückgenommen. Derselbe Vorgang führt, gekoppelt mit weiteren phonetisch definierbaren Merkmalen, zum Schallbild der „Verachtung“ („Schallbild“ hier klanglicher Ausdruck einer Stimmung, eines Fühlens oder Wollens).

2. Das *Akuem des körperlichen Lustreizes* zeigt als hervorstechendstes Merkmal, daß sich ein Nasenklang auch bei natürlicherweise nicht nasalierten Sprachlauten als Ausdruck der sinnlich-animalischen Erregung findet. Man kann eine solche Nasalierung sehr deutlich bei einem entsprechend verursachten sinnlichen, z. B. „gurrenden“ Lachen hören oder auch im Chansongesang bei einem entsprechenden lüstern-frivolen Text.

Bei TROJAN spielt dann bei den verschiedenen Affekten, Gemütsbewegungen oder aber auf die Sache gerichteten Ausdrucksformen der

Stimme eine entsprechende Verwendung von Brustklang und Kopfklang eine wesentliche Rolle. Hier muß ein Hinweis auf solche Zuordnungen genügen. Die Trojansche Definition von Schonstimme und Kraftstimme, deren begriffliches Konzept nun auch verständlich sein wird, sei hier zitiert:

„*Schon-* und *Kraftstimme* entsprechen im stimmlichen Ausdruck den Polen der vegetativen Rhythmik und lassen sich phonetisch etwa so charakterisieren: die 'Schonstimme' ist gekennzeichnet durch erweichte Einsätze, leichte Schwellklänge, geringen muskulären Tonus, gleichmäßig-ruhige, wenig frequente Atmung, Dominanz des vokalischen Elements und Legatoführung; die 'Kraftstimme' dagegen durch verhärtete Einsätze, Staccato, hohe Muskelspannung, eine mehr stoßweise vor sich gehende Atmung bei kräftiger Beteiligung der Exspirationsmuskeln sowie Vorherrschaft des Konsonantismus. Der Pol der Kraftstimme wird vornehmlich von den Akuemen des Zorns und des Trotzes unterströmt, vielleicht auch von denen der Angst und des Schreckens, der der Schonstimme dagegen von den Akuemen behaglichen Ruhegenusses und friedlicher Weltverbundenheit besetzt zu denken sein. Streng zu sondern von der emotional gefärbten Kraftstimme ist das Sprechen mit lauter oder auch überlauter Stimme."

TROJAN u. Mitarb. haben bei entsprechenden Stimmschäden den Abbau einer übertrieben angewandten Kraftstimme und deren Ersatz durch die entspannende Schonstimme mit gutem Erfolg auch praktisch in ihrer Stimmtherapie angewandt.

6 Wissenschaftliche Untersuchungsmethoden des Kehlkopfs und der Stimme

Noch immer bestehen beträchtliche Schwierigkeiten, vor allem technischer Art, die Vorgänge bei der Bildung von Stimme und Sprache in allen ihren Bedingungen und Einzelheiten zu klären.

Grundsätzlich muß man zwei Betrachtungsweisen unterscheiden, eine physiologische, die die Stimme von ihrer Entstehung her zu erklären sucht und zu diesem Zwecke die Funktion der schallerzeugenden Einrichtungen, vor allem die Formveränderungen der an der Bildung von Stimme und Sprache beteiligten Organe während der Stimmgebung sowie die bei dieser wirksamen Kräfte, untersucht. Zugleich bemühen sich solche Untersuchungsverfahren, aus der Kenntnis des Gesunden die Bedingungen des Krankhaften zu erklären.

Die andere Betrachtungsweise geht vom fertigen Gebilde, dem Stimmklang, aus und analysiert das hörbare Ergebnis des physiologischen Geschehens, die als Stimmklang imponierenden Phänomene, mit akustischen Methoden.

Ergänzt werden solche Forschungen durch die Arbeit von Physiologen, Neurologen und Sprachwissenschaftlern, die sich mit den besonderen Verhältnissen der Hirntätigkeit, die jeder differenzierten Stimmleistung und dem Sprechen zugrunde liegen, oder aber sich mit den Fragen nach dem Wesen und den Leistungen der Sprache beschäftigen.

Über die wichtigsten der gegenwärtig der Wissenschaft zur Verfügung stehenden Untersuchungsmethoden von Kehlkopf und Stimme soll hier nun kurz berichtet werden.

Ohne Zweifel ist auf diesem Gebiet in den letzten 30 Jahren eine deutliche Fortentwicklung eingetreten, deren theoretischer Erkenntniszuwachs, aber auch deren praktischer Nutzen für die stimmkranken Patienten schon jetzt, noch mehr jedoch für die Zukunft unverkennbar ist.

Untersuchungsmethoden zur Entstehung der Stimme

Indirekte Spiegelung, apparative Laryngoskopie und Röntgentomographie

Ein wesentlicher Mangel der in der halsärztlichen Praxis alltäglich angewandten *indirekten Beobachtung* des Kehlkopfs mit dem Spiegel liegt darin, daß mit diesen Mitteln nur ein reines Aufsichtsbild von den Stimmlippen gewonnen werden kann, das über die Verhältnisse an der Unterfläche der Stimmlippen und in der Region unmittelbar darunter oder aber in den Morgagnischen Taschen wie auch über alle unter der Oberfläche der Stimmlippen in deren Gewebe ablaufenden Veränderungen kein sicheres Urteil gestattet.

Auch wissen wir, daß das für die Untersuchung solcher Art unumgängliche Herausziehen und Festhalten der Zunge den Kehldeckel nach vorn bringt, den Kehlkopf anhebt und so den vokalischen Resonanzraum vergrößert; hierdurch kommt es zu Veränderungen des Gesamtklangs, z. B. weil der typische Formantbereich sich nach unten verschiebt. Um diese Unzulänglichkeiten zu mindern und auszuschalten, ist die landläufige Spiegeluntersuchung durch neuere Verfahren ergänzt worden, die sich vor allem für die Geschwulstdiagnostik, aber auch für die wissenschaftliche Forschung als nützlich erwiesen haben. Am wichtigsten sind für den klinischen Gebrauch:

1. Die apparative indirekte Laryngoskopie, heute zumeist in der Form der Lupenlaryngoskopie: Das Laryngoskop hat eine Optik mit mehrfacher Vergrößerung. Mit dieser können auch Innenflächen und Buchten des Kehlkopfs betrachtet werden; die Untersuchung gelingt selbst bei Schwierigkeiten durch hochstehenden Zungengrund oder überhängendem Kehldeckel. Sie kann ferner als Lupenstroboskopie (s. S. 97) durchgeführt werden.

2. Die direkte Laryngoskopie wird mit dem Operationsmikroskop und unter bis zu 20facher Vergrößerung durchgeführt, meist in Narkose und unter starker Rückbeugung des Kopfes zum Ausgleich des gestreckten Winkels zwischen Mundachse und Rachen-Glottisachse. Die direkte Laryngoskopie ist in erster Linie operativen Eingriffen im Kehlkopf („Mikrochirurgie“) vorbehalten; sie hat den Nachteil, daß die Funktion nicht mitbeurteilt werden kann.

Vor allem für die Erkennung der Ausdehnung von Geschwülsten mit gutem Erfolg verwendet wie auch zur wissenschaftlichen Erforschung feinerer Funktionen des Kehlkopfs haben Röntgentomographie und andere technisch aufwendigere Röntgenverfahren, gezielt eingesetzt, einen sich fortwährend ausweitenden Aufgabenbereich bekommen.

Die Tomographie hat den großen Vorzug, daß im Röntgenbild von einem Organ nur eine bestimmte Schicht in einer gewissen Tiefe zur Darstellung kommt. Dadurch, daß beim Tomogramm des Kehlkopfs in frontaler Aufnahmerichtung, also von vorn nach hinten oder umgekehrt, der störende Schatten der Wirbelsäule wegfällt, kann nun mit diesem Tomogramm neben anderen nur so erfaßbaren Einzelheiten beispielsweise der Sinus Morgagni in seiner sehr wechselhaften Tiefenausdehnung im Bild festgehalten werden. Auch lassen sich mittels des Tomogramms die verschiedenen Spannungszustände der Stimmlippen bei den verschiedenen Singarten, mit Kopf- oder Bruststimme, offen oder gedeckt, studieren. So zeigen solche Röntgenfilme, daß z. B. beim Fortesingen die Stimmlippen bedeutend wulstiger werden, als sie es im Piano sind.

Hochgeschwindigkeitsfilm, Stroboskopie, Mikrostroboskopie und Elektromyographie

Entscheidende Impulse für die Erkennung der feineren Schwingungsvorgänge an den Stimmlippen während der Phonation haben Laryngologie und Phoniatrie durch den sog. *Hochgeschwindigkeitsfilm* erfahren, mit dem erstmalig im Jahre 1940 von den Bell-Telephone-Laboratories in den USA Stimmlippenschwingungen aufgenommen wurden. Mittels einer technisch recht komplizierten Zeitlupenkinematographie, die bis zu 4000 Aufnahmen/Sek. gestattet, wurden die schwingenden Stimmlippen auf dem Wege über den Kehlkopfspiegel photographiert. Bei Ablauf des Films in einem normalen Vorführgerät mit 16 Bildern/Sek. können die so entstandenen Aufnahmen dann in 250facher Verlangsamung beobachtet werden, oder sie können in einem optischen Auswertgerät vermessen werden. Bisher nur als Vermutung bestehende Vorstellungen über die Besonderheiten des Ablaufs der Stimmlippenbewegung konnten mit diesem Film nun zweifelsfrei bewiesen werden. Seine Auswertung ergab, daß die Bewegungen der Stimmlippen keineswegs nur in einem Auseinanderweichen und Zusammenprallen in der Horizontalebene bestehen, sondern daß diese Bewegungen sowohl in horizontaler wie in vertikaler Richtung ablaufen. Die Stimmlippen schwingen in einem nach oben konvexen Bogen, und zwar auf dem Rückschwung nicht gleich wie auf dem Vorschwung, so daß die Schwingungsbahn ungefähr die Form einer Ellipse bildet (vgl. Abb. 24 u. 25 u. S. 43ff).

Die sog. indirekte Laryngoskopie mit dem Kehlkopfspiegel läßt die äußerst komplizierten Vorgänge bei der Stimmbildung nur ungenügend erkennen, da sie lediglich über die grobe Beweglichkeit der Stimmlippen, d. h. den Wechsel zwischen Respirationsstellung und Phonationsstellung, unterrichtet. Das menschliche Auge kann infolge seiner physiologischen Trägheit in der Sekunde nur bis zu 8 Einzelvorgänge unterscheiden; so ist es verständlich, daß der Kinofilm mit 16–24 Bildern/Sek. dem Betrachter einen kontinuierlichen Bewegungsablauf vortäuscht. Die Schwingungsbewegungen der Stimmlippen bei der Phonation laufen mit einer solchen Geschwindigkeit ab, daß sie in ihren Einzelheiten für unser Auge ohne entsprechende Hilfsmittel nicht erkennbar sind. (Wir können beim Mann eine Grundtonfrequenz von ungefähr 120 Hz annehmen, bei Frauen eine solche von etwa 240 Hz, also schwingen die Stimmlippen 120- oder 240mal in der Sekunde.) Hier brachte nun die Stroboskopie infolge ihrer ständig zunehmenden technischen Verfeinerung und Handlichkeit einen wertvollen Fortschritt.

Die *Stroboskopie* ist eine in der Technik schon lange angewandte physikalisch-optische Methode, mit deren Hilfe periodisch schwingende Körper, deren Schwingungen vom menschlichen Auge infolge ihrer Schnelligkeit nicht mehr wahrgenommen werden können, entweder in einem zeitlupenartig verlangsamten Tempo sichtbar gemacht werden (bewegtes Bild) oder an einem beliebigen Punkt des Bewegungsablaufs scheinbar stillstehend dargestellt werden können (stehendes Bild) (Abb. 40). Die ersten von Laryngologen und Phoniatern verwendeten Apparaturen besaßen rotierende Scheiben mit einer Anzahl eingeschnittener Löcher oder Schlitze, durch die ein kontinuierlicher Lichtstrahl zwischen Lichtquelle und Objekt periodisch unterbrochen wurde. Daher stammt der Name des Verfahrens:

στρόβος = der Wirbel und σκόπειν = schauen.

Diese Lochscheibenstroboskope konnten sich jedoch wegen ihrer offensichtlichen Mängel nicht recht zu einer allgemeineren Anwendung durchsetzen. Die heute verwendeten komplizierten Apparaturen lassen eine Beziehung zu ihrem Namen Stroboskop längst nicht mehr erkennen. Gebräuchlich ist heute ein mikrophon- oder generatorgesteuertes Elektrostroboskop, nicht selten mit zusätzlichem Vergrößerungseffekt durch gleichzeitige Verwendung eines Lupenlaryngoskops oder eines Operationsmikroskops.

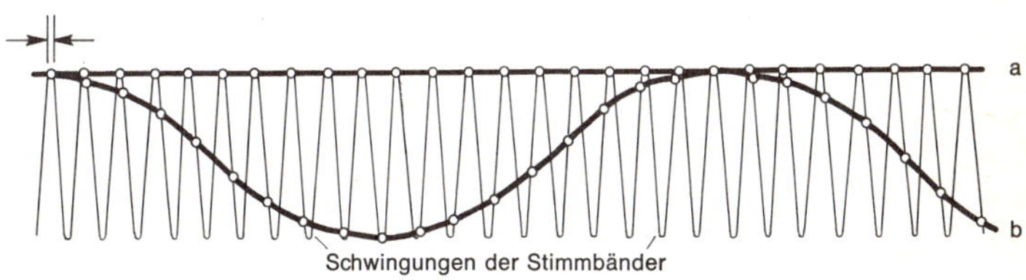

Abb. 40 Prinzip der Stroboskopie. a) Lichtblitzfrequenz = Stimmlippenfrequenz = scheinbarer Stimmlippenstillstand. b) Lichtblitzfrequenz und Stimmlippenfrequenz differieren um einen geringen Betrag: scheinbare langsame Schwingung der Stimmbänder (nach *Bauer*)

Das Prinzip der Stroboskopie wird nun heute für die Beobachtung der Stimmlippenschwingungen in folgender Weise angewandt. Der Kehlkopf wird wie bei der indirekten Laryngoskopie mit dem Kehlkopfspiegel beobachtet. Mit Hilfe einer elektronischen Lichtblitzlampe, etwa einer Xenon-Hochdrucklampe, die in der Sekunde bis zu 1000 Lichtblitze erzeugen kann, werden deren Lichtblitze über den üblichen Stirnspiegel zur Beleuchtung des Kehlkopfs benutzt. Stimmt die Frequenz der Lichtblitze mit der Schwingungsfrequenz der Stimmlippen überein, so treffen alle Lichtblitze die Stimmlippen in der gleichen Bewegungsphase. Das Auge erblickt dann gewissermaßen als optische Täuschung einen scheinbaren Stillstand der Stimmlippen, obwohl sich diese objektiv in schneller Bewegung befinden, und zwar entsprechend der Schwingungszahl der Grundtonfrequenz der Stimme des Untersuchten. Differiert die Zahl der Lichtblitze mit der Schwingungsfrequenz der Stimmlippen um einen geringen Betrag, so trifft jeder Lichtblitz die Stimmlippen in einer etwas späteren Schwingungsphase. Das Auge erkennt dann eine scheinbare langsame Schwingung der Stimmlippen; je geringer die Differenz der beiden Frequenzen ist, desto langsamer erscheint der Schwingungsablauf.

Für die stroboskopische Untersuchung ist es notwendig, daß der zu untersuchende Patient einen Stimmton für die Dauer der Untersuchung in gleicher Höhe, also mit konstanter Frequenz produziert, damit eine Beurteilung seiner Stimmlippen im stehenden wie im bewegten Bild erfolgen kann. Hier entstanden bisher nun nicht selten beträchtliche Schwierigkeiten dadurch, daß diese Forderung vom Patienten nicht erfüllt werden konnte. So erwies sich deshalb eine automatische Selbststeuerung der Lichtblitze als notwendig. Mittels eines Kehlkopfmikrophons wird die Zahl der Lichtimpulse der Blitzlampe mit der Schwingungszahl der Stimmlippen synchronisiert, so daß es tatsächlich bei Frequenzübereinstimmung zu einem scheinbar stehenden Bild der Stimmlippen kommt, oder aber mit einer Fußtaste wird eine geringe Frequenzdifferenz erzeugt, die dann ein variables bewegtes Bild ergibt.

Man kann nun mit einer solchen Apparatur zahlreiche Veränderungen der Schwingungsart der Stimmlippen feststellen, die außer der Erkennung organischer Schädigungen auch wertvolle Rückschlüsse auf die Art einer Funktionsstörung gestatten. Die einzuschlagende Therapie wie auch deren Nutzen hinsichtlich der Wiederherstellung einer normalen Funktion lassen sich so stroboskopisch weit besser als nur mittels des Spiegels beurteilen.

So sieht man im stroboskopischen Bild, ob die Stimmlippen sich gleichmäßig und gleichzeitig bewegen. Man sieht im Normalfall einander entgegenschlagende Schwingungen der Stimmlippen, die sich im zeitlichen Ablauf wie auch im Ausmaß entsprechen. Beim Stimmkranken kann diese Harmonie vielfältig gestört sein. Die Stimmlippen können unregelmäßig schwingen, wohl einander entgegenschlagend, jedoch jede für sich in einem anderen Tempo. Eine Stimmlippe kann stillstehen im ganzen Stimmumfang wie auch in einer bestimmten Tonhöhe. Während eines Tones, klanglich unhörbar, können die Schwingungen schneller oder langsamer werden. Die Schwingungsart der beiden Stimmlippen kann auch differieren, während die eine gegenschlagend arbeitet, schlägt die andere von oben nach unten, um nur einige Beispiele krankhaften Verhaltens hier anzuführen.

Während bei der Mikrolaryngoskopie (s. S. 93) nach KLEINSASSER der Patient anästhesiert ist und deshalb völlig entspannt (relaxiert) und im Liegen untersucht werden kann, wird die *Lupen-* und die *Mikrostroboskopie* – d. h. die Kopplung des am Kehlkopf verwendeten Lupenlaryngoskops oder Operationsmikroskops mit einem Stroboskop – am nicht anästhesierten aufrecht sitzenden Patienten durchgeführt (PASCHER, BARTH). Die Betrachtung der bildmäßig vergrößerten Wellenabläufe an den Stimmlippen während der Phonation ist besonders ergiebig beim sog. „phonatorischen Stillstand“ einer Stimmlippe. Dieser Ausfall der passiven luftstrombedingten Bewegungen der Stimmlippen während der Phonation stellt in der Regel ein Symptom dar, das auf einen tiefgreifenden Prozeß in der betroffenen Stimmlippe hindeutet; er gibt auf jeden Fall dringenden Anlaß zu weiteren diagnostischen Bemühungen.

So hat sich die Stroboskopie beispielsweise bei der frühzeitigen Erkennung bösartiger Tumoren als nützlich erwiesen; aber auch funktionelle Störungen im Sinne eines hyperfunktionellen oder hypofunktionellen Schwingungsverhaltens der Stimmlippen (s. S. 198ff) lassen sich stroboskopisch gut unterscheiden. Da beide Stimmstörungen eine völlig verschiedene Therapie erfordern, ist ihre diagnostische Unterscheidung unerläßlich.

Erwähnt werden sollen hier noch:

1. *Elektromyographie:*
Die Ableitung von Muskelaktionspotentialen (elektrische Spannungsdifferenzen) erlaubt einen Einblick in den Funktionszustand des einzelnen Muskels im Kehlkopf; klinisch verwendet z. B. zur Differentialdiagnostik organischer oder funktioneller Stimmstörungen.

2. *Elektroglottographie:* zur Darstellung der zeitlichen Abläufe von Öffnungs- und Schließungsbewegungen der Glottis, zur Differenzierung der Ursachen muskulärer Bewegungsstörungen, z. B. Lähmungen der Kehlkopfmuskulatur.

3. *Photokymographie:* Mit geringem technischen Aufwand werden Stimmlippenschwingungen auf einem Kehlkopfphoto registriert (GALL). Sie lassen sich so ausmessen und vergleichen.

Untersuchungsmethoden zum fertigen Stimmklang

Außer diesen bisher beschriebenen Untersuchungsverfahren, die sich mit der Funktion der schallerzeugenden Einrichtungen und dem Mechanismus des Zustandekommens der Stimme beschäftigen, gibt es andere Untersuchungsmethoden, die vom Produkt des Stimmapparats ausgehen, vom fertigen Schall, um die gesunde Stimme zu erforschen und Schäden der Stimme zu diagnostizieren. Den Schall der Stimme mit dem Gehör zu untersuchen und zu beurteilen, sind wir seit jeher gewohnt, wobei das Ohr für den erfahrenen Laryngologen und Phoniater durchaus als verläßlicher Führer gelten kann.

Für die Beurteilung gesunder, gestörter und krankhafter menschlicher Stimmklänge nur mit dem Gehör sei auf das Prüfschema in Tab. 4 (S. 216) verwiesen, das dem Untersucher eines Stimmklangs zahlreiche kennzeichnende Adjektiva zur Klangdifferenzierung bietet. Andererseits ist oft die Flüchtigkeit des Vorgangs einer kritischen Beurteilung durchaus hinderlich, so daß die Verwendung von Tonbandaufnahmen für den Physiologen wie für den Stimmarzt eine wertvolle Bereicherung bedeutet. Nun kann der schwer faßbare vergängliche Laut in unveränderter Form und in beliebiger Wiederholung zur Gehörsbeobachtung und zu sonstigen Analysen festgehalten werden. Einen weiteren Zuwachs für die wissenschaftliche Erforschung der Stimme und für die Diagnostik und Therapie ihrer Erkrankungen brachte die Elektroakustik dann noch dadurch, daß sie ermöglichte, die physikalischen Eigenschaften natürlicher Schallvorgänge zu analysieren, so im besonderen Maß die des menschlichen Stimmklangs.

Wenn man den Stimmklang als ein mit physikalisch-akustischen Methoden definierbares und meßbares Produkt der physiologischen Stimmbildung ansieht, so ist der Klang der menschlichen Stimme ein Gemisch von Teiltönen, von deren Zahl, Ordnung und Intensität dann der Charakter des Klangs abhängt, den man als seine Farbe kennzeichnet. Offenbar sind an der Entstehung des menschlichen Stimmklangs auch die fortwährenden Veränderungen seiner Faktoren im zeitlichen Verlauf des Klangs maßgeblich mitbeteiligt, die physikalisch als „Ausgleichsvorgänge" bezeichnet werden. Die Erkenntnis, daß der Klang menschlicher Laute in ihrer sprachlichen Verwendung nicht als ein stationäres Gebilde betrachtet werden kann, bildet heute das Hauptproblem jeglicher elektroakustischer Analyse. Der Stimmklang befindet sich in allen seinen Qualitäten in ständiger Bewegung. Seine einzelnen Faktoren wie Stärke, Tonhöhe, Klangfarbe und Dauer bilden gewissermaßen eine „fundierte Einheit", ein Begriff, der aus der Psychologie entliehen wurde und der bedeutet, daß das Ganze ein Mehr darstellt, als seine einzelnen Faktoren erwarten lassen, wobei die Änderung eines dieser Faktoren unmittelbare Einflüsse auf die Qualität und Quantität der übrigen Faktoren zur Folge hat. Die Auflösbarkeit der einzelnen Faktoren ist begrenzt, und jede isolierte Betrachtung eines Einzelfaktors hat stets wesentliche Schwächen.

Die Analyse des Gesamtvorgangs wird andererseits mit besserer Kenntnis der Einzelfaktoren zunehmend komplizierter. So weiß man heute, daß man der eigentlichen Struktur unserer Sprachlaute im Flusse des Sprechens mit der Analyse eines quasistationären Lautzustandes im Einzellaut mit seinen mehr oder minder charakteristischen Teiltonspektren und Formanten nicht gerecht werden kann, sondern daß wesentliche Momente im allgemeinen Bildungsgesetz der Sprachlaute in Ausgleichsvorgängen, vor allem Einschwingvorgängen, zu suchen ist, über deren lautbildende Charakteristika wir aber im einzelnen noch keineswegs befriedigend unterrichtet sind. Unsere Laute haben jedenfalls in ihrer sprachlichen Verwendung keinen streng periodischen Charakter, wie man es zu Beginn der elektroakustischen Ära angenommen hat. Beispielsweise ist nach WINCKEL die Intonation einer beliebigen kleinsten Lauteinheit mit sprachlich gültigen lautdifferenzierenden Merkmalen – die Linguisten nennen das ein Phonem – etwa die Intonation des Vokals a in einem gesprochenen Wort kürzer als 0,2 Sekunden und bereits beendet, ehe der Laut akustisch-physikalisch gesehen in seiner Schwingungsform einem periodischen Zustand zustrebt.

Die moderne Elektroakustik hat für die verschiedensten Forschungsziele besondere Apparaturen konstruiert, so den in seinem technischen Aufbau recht komplizierten Tonhöhenschreiber für die Aufzeichnung der Tonhöhenbewegung des Grundtons einer Sprechbewegung oder anderer Klangabläufe, den Neumannschen Pegelschreiber für eine im physikalischen Maßsystem objektive Messung der Intensität eines Schalls. Ganz vornehmlich jedoch haben die Physiker sich bemüht, für die Erforschung der Klangfarbe der menschlichen Stimme wie auch der Musikinstrumente geeignete elektroakustische Verfahren zu schaffen.

Suchtonverfahren und Tonfrequenzspektrometrie

Gebräuchlich sind gegenwärtig:

das Suchtonverfahren und seine Fortentwicklungen, vor allem die Sonagraphie;

Tonfrequenzspektrometer und das Visible-speech-Verfahren haben mehr historische Bedeutung, auch für die Verwendung in der Stimmphysiologie.

Man kann ganz allgemein sagen, daß die Analysierschärfe aller auf dem Prinzip der elektroakustischen Filter beruhenden Geräte in umgekehr-

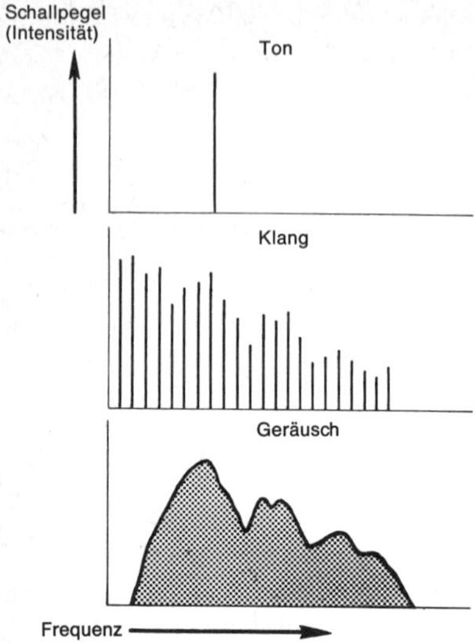

Abb. 41 Spektren des Schallvorgangs bei Ton, Klang, Geräusch in der Suchtonanalyse (nach *Müller* u. *Ölberg*)

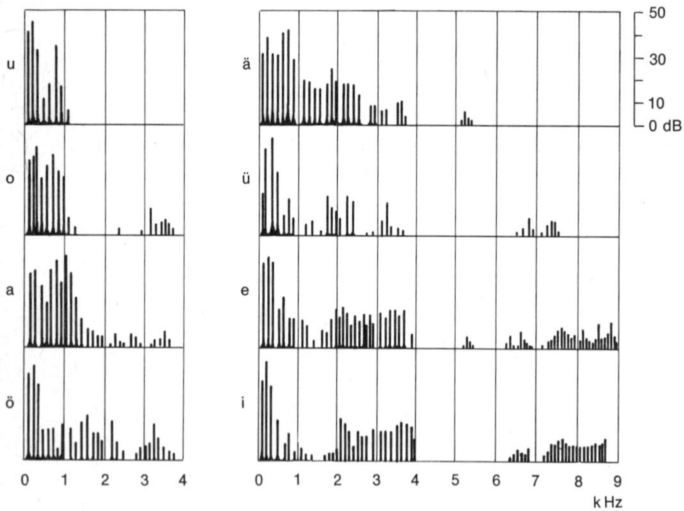

Abb. 42 Suchtonanalyse von Vokalen, Grundtonhöhe 125 Hz (nach *Trendelenburg*)

tem Verhältnis zu ihrer Analysiergeschwindigkeit steht – eine Relation, die aus physikalischen Gesetzmäßigkeiten auch in Zukunft kaum wird durchbrochen werden können.

Beim *Suchtonverfahren* wird gleichzeitig mit dem zu prüfenden Klang auf elektroakustischem Wege ein sog. Suchton erzeugt, der einen Frequenzbereich von 0–16 000 Hz, beliebig auf- und absteigend, abtastet. Jedesmal, wenn der erzeugte Suchton mit einem der Teiltöne des zu analysierenden Klangs nahezu zusammenfällt, gibt ein Galvanometer einen Ausschlag. Dieser Ausschlag kennzeichnet nicht nur, daß in dem betreffenden Frequenzbereich ein Teilton des Klangs vorhanden ist, er gibt durch die Weite des Ausschlags zugleich auch ein Maß für die Intensität des betreffenden Teiltons. – Die Analyse des zu untersuchenden Klangs mit diesem Gerät benötigt mehrere Minuten. Deshalb muß man den zu untersuchenden Klang, der selbst nur 1,5–2 Sekunden andauern muß, z. B. ein Gesangston, mit Hilfe eines technischen Tricks dehnen, um ihn lange genug verfügbar zu haben (Abb. 41 u. 42). WINCKEL hat mit diesem Verfahren die Stimmen zahlreicher bedeutender Sänger und Sängerinnen untersucht und glaubt, aus diesen elektroakustischen Untersuchungen der Gesangsstimme Richtlinien für deren ästhetisch-künstlerische Beurteilung ableiten zu können. Er sieht ein objektives Kriterium für die Güte einer gesunden hochwertigen Gesangsstimme darin, daß diese mit einer gewissen Toleranzbreite in der Mittellage der Singstimme ca. 10 Teiltöne aufweist. Eine gewisse Beschränkung der Teiltöne ist notwendig, um eine Rauhigkeit des Klangs zu vermeiden, die sich aus der Tatsache erklären läßt, daß akustisch-harmonische Teiltöne, so schon der 7. und der 9., im musikalischen Sinne als dissonant erscheinen. Unter den Teiltönen höherer Ordnung häufen sich dann die Dissonanzen zunehmend. Zu viele Teiltöne machen so die Gesangsstimme scharf und schrill, zu wenige dünn und müde. Mittels solcher Analysen der Gesangsstimme hat WINCKEL wiederholt erfolgreich an der gesangsmeisterlichen Korrektur versungener Stimmen mitgewirkt.

Das *Tonfrequenzspektrometer* gibt auf der Leuchtfläche eines Braunschen Rohrs, eines Oszillographen, ein praktisch mit dem Originalklang gleichzeitiges optisches Bild seiner Analyse. Die angezeigten Teiltonfrequenzen sind auf der Abszisse eines Koordinatensystems angeordnet, während die Amplitudenweiten als deren Ordinaten in der Form leuchtender Striche abgebildet werden. Die Frequenzanalyse erfolgt dabei in Frequenzbreiten von einer viertel oder bei anderen Geräten von einer drittel Oktave. Für die feineren kontinuierlichen Abstufungen des bewegten Klanges sind die Filter, auch mit einer viertel Oktave Frequenzbreite, noch recht grob; so wird ein solches Analysierverfahren heute auch nur noch selten benutzt (Abb. 43).

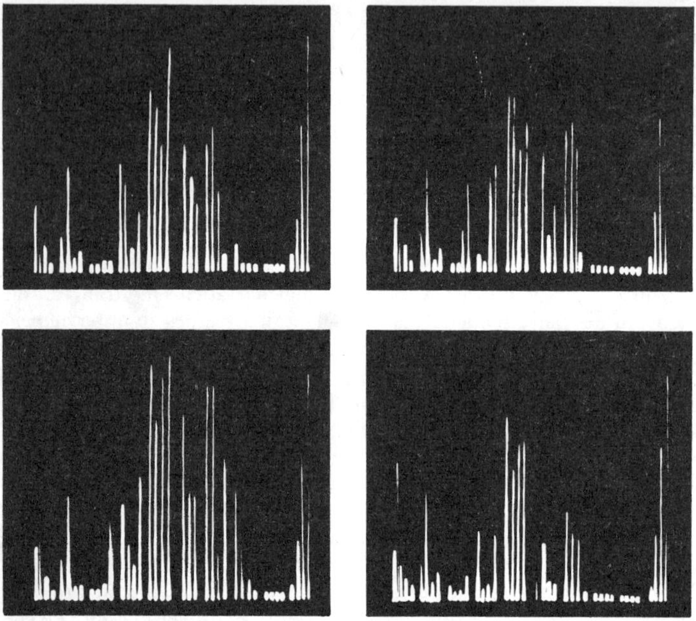

Abb. 43 Klangspektrogramme vom Lachen einer Schauspielerin (heiter-gesellig), aufgenommen mit Tonfrequenzspektrometer (Terzfilter). Abstand zwischen den Aufnahmen etwa 1/16 Sek. Die Teiltöne zeigen in der fortlaufenden Registrierung einen ständigen Wandel der Frequenzen (horizontal) und der Amplituden (vertikal). Grundton zwischen 270–320 Hz, kräftiger 2. Teilton (um 1000 Hz schwankend. Nach Formantstruktur ein a (*Habermann*, 1956)

Unter Einbeziehung der Zeit arbeitende Verfahren

Das *Visible-speech-Verfahren* wurde 1947 von POTTER u. GREEN in den USA entwickelt. Sein besonderer Vorzug ist die Einbeziehung der Zeit als dritte Dimension in das optische Bild der Analyse. Beim Visible-speech-Verfahren erfolgt die Analyse des Klangvorgangs ähnlich wie beim Tonfrequenzspektrometer durch Filter (meist mit 12 Filtern je 300 Hz Bandbreite). Zur Anzeige der Analyse ist an den Ausgang eines jeden Filters ein Lämpchen angeschlossen, dessen Helligkeit der jeweiligen Erregung des Filters entspricht. Die in einer senkrechten Linie angeordneten Lämpchen geben ihre Lichtintensität an ein vorbeibewegtes phosphoreszierendes Leuchtband ab, so daß dann das Klangspektrogramm und seine zeitlichen Veränderungen auf dem Leuchtband in einer Hell-Dunkel-Schraffur abgebildet werden (Abb. 44).

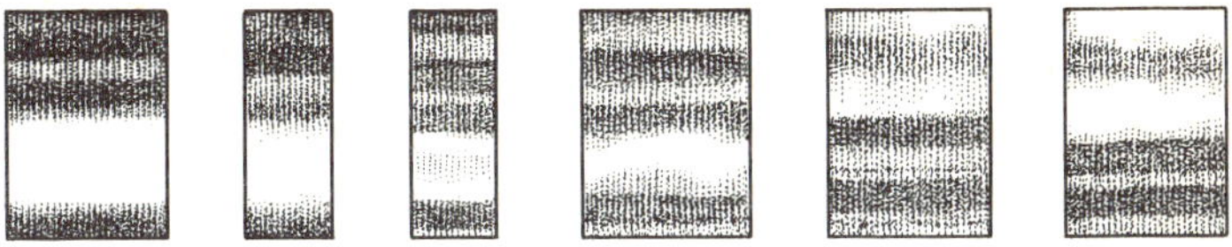

Abb. 44 Darstellung von Formanten im Visible-speech-Verfahren (nach *Potter, Green* u. *Kopp*)

Dieses Verfahren wurde zunächst mit der Absicht geschaffen, Taubstumme das Ablesen des Visible-speech-Bildes zu lehren und ihnen Sprache optisch statt akustisch aus den Eigentümlichkeiten der Bildschreibung in Abhängigkeit von den gesprochenen Lauten zugängig zu machen. Sie sollten damit zugleich in die Lage versetzt werden, ihre eigene Aussprache mit einem Idealklangbild in der „Visible-speech"-Leuchtschrift zu vergleichen und ihre eigene Lautgebung nach diesem durch Angleichung zu korrigieren. Mit Hilfe des Visible-speech-Verfahrens ist es andererseits auch gelungen, vereinfacht gezeichnete und dadurch entpersönlichte Lautdiagramme mittels eines Rückspielgeräts als gesprochene Sprache zu reproduzieren und auf diesem Wege Möglichkeiten einer synthetischen Sprache zu studieren.

Auch der *Sonagraph* verwendet die Zeit als dritte Dimension zu Frequenz und Intensität. Im Unterschied zum Visible-speech-Verfahren, bei dem der zu analysierende Stimmklang in seinem Ablauf zugleich mit seiner Entstehung, wenn auch recht grob, aber doch als Funktion der Zeit analysiert und auf photographischem Papier fixiert wird, ist für die Auswertung durch den Sonagraphen der einer Analyse zu unterwerfende Stimmklang wiederum wie beim Suchtonverfahren auf einer meist kurzen Tonbandschleife (maximal 2,4 Sekunden) festgehalten. Von der Tiefe zur Höhe fortschreitend in vielmals wiederholter Abtastung entsteht allmählich ein „Sonagramm", ein Bild der Partialtonzusammensetzung des aufgenommenen Klanggebildes und seiner Veränderungen innerhalb des analysierten Klangablaufs, also doch wieder in einer bemessenen Zeitspanne. Im Sonagramm wird also gewissermaßen das Visible-speech-Verfahren mit dem Suchtonverfahren kombiniert; es ist nur nicht so genau wie letzteres (Abb. 45).

Im Sonagramm sind Lautdauer – die Quantität der Vokale – auf der Abszisse abzulesen, die Lautstärke an der Schwärzung, die Tonhöhe an der Grundfrequenz.

Die Analyse kann mit schmalbandigem oder einem breitbandigen Filter mit größerer Durchlaßbreite erfolgen. – Fortentwicklungen der Sonagraphie sind „rechnergestützte Langzeitanalyse" und die sog. „Echtzeitanalyse". Bei dieser wird gleichzeitig für alle Frequenzen bzw. Fre-

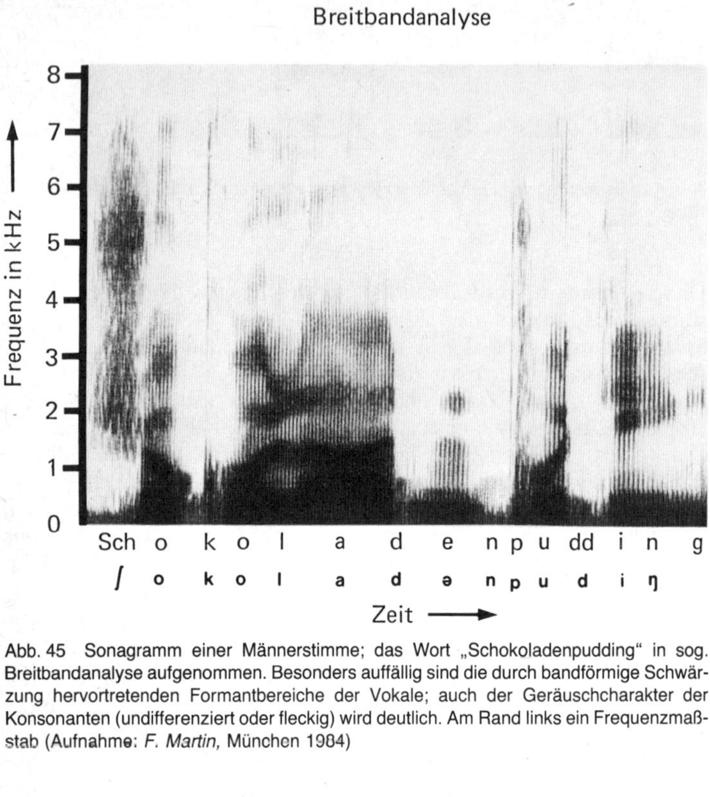

Abb. 45 Sonagramm einer Männerstimme; das Wort „Schokoladenpudding" in sog. Breitbandanalyse aufgenommen. Besonders auffällig sind die durch bandförmige Schwärzung hervortretenden Formantbereiche der Vokale; auch der Geräuschcharakter der Konsonanten (undifferenziert oder fleckig) wird deutlich. Am Rand links ein Frequenzmaßstab (Aufnahme: *F. Martin,* München 1984)

quenzbänder das Spektrum so herausgearbeitet, daß dieses mit kaum erkennbarer Zeitverzögerung beinahe zugleich mit der Lautäußerung auf dem Bildschirm erscheint.

Zur Registrierung und Aufzeichnung eines Sonagramms werden die fortlaufenden Ergebnisse des Analysiervorgangs auf ein für den elektrischen Strom empfindliches Papier übertragen, das auf eine Trommel gespannt ist. Die Oberfläche des sich langsam drehenden Papiers wird entsprechend der Analyse durch feine Funkenschläge geschwärzt. Der Vorzug der hieraus weiterentwickelten *„Voiceprint"-Technik* ist darin zu sehen, daß sie eine quantitative Messung der Stimmintensität in Stufen von nur 6 dB gestattet. Es werden 7 in sich geschlossene Konturen jeweils gleicher Stimmintensität für den ganzen Frequenzbereich der menschlichen Stimme aufgezeichnet, was offenbar zu deren Unterscheidung gegenüber Stimmen anderer Personen für eine kriminalistische Verwendung solcher Sonagramme ausreicht.

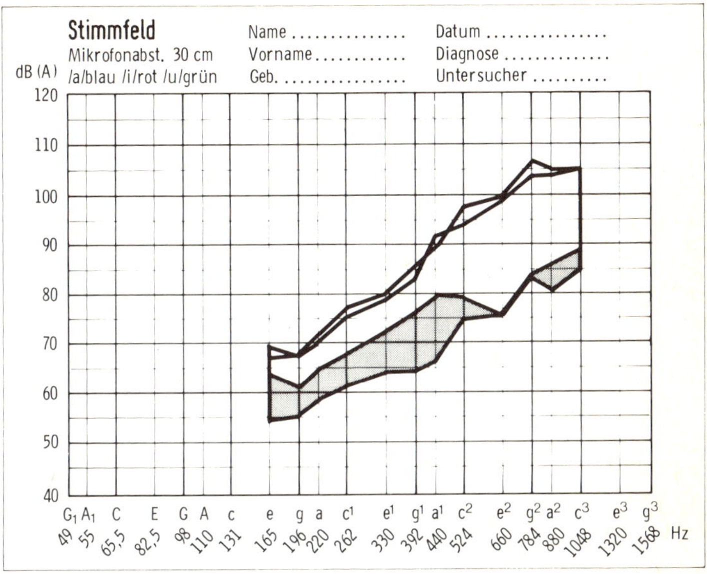

Abb. 46 Stimmfeldmessung. Stimmfelder des Vokals i einer lyrischen Sopranistin im Zustand der Stimmermüdung und nach Behandlung bei stimmlichem Wohlergehen. Obere Stimmfeldgrenze vor und nach Therapie praktisch identisch, untere Stimmfeldgrenze jedoch unterschieden (grauer Bereich): im ermüdeten Zustand höher (erschwertes Ansprechen der Stimme, größerer Kraftaufwand) als im Normalzustand (leichtes Ansprechen, bei geringerer Intensität. Stimmfelder der Vokale a und u ähnlich, sind hier nicht aufgezeichnet (Aufnahme: *W. Seidner*, Berlin 1982)

Ein auf der Messung der „Stimmlautstärke“ beruhendes diagnostisches Verfahren mit offenbar besonders für das Singen zunehmender Bedeutung ist die *Stimmfeldmessung*. Mit ihr wird der musikalische Lautstärkenumfang, zugleich damit die Stimmdynamik meßbar. Aufgezeichnet werden die maximale und minimale Stimmintensität in Abhängigkeit von der Tonhöhe über den gesamten Tonumfang des Sängers. Das auf Abb. 46 gezeigte Verfahren, wie auch ähnliche, eignet sich besonders gut zur Verlaufsbeobachtung unter der eingeleiteten Therapie.

Als ein Beispiel für das Aufzeichnungsbild der heute gebräuchlichen Sonagramme sei nun eine Gruppe von Sonagrammen vorgestellt, die sich sehr aufschlußreich mit dem Klangbild der Heiserkeit beschäftigen. Der Japaner *Yanagihara* hat 1967 an ihnen den Grad einer Heiserkeit mit einer graduell fortschreitenden Ballung von unharmonischen

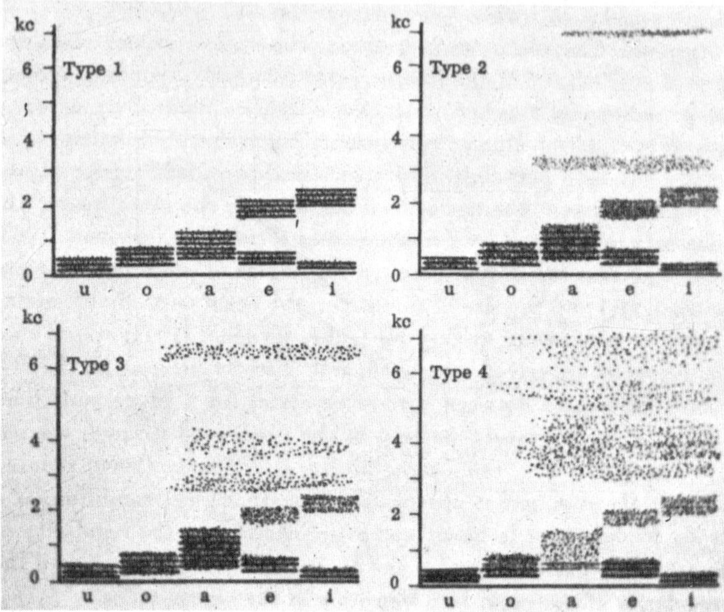

Abb. 47 Vier Stufen der Heiserkeit im Sonagramm (nach *Yanagihara*)

Geräuschanteilen im hohen Frequenzbereich erklärt, die in zunehmendem Maße dann auch die typischen vokalischen Strukturen, also Grundton und die für die Vokale als Formanten typischen Obertongruppierungen, destruieren. Es kommt hierdurch zu einer zunehmenden Durchsetzung der normalen Klangstrukturen mit Geräuschanteilen, für die vier Stufen erkennbar sind. Hinzu tritt schließlich auch noch eine Aperiodizität der Grundfrequenzen. YANAGIHARA nimmt dabei an, daß die Geräuschanteile in der Region der oberen Frequenzen als Folge eines wirbelartigen Luftdurchflusses durch die Stimmritze zu erklären seien (Abb. 47).

Ein wesentliches Charakteristikum der menschlichen Sprache ist ihre Tonhöhenbewegung, ihre Melodiekurve, also die Frequenzbewegung des Sprechgrundtons im Verlauf von Worten und Sätzen. Beim Ablauf der Sprache ändert sich die Tonhöhe dauernd in einer für die Ausdrucksform und für den Sprechenden charakteristischen Weise. Durch elektroakustisch arbeitende Verfahren der Registrierung von Grundtonbewegungen – *Melodieschreiber* – ist es möglich geworden, den Tonhöhenverlauf eines gesprochenen Textes zu erfassen und zu fixieren (Abb. 48).

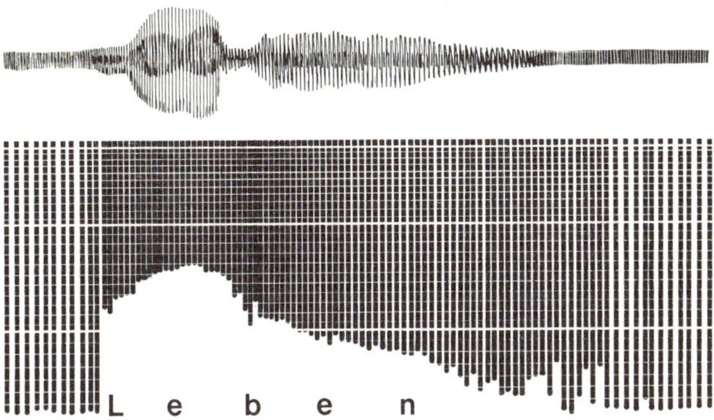

Abb. 48 Tonhöhenverlauf im gesprochenen Wort „Leben", mit Melodieschreiber nach *Grützmacher* u. *Lottermoser* aufgenommen

Der Wert aller solcher elektroakustischer Untersuchungen der gesunden wie der kranken Stimme ist bisher noch ganz überwiegend wissenschaftlicher Art geblieben. Für die laryngologische und die phoniatrische Praxis sind die notwendigen Apparaturen noch zu aufwendig, und die nicht seltenen Fehler in ihrer Leistung sind nur mit gründlicher physikalischer Vorbildung zu beurteilen und zu korrigieren. So sind gegenwärtig deshalb solche Geräte bisher auch nur in für Stimmuntersuchungen gerätemäßig ausgerüsteten Kliniken und Instituten vorhanden.

Sicher gehört es nicht zu den Zielen der elektroakustischen Analyse, die Untersuchung der Stimme mit dem Gehör zu verdrängen, zumal zwischen den objektiven physikalisch-akustischen Ergebnissen der Klanganalyse und dem subjektiven Klangeindruck, den unser Gehör uns vermittelt, Differenzen bestehen können, die sich aus der physiologischen wie akustischen Eigenart unseres Ohrs als Sinnesorgan erklären lassen. Diese unseren sprachlichen Kommunikationsbedürfnissen angepaßten Besonderheiten unseres Sinnesorgans Ohr dürfen keineswegs nur als ein Mangel gegenüber der objektiven elektroakustischen Analyse angesehen werden. So bleibt auch die vom menschlichen Ohr wie selbstverständlich geleistete Arbeit, die von einem Orchester auf unser Ohr treffende vielfältig und höchst komplex zusammengesetzte Schallwelle eines Gesamtklangs in größter Geschwindigkeit sowohl richtungsdifferenzierend wie klangdifferenzierend zu analysieren, noch immer bei weitem unerreicht.

Es ist hier nun der rechte Ort, noch einmal darauf zu verweisen, daß dieses Buch nur eine Einführung in die zahlreichen Probleme der Stimme und Sprache aus naturwissenschaftlich-medizinischer Sicht zu geben beabsichtigt. Die Grenzen einer solchen Einführung für die

Erfassung des Nötigen und des Möglichen liegen vor allem schon einmal in der Notwendigkeit, allgemeinverständlich zu bleiben. Natürlich gibt es über das Berichtete hinaus eine Fülle weiterer noch nicht endgültig gelöster Probleme, und auch das als gelöst Erscheinende befindet sich noch in fortdauernder Wandlung, wie das jeglicher Wissenschaft angemessen ist. – Solchen Fortschritten unterliegen auch die Untersuchungsmethoden und die für sie geschaffenen und auf immer engere Ziele gerichteten Geräte und Apparaturen. Viele von ihnen sind dabei zunehmend auf den Gebrauch eines Computers angewiesen. – Gute zusammenfassende Überblicke über die gegenwärtigen technischen Verfahrensmöglichkeiten der diagnostischen Untersuchung der Stimme finden sich im HNO-Kongreßreferat 1980 von SCHULTZ-COULON und bei ARNDT (1982). – Untersuchungen der Sprache und des Sprechens benutzen die hier beschriebenen Geräte und Verfahren, z. B. zur Tonhöhenschreibung, oder solche, wie sie in der Neurologie und Psychiatrie üblich sind, z. B. das Elektroenzephalogramm (EEG). Das wird am ehesten in der Diagnostik von Krankheitszuständen nötig werden.

7 Physiologie stimmpädagogischer Begriffe

Stimmgattung, Stimmumfang und Zusammenhänge zwischen Körperbau und Stimme

Die Einteilung der *Stimmgattung* kann unter verschiedenen Gesichtspunkten erfolgen. Zunächst kann man beim männlichen und beim weiblichen Geschlecht zwei Hauptgruppen unterscheiden, eine hohe und eine tiefe. Es ergibt sich also für jedes Geschlecht eine Zweiteilung (Sopran – Alt, Tenor – Baß). Die verschiedenartige künstlerische Verwendung der Stimme hat aber, praktischen Bedürfnissen entsprechend, weitere Unterteilungen erforderlich gemacht. So teilt man die Stimmen z. B. bei größeren Chören in 8 Stimmlagen ein, unterscheidet also zwischen 1. und 2. Sopran, 1. und 2. Alt usw.

Für den Sologesang hat sich historisch die Einteilung in Sopran, Mezzosopran und Alt bei den Frauenstimmen und in Tenor, Bariton und Baß bei den Männerstimmen entwickelt. Jede Stimmlage unterscheidet sich nach oben ungefähr durch eine Terz im Grundton. Eine weitere Einteilung, wie sie vor allem für den Bühnengesang üblich ist, steht nur bedingt mit der Stimmgattung in Zusammenhang; denn sie berücksichtigt weniger die Höhenlage und den Stimmumfang als vor allem Klangfarbe, Stärke und Beweglichkeit der Stimme. Man spricht dann von *Stimmtypen*. So wird für die Oper unterschieden (Abb. 49):

Sopran: lyrischer Sopran, lyrischer Koloratursopran, jugendlicher (dramatischer) Sopran, dramatischer Koloratursopran und die Soubrette;
Mezzo: dramatisch, hochdramatisch (hoher dramatischer Alt);
Alt: dramatischer Alt, Spielalt;
Tenor: Heldentenor (jugendlicher Tenor), lyrischer Tenor, Tenorbuffo;
Bariton: Heldenbariton, lyrischer Bariton;
Baß: seriöser Baß, Baßbuffo.

Die Facheinteilung der Oper hat große Bedeutung vor allem für Bühnenanfänger; denn sie bietet dem jungen Sänger einen gewissen Schutz vor stimmlicher Überforderung. Ein Überwechseln von einem Fach in ein anderes ist im Verlaufe der stimmlichen Entwicklung durchaus möglich und in zahlreichen Fällen bekannt. Es ist aber unbedingt zu berücksichtigen, daß die Facheinteilung jeweils die betreffende Stimmgattung beachtet, damit Stimmschäden vermieden werden (PFAU).

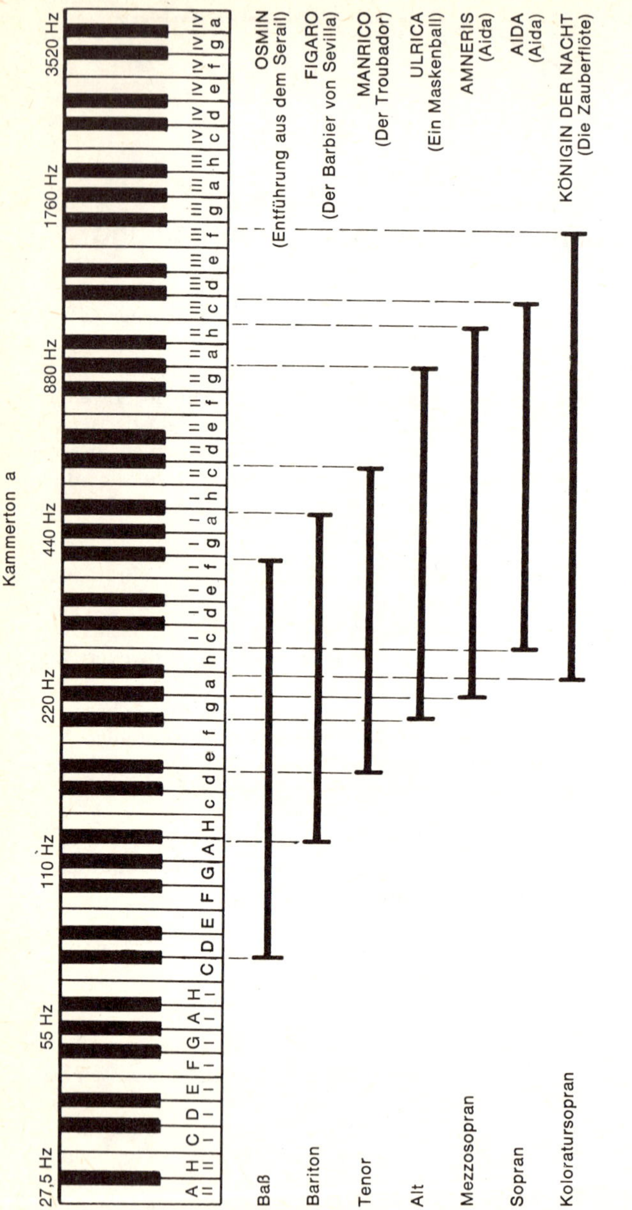

Abb. 49 Umfang der einzelnen Stimmfächer und ihrer Partien (nach *Ruth*)

Die Beurteilung der Stimmgattung eines jungen Sängers kann relativ einfach sein, und zuweilen kann sogar einigermaßen sicher von der Sprechstimme her eine Einordnung der Gesangsstimme erfolgen. Häufiger ist sie nicht ohne Schwierigkeiten festzulegen, wobei die Beurteilung funktioneller und anatomischer Gesichtspunkte sich etwa die Waage halten.

Fehler, die bei der Klassifizierung der Stimmgattung des jungen Sängers gemacht werden, können von diesem noch „elastisch kompensiert" (HEIDELBACH) werden. Die Problematik der richtigen Klassifizierung ist deshalb so groß, weil die Grenzen zwischen den Stimmgattungen fließend sind, weil Untergruppen und Stimmtypen die Klassifizierung zusätzlich komplizieren, weil solche Festlegungen häufig zu einem Zeitpunkt erfolgen, wo die körperliche Entwicklung des Einzuschätzenden noch nicht abgeschlossen ist und bestimmte sachliche Merkmale der Stimme durch die Ausbildung noch verändert werden können, und auch weil gewisse Wunschvorstellungen von Sänger und Pädagogen die Entscheidung erschweren.

In funktioneller Hinsicht sind der Stimmumfang, die mittlere Stimmlage, die vorherrschende persönliche Klangfarbe (Timbre) und die Verteilung der Register die wesentlichen Gesichtspunkte für die Beurteilung der Stimmgattung. Als biologische und anatomische Faktoren müssen Konstitution mit Körperbau, dann die Dimensionen von Kehlkopf und Ansatzrohr und die Form der Resonanzhöhlen beachtet werden, wobei große, umfangreiche Resonanzhöhlen den tiefen, kleinere den hohen Stimmlagen entsprechen. Auch hormonelle Einflüsse können die Stimmgattung mitbedingen.

So wie ganz sicher Zusammenhänge zwischen der allgemeinen Konstitution mit der besonderen Reaktionsweise des Vegetativums und anderen unbewußten Regulationen und Verhaltensweisen bestehen, so gibt es auch solche Zusammenhänge zwischen Konstitution sowie Körperbau des Sängers und seiner Stimmgattung. Würden in einer Oper Don Quichote und Sancho Pansa auftreten, so würde es wohl jedem Zuhörer als verständlich erscheinen, daß der sehr große langgliedrige und magere (leptosome) Don Quichote als Bassist die Bühne betritt, während man sich vom Typus her den kleinen, fröhlich-rundlichen (pyknischen) Sancho Pansa nur als Tenor vorstellen kann. – Zum Körperbau insgesamt wie zu einigen markanten Einzelmerkmalen des Körpers läßt sich für die Einstufung eines Sängers in die angemessene Stimmgattung ganz allgemein folgendes sagen (WEISS): Tenöre sind in Mitteleuropa überwiegend unter 1,75 m groß, dabei oft mit hellen Haaren und hellen Augen (notfalls durch die Perücke mehr oder minder unbewußt sich diesem Typus angleichend).

Bassisten sind selten kleiner als 1,70 m und meist größer als 1,80 m, dabei dann auffällig schlank; oft besitzen sie eine dunkle Haar- und

Augenfarbe. Wie bei allen Verallgemeinerungen gibt es auch hier Ausnahmen.

Sopranistinnen sind häufig unter 1,70 m groß; auch sie sind meist blond, dabei im ganzen zierlicher als die Altistinnen mit entsprechender Stimmkraft, die dann oft auch schwarzhaarig sind. (Als ein Beispiel hierfür seien die Schwestern Tatjana [Sopran] und Olga [Alt] im „Eugen Onegin" von Tschaikowski genannt.)

Auch in der Form des Brustkorbs unterscheiden sich die Stimmgattungen. Der Brustkorb der Tenöre erscheint mehr quadratisch, tief von vorn nach hinten. Die Träger tiefer Stimmen haben einen langen Brustkasten, der relativ flach ist. Das hat eine schmalere Oberfläche des Zwerchfells bei Sängern mit tiefer als mit hoher Stimme zur Folge.

Kurze Stimmlippen charakterisieren die Tenor- und die Sopranstimme, während die der Altstimme länger sind und die Bassisten die relativ längsten Stimmlippen besitzen. Schlanke Stimmlippen zeigen eine besondere Eignung für eine lyrische Stimme, breite für eine kräftige, dramatische.

Wendler hat 1965 nachgewiesen, daß man die Stimmlippenlänge nicht exakt messen kann, weil sie von verschiedenen Faktoren (u. a. Tonhöhe) abhängig ist. In der Literatur wird für einen Baß bei Abduktion in Ruhe eine Gesamtlänge von 24–25 mm angegeben; diese nimmt zum Sopran zu immer mehr ab, so daß bei hohen Stimmen nur noch 14–17 mm Stimmlippenlänge gemessen wurde. Die Luftröhre erscheint bei Betrachtung mit dem Kehlkopfspiegel weit und gerade beim Bassisten; es gelingt zuweilen bis zur Bifurkation (Gabel der Hauptbronchien) zu sehen. Je höher die Stimmlage, desto weniger weit kann man in die Luftröhre hineinsehen. Ein weit offener Morgagnischer Ventrikel charakterisiert oft mächtige Stimmen. Wenn man den Kehlkopf eines Bassisten von außen zwischen die Finger nimmt, erscheint er sehr groß in allen seinen Dimensionen. Der Kehlkopf erscheint kleiner frontal und der Winkel des Schildknorpels breiter bei den mittleren Stimmen; die höchsten Stimmen haben einen gerundeten Adamsapfel und die kleinsten Dimensionen. Ganz allgemein hat der Kehlkopf den größten Abstand vom Rachen bei den tiefen Stimmen und steht höher bei höherer Stimmlage. Ein an jugendlicher Stimme erhobener Befund kann mit deren Reifung Änderungen erfahren; es finden sich Größenverschiebungen am Ansatzrohr wie am Stimmapparat selbst.

Asymmetrien im Kehlkopf, so ein säbelscheidenförmig von den Seiten zusammengedrückter Kehldeckel oder sich überkreuzende Stellknorpel, im Prinzip wie auf Abb. 34b, nur viel weniger ausgeprägt, gelten als Zeichen einer schlechten Belastbarkeit des Stimmorgans und sind deshalb für ein Gesangsstudium fast immer als prognostisch ungünstig anzusehen.

Während für die Tonhöhe die Stimmlippen und ihre Schwingungsverhältnisse verantwortlich sind, wird das Timbre von Form und Größe des Rachens, von der Weite des Kehlraums und von der Gaumenform bestimmt. Ein weiter Abstand zwischen dem Zäpfchen und der Rachenhinterwand spricht für einen großen Resonanzraum, besonders nützlich für den Bassisten. Ein enger oberer Rachen ist bei allen Stimmgattungen der Güte der Gesangsstimme abträglich. Eine dicke und besonders im hinteren Teil sich hochwölbende Zunge, die die Weite besonders des mittleren Rachens behindert, ist meist die Ursache für das sog. „Knödeln".

Ein schlankes Zäpfchen (Uvula), ganz gleich welcher Länge, sieht man häufig bei hohen Stimmen, während beim Baß sich meist eine breit ansetzende Uvula findet. Eine breite flache Gaumenform gibt ein dunkles Timbre, und ein hoher, steiler, spitzförmiger Gaumen färbt die Stimme hell.

VAN DEINSE mißt die Distanz zwischen den Vorderzähnen und der Rachenhinterwand und den Abstand der beiden letzten Molaren (Backenzähne). Ergeben sich dabei Werte von 8 × 5 cm oder weniger, beweist das einen hohen Gaumen und mit Wahrscheinlichkeit eine hohe Stimme; kommen größere Werte heraus, ist also der Gaumen mehr flach und breit, kann man eine tiefe Stimme erwarten.

Das Gesicht des Tenors tendiert dahin, mehr rundlich zu sein; je tiefer die Stimme, um so länglicher werden die Gesichtszüge. Das Genick ist mehr schlank bei Sängern mit tiefer Stimme, während solche mit hoher Stimme ganz allgemein kurze Nacken haben, und je breiter der Nacken, um so kräftiger ist die Stimme. Der Gesangspädagoge THAUSSING hat sogar gemeint, ein richtiger Wagner-Tenor müsse einen „Stiernacken" haben, also einen Fettwulst hinter seinem breiten Nacken (Abb. 50). Eine solche Vorstellung war wohl zeitbedingt.

Die individuellen Höhen- und Klangunterschiede der menschlichen Stimme sind, wie wir gesehen haben, maßgebliche Kennzeichen für die Stimmgattungen. Im engen funktionellen Zusammenhang hiermit steht

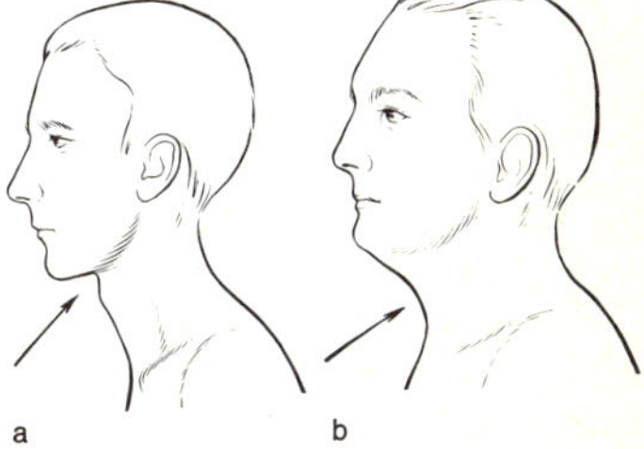

Abb. 50 Seitliche Halsprofile als Maßstab der Rachenweite. a) Asthenischer Typ, b) Sängertyp

der *Stimmumfang*, zugleich ein wichtiges Kriterium für die Bestimmung der Stimmgattung. Wir nennen den Bereich vom tiefsten bis zum höchsten Ton, den ein Mensch mit seiner Stimme hervorbringen kann, seinen Stimmumfang, wobei der absolute, der physiologische Stimmumfang und der musikalische Stimmumfang sich nicht decken. Nur der letztere hat für den Alltag des Menschen wie für künstlerische Zwecke praktische Bedeutung. (Einiges über den Stimmumfang wurde bei der Besprechung der „Tonhöhe" des menschlichen Stimmklangs im Phonetikkapitel bereits berichtet.)

Der tiefste Ton, den die menschliche Stimme überhaupt und nur im Einzelfall erreichen kann, ist nach NADOLECZNY das Kontra-F (43 Hz) und der höchste Ton, das e^4 (2607 Hz). Wenn man die laryngealen Pfeiftöne des Kindes hinzurechnet, muß man die äußerste Grenze bei g^4 (3100 Hz) annehmen. Zwischen diesen abnorm hohen und abnorm tiefen Tönen ergibt sich also ein Umfang von etwa 6 Oktaven. An einer größeren Zahl von Probanden wurden für den Sänger ein Maximum von 35 Halbtönen, für Sängerinnen von 38 Halbtönen gefunden (PREISSLER, PFAU). Die Stimmgattung des Tenors bekommt ihren Glanz durch den Besitz einer jederzeit zuverlässig erreichbaren strahlenden Höhe, die beim lyrischen Tenor bis c^2, cis^2 und d^2, beim jugendlichen Helden bis c^2 und beim schweren Helden bis b^1 zu reichen hat.

Nach Abschluß der Ausbildung sollte der Sopran einen Stimmumfang a(h)–c^3 (f^3) haben, der Mezzosopran von g–a^2 (c^3) und der Alt von d (c)–f^2 (g^2). Die Stimme des Bariton muß auf der Bühne bis zum G und darunter reichen und zur Höhe ein g^1 bringen. Ausgebildete Baßstimmen sollen über einen Stimmumfang von E(D)–e^1 (f^1) verfügen (FRANK, SEIDNER). Die Angaben in der Literatur schwanken um einen halben bis ganzen Ton nach oben und unten, besonders bei Bariton und Baß.

Als ungewöhnliche Stimmleistungen sind bekannt, daß der Heldentenor HEINRICH KNOTE noch f^3 erreichte, während die Sängerinnen ERNA SACK d^4, JENNY LIND h^3 und ADELINA PATTI g^3 musikalisch einwandfrei beherrschten. (In der berühmten Arie der Königin der Nacht in Mozarts „Zauberflöte" ist f^3 [1384 Hz] der höchste Ton der Koloratur.)

Bei tiefen Frauenstimmen findet sich oft eine allgemeine körperliche Tendenz zu einer gewissen Vermännlichung, in der Statur, in den Gesichtszügen und in der Behaarung. Eine Unterentwicklung der Keimdrüsen findet sich manchmal bei abnorm hohen männlichen Stimmen.

Künstlerisch gesehen, findet sich am häufigsten ein großer Stimmumfang bei Bässen, ein kleiner Stimmumfang beim Tenor. Der Bariton nimmt eine Mittelstellung ein, reicht aber nicht selten weit in den oberen tenoralen Bereich hinein. Bei den weiblichen Stimmen kommt ein großer Stimmumfang am ehesten beim Sopran vor; dagegen findet sich ein kleiner Stimmumfang vielfach beim Mezzosopran. Die Altstimme erreicht mitunter fast die oberen Grenzen des Sopran. – Wenn man bei großen Stimmumfängen zwischen Tenor und Baß zu unterscheiden hat, so ist bei einer unteren Tongrenze oberhalb von F die Stimmgattung Tenor anzunehmen.

Bei den Stimmumfängen müssen wir solche sog. Durchschnittsstimmen von den künstlerisch verwertbaren Stimmen unterscheiden. Nach neueren Erkenntnissen erreicht die Durchschnittsstimme ganz allgemein nicht den Umfang von 2 Oktaven. Während bei den Kinderstimmen zwischen Sopran, Mezzo und Alt in den oberen Tongrenzen Unterschiede von einer Terz $g^2/e^2/c^2$ gefunden werden, ist in der gleichen Lage der Erwachsenenstimme nur ein Ton Unterschied g^2, f^2, e^2 (FRANK). Zwischen den Durchschnittsstimmen und den Kunstgesangsstimmen bestehen in den für die einzelnen Stimmgattungen verlangten Stimmumfängen große Unterschiede. Allgemein kann man sagen, daß die Grenzen des oberen Stimmumfangs bei den Durchschnittsstimmen um eine Terz bis eine Sext tiefer liegen, als bisher beschrieben wurde, während die unteren Tongrenzen etwa gleich geblieben sind.

Die *mittlere Sprechstimmlage*, der wir schon einmal im Abschnitt „Phonetik" (s. S. 85) begegnet sind, besitzt ebenfalls enge Beziehungen zur Stimmgattung des Sängers. Sie steht in einem regelhaften Verhältnis zur Stimmgattung und bewegt sich ein wenig oberhalb der unteren Grenze des natürlichen Stimmumfangs. Die mittlere Sprechstimmlage kann infolge unvollständiger Mutation oder unzweckmäßigem Stimmgebrauch überhöht sein; hierdurch kann es zur Fehlbeurteilung kommen. Die Ansicht, daß Personen, die hoch sprechen, auch eine hohe Stimme hätten, ist nicht immer richtig.

Im Verlaufe der Stimmerziehung und im Verlaufe der altersmäßigen Reifung ändern sich manche der hier beschriebenen funktionellen wie anatomischen Faktoren. Immerhin läßt die Konkordanz einer größeren Zahl von Einzelheiten sich durchaus als Wegleitung für die Erkennung und Zuordnung der richtigen Stimmgattung verwerten.

Will sich der Laryngologe und Stimmarzt an der Prüfung eines jungen Menschen hinsichtlich seiner Eignung für den Kunstgesang beteiligen, so kann er außer mit der Inspektion von Nase, Rachen und Kehlkopf an einem solchen Vorhaben durch Bestimmung der mittleren Sprechstimmlage und des Stimmumfangs mitwirken. Er kann das Tonhaltevermögen des Probanden (Vokal o oder ä in mittlerer Sprechstimmlage) prüfen und sich von der Intaktheit des Gehörs ganz allgemein wie vom musikalischen Gehör durch Singen von einfachen Tonleitern, auf- und absteigenden Tonfolgen, Tonleitern in Oktavsprüngen einen Eindruck verschaffen. Auch sollte der Stimmarzt sein Augenmerk auf eine „eiserne Gesundheit" des Probanden, seelisch wie körperlich, richten. Oper wie Konzert erfordern diese in hohem Maße, und um so stärker, wenn er dereinst als angesehener Künstler, wie heute üblich, durch häufiges Reisen zu Gastspielen außer seiner künstlerischen Arbeit noch ganz erhebliche Strapazen durch schnellen Klimawechsel, Veränderungen des Tagesrhythmus usw. auf sich nehmen muß.

Stimmregister

Der Registerbegriff stammt von der Orgel her. Diese kennt eine große Zahl von Registern. Die Orgel vermag in einer jeweils gleichartig konstruierten Reihe von Pfeifen mit einem dann auch gleichen Entstehungsmodus und in einem begrenzten Tonbereich Klänge unterschiedlicher Tonhöhe zu erzeugen, die für unser Ohr als zusammengehörig erscheinen, d. h. durch eine gemeinsame, ganz bestimmte gleichbleibende Klangfarbenvariante ausgezeichnet sind. Die unter solchen Bedingungen entstandenen Klänge faßt man in besonders benannten „Registern“ zusammen, so Flötenregister, Prinzipalregister.

Über die Register der menschlichen Stimme gibt es noch keine Übereinstimmung der Ansichten und Vorstellungen. Wie bei der Orgel sind auch innerhalb des individuellen Stimmumfangs der menschlichen Gesangsstimme regelhafte Klangunterschiede oder auch Gruppenbildungen gleichartiger Klänge zu beobachten. Es werden deshalb gleichsinnig zu den Verhältnissen der Orgel solche Klanggruppen mit jeweils besonderer einheitlicher Stimmfarbe auch als Stimmregister bezeichnet.

Dagegen ist man sich nicht darüber einig, wie viele Register zu unterscheiden sind, ob z. B. ein Mittelregister als solches wirklich existiert oder ob es ein Bestandteil zweier benachbarter Register in deren von oben wie unten überlappenden Teilen ist. FRÖSCHELS und PANCONCELLI-CALCIA, ein bedeutender Stimmarzt und ein führender Phonetiker der ersten Hälfte dieses Jahrhunderts, haben sogar die Meinung vertreten, daß die natürliche Stimme registerlos sei und daß Registerunterschiede, wenn sie aufträten, künstlich hervorgerufen seien; sie hätten nur in der praktischen Stimmbildung noch eine Existenzberechtigung als pädagogische Fiktionen.

Tatsächlich sind bei guten Sängern z. B. im Liedgesang als dem feinsten Indikator der Verhältnisse der menschlichen Singstimme solche etwaigen Registergrenzen und Übergänge völlig verwischt, und es ist bei einem guten Sänger nicht möglich, Registerübergänge oder eine sog. „Bruchstelle“ im Liedvortrag herauszuhören. Hingegen kann man bei einem noch nicht vollkommenen Sänger die obere Grenze des Brustregisters an einer kurzen Unterbrechung einer gebunden aufwärts gesungenen Tonskala erkennen, und die daran anschließenden Töne unterscheiden sich von den vorausgehenden durch ihren „andersartigen“ Klang. Eine gute Möglichkeit, dem Laien die Klangunterschiede der Register zu demonstrieren, bietet das Jodeln, bei dem die Tonsprünge zwischen Brustregister und Kopfregister hin und her pendeln (FLEISCHER).

Die Schwierigkeiten der Bestimmung der oberen Grenze des Brustregisters und die zweifellos möglichen Verschiebungen um einige Halbtöne zeigen sich in den Registrierungen und Tabellen der verschiedenen Untersucher. Frauen gehen im allgemeinen früher in das nächsthöhere Register, übersingen also nur wenige Töne im Brustregister, vor allem die Soprane. Anscheinend führen auch unausgebildete Stimmen das Brustregister höher hinauf als ausgebildete. Der erfahrene Sänger wird die Stelle des Registerübergangs durch eine neue Klanggruppe absichern, die dann als „Mittelregister" bezeichnet wird. Er lernt unter Gehörskontrolle, den Mechanismus des Kopfregisters bis in den Bereich des Brustregisters hinunterzuziehen, den des Brustregisters in den unteren Bereich des Kopfregisters hinein zu erweitern, bis die Gefahrenstelle von beiden Seiten her breit überlappt ist.

So erscheint auch eine andere, vereinfachte Vorstellung einer Zwei-Register-Theorie diskutabel, die z. B. SEIDNER u. WENDLER (1982) vertreten. Sie unterscheiden ein tiefes Brustregister (Bruststimme), das während des Singens Vibrationsempfindungen vor allem im Bereich des Brustkorbs auslöst, von einem höheren Kopfregister (Kopfstimme), das zu Vibrationsempfindungen überwiegend im Kopfbereich führt. Beide Register grenzen nicht scharf aneinander, sondern können sich überlappen. Die Töne im Überlappungsbereich werden auch amphotere Klänge genannt. Diese Stimmklänge lassen sich sowohl in dem einen als auch in dem anderen Register singen.

Das Vorhandensein von Stimmregistern wird wohl von der Vielzahl der Gesangspädagogen und Phoniater als physiologische Gegebenheit angesehen. – Die Unterschiede der Register sind wie alle Veränderungen in der Klangfarbe der menschlichen Stimme durch das Zusammenwirken mehrerer Faktoren bedingt. Beteiligt sind der Mechanismus der Stimmlippenspannung, die Form der Stimmlippenschwingungen, die Stellung des Kehlkopfs, die Einstellung des Ansatzrohrs für die spezielle Tonführung und die Stärke des anblasenden Luftstroms.

Während alle Autoren unter dem tiefen oder dem *Brustregister* dasselbe verstehen, schwanken die Begriffe in bezug auf das *Mittelregister*. GUTZMANN sen. z. B. bezeichnet nur die amphoteren Töne zwischen der Brust- und der Kopfstimme, die also in beiden Registern gesungen werden können, als Mittelregister. Das hohe Register nennen die meisten Autoren *Kopfstimme* (vielfach wurde es auch *Falsett* genannt). Neuerdings ist es üblich geworden, das Falsett nach oben an die Kopfstimme anschließen zu lassen. FRANK wies darauf hin, daß dieses einen eher weiblichen Klangcharakter aufweist. Ob sich an das Falsett des Mannes noch eine ästhetisch meist wenig ergiebige Fistelstimme anschließt oder sich mit diesem ganz oder teilweise deckt, kann wohl nur im Einzelfall entschieden werden. Außer den drei Hauptregistern gibt es noch Klangfarbenreihen, die sich sowohl oberhalb wie unterhalb denselben anschließen. In der Tiefe haben wir das *Strohbaßregister* (Stroh = scheinbar wie bei „Strohmann", „Strohwitwe"). Man findet es etwa bei russischen Kirchensängern oder bei den Bässen des Donkosakenchors. Diese Töne haben einem dem Orgelton ähnlichen Klangcharakter und reichen bis hinab in die Kontraoktave. Bei der Frau schließt bei Sopran und Mezzosopran wie auch bei kindlichen Sopranstimmen an die Kopfstimme eine sog. Pfeifstimme an. Sie ist in der dreigestrichenen Oktave beheimatet, nach abwärts wird sie dann klanglich dünn und unnatürlich. Neuerdings wird vermutet, daß beim Sopran Töne oberhalb c^3 nicht mehr durch eine periodische Bewegung der Stimmlippen mit Stimmlippenschluß zustande kommen, sondern diese durch eine Verwirbelung der Atemluft oberhalb der engen, aber offenstehenden Stimmritze produziert werden. Meist wirde diese Pfeifstimme nur im Staccato gesungen (z. B. Königin der Nacht), ihre Verwendung ist jedoch auch im Legato möglich (z. B. durch die Zofe Blondchen in der „Entführung aus dem Serail"). Aus der Pfeifstimme des Knaben läßt sich unter entsprechender Pflege ein küstlerisch verwertbares Falsett entwickeln (FRANK u. SPARBER). Dann gibt es außer der schon beschriebenen Pfeifstimme der Soprane eine ähnliche, sehr hohe bis f^4 reichende Pfeifstimme auch bei Schulkindern und schließlich noch die ganz hohen, überwiegend inspiratorischen Jauchzer bei Neugeborenen. Zur besseren Einprägung der nicht ganz einfachen Verhältnisse der Registerbildung – und Registerunterscheidung – sei hier eine Definition des Registerbegriffs zitiert, die NADOLECZNY anhand seiner gründlichen Untersuchungen von Sängerstimmen formulierte.

„Unter Register verstehen wir eine Reihe von aufeinanderfolgenden, unter sich gleichartigen Stimmklängen, die das musikalisch geübte Ohr von einer anderen, sich daran anschließenden Reihe ebenfalls unter sich gleichartiger Klänge an bestimmten Stellen begrenzen kann. Ihr gleichartiger Klang ist durch ein bestimmtes konstantes Verhalten der Obertöne bestimmt. Diesen Klangreihen entsprechen an Kopf und Brust bestimmte, objektiv und subjektiv wahrnehmbare, von der Resonanzbreite der Körperhöhlen abhängige Vibrationsbezirke (Abstrahlungsbezirke). Die Stellung des Kehlkopfs ändert sich beim Übergang von einer solchen Klangreihe zur nächsten beim Natursänger stärker als beim Kunstsänger. Die Register sind hervorgerufen durch einen bestimmten, ihnen zugehörigen Mechanismus der Klangerzeugung, bei dem die Kopplung zwischen Kehlkopf, Ansatzrohr und der Luftröhre (mit Lunge), also zwischen oberen und unteren Lufträumen, die Hauptrolle spielt.

Eine Anzahl jener Känge kann jeweils in zwei angrenzenden Registern hervorgebracht werden: amphotere Klänge. Zum Sprechen können alle drei Register dienen, jedoch darf man die Verwendung der Bruststimme und etwa noch der Mittelstimme als dabei normal ansehen."

Wie wir schon erörtert haben, besteht eine sog. Kopplung zwischen dem Kehlkopf und den Resonanzhöhlen. Wenn die Grundfrequenz der Stimme beim Singen ansteigt, so müssen offensichtlich Anpassungen in dem gekoppelten Resonanzsystem stattfinden, damit die scharfe Abstimmung auf den Kehlkopf erhalten bleiben kann. Beim geschulten Sänger gehen diese Anpassungsvorgänge in Form von Übergängen langsam und ausgeglichen vor sich, nicht so beim ungeschulten Sänger. An bestimmten Stellen, die man als „Registerübergänge" bezeichnet, hört man bei ihm im Klang der Stimme deutlich die sich wandelnde Reaktion auf den Kehlkopf, die sich physikalisch in einer veränderten Intensität der Teiltöne des Klangs ausdrückt. Man versteht also unter Registerausgleich die Fähigkeit eines Sängers, die Registergrenzen seiner Stimme auf Grund einer besonderen Veranlagung und Begabung oder auf der Basis eines durch Übung erworbenen Könnens ohne jede Schwierigkeit zu überbrücken. Es ist die Fähigkeit, aus einer Form des Stimmlippenmechanismus in eine andere hinüberzugleiten, wobei zu der geänderten Stimmlippenfunktion auch die anderen Teilfaktoren, die bei dem Funktionsübergang, bei der Funktionsänderung in Betracht kommen, in zweckentsprechender Weise in Aktion treten. Dieses Hinübergleiten muß derartig vor sich gehen, daß selbst das geübteste und feinfühligste Ohr diesen Übergang nicht mehr feststellen kann. Störungen im fließenden Übergang nennt man „Registerbruch", und man sucht diagnostisch bei der Störung der Gesangsstimme dementsprechend nach „Registerbruchstellen". Es zeigt sich, daß die Bruststimme nicht ohne Zwang und Schaden nach oben überdehnt werden kann, daß jedoch das Kopfregister bei der Frau durch kein anderes Register nach unten begrenzt ist. Es bestreitet als Pianofunktion, und nur als solche, die gesamte Lage der Bruststimme, also auch die Tiefe mit.

Das Ziel jeglicher sängerischer Bemühung in der Registerfrage als einem multidimensionalen Phänomen, einer Kombination aus Höhe, Lautstärke und Qualität ist der Klang eines Einregisters, d. h. der Eindruck einer einheitlichen Klangreihe von der Tiefe bis zur Höhe, bei der so vollkommen die effektiven Verschiedenheiten der echten Register, sich nahtlos aneinander anschließend, ausgeglichen sind, daß es dem Ohr nicht mehr möglich ist, den vor allem auf den Verschiedenheiten des Schwingungsmodus beruhenden Klangunterschied noch zu erkennen. Das Wort „Einregister" besagt also weiter nichts, als daß aus dem spröden Anfangsstadium ruckweiser oder sprunghafter Registerfunktionen eine ideal ausgeglichene Klangform entwickelt werden muß.

Der Stimmphysiologe VAN DEN BERG geht 1961 bei der Deutung der bei der Registerbildung in der Glottis ablaufenden Vorgänge von der Vorstellung aus, daß um die höchstmöglichen Tonhöhen zu erreichen auch die Stimmbänder ihre größtmögliche Länge haben müssen. Deshalb muß die Krikothyroidmuskulatur – die außen vom Ringknorpel zum Schildknorpel zieht – sich bis auf äußerste kontrahieren (wegen der Kippfunktion) (vgl. Abb. 20), wohingegen die in den Stimmlippen selbst gelegene Vokalismuskulatur in ihrer Spannung nachgeben muß. – Die von außen bewirkte Längsspannung in den Stimmbändern ist dabei vorherrschend im (Kopf- oder) Falsettregister, während die Längsspannung der Vokalismuskulatur im Brustregister führend ist. Wenn man es lernt, zwischen diesen beiden Möglichkeiten der Stimmlippenspannung einen fließenden, unauffälligen Übergang zu schaffen, gibt es keinen merkbaren Registerbruch, sondern in einem Übergangsbereich ändert sich die Klangfarbe allmählich, und diese Mischung zwischen Brust- und Kopfstimme kann man als Mittelstimme bezeichnen.

FRANK hat 1972 in Wien die klanglichen Verhältnisse in den verschiedenen Stimmregistern elektroakustisch im Sonagramm untersucht. Er fand größere Unterschiede in der Obertonzahl und -gruppierung zwischen geschulten und ungeschulten Stimmen in allen Registern. Ganz deutlich war eine Zunahme der Zahl der Obertöne von der Kopf- zur Bruststimme. Meist war der Grundton dann schwach; der Klang wurde jedoch durch eine große Zahl enggelagerter Teiltöne verstärkt.

Beim Tenor fanden sich verstärkt Teiltöne um 3000 Hz (hierdurch ergeben sich Beziehungen zu WINCKELS „Singformant", s. S. 82). Die Anzahl der Teiltöne in der Kopfstimme des Tenors, des Soprans und des kindlichen Soprans zeigten regelhaft eine Relation von 4/2/4; der Sopran hat also in der Kopfstimme nur die Hälfte der Obertöne des Tenors.

In den 70er Jahren hat in den USA der Physiologe HOLLIEN versucht, das von divergierenden Meinungen beherrschte Thema der Register mit modernen wissenschaftlichen Untersuchungsmethoden und Apparaturen zu überprüfen und neu zu ordnen. Wir wollen hier, schon weil mit ziemlicher Gewißheit durch zu große Vielfalt der angebotenen Begriffe und Erklärungen Verwirrung beim Leser entstehen könnte, uns darauf beschränken, einige Begriffe HOLLIENs anzuführen, die dem Leser besonders in neueren amerikanischen Arbeiten zum Thema Register begegnen könnten. So manche Fragen zu diesem wohl zuweilen überbewerteten Thema bleiben weiterhin offen. – Bei HOLLIEN heißen die drei Register „pulse", „modal" und „loft". Für „pulse", das die tieferen Tongruppen im Gesamtfrequenzbereich der Stimme umfaßt, findet sich in der amerikanischen Literatur nicht selten auch die Bezeichnung „vocal fry" oder „creake", was ungefähr dem deutschen „Strohbaß" entspricht.

Das „modal"-Register, das übersetzt etwa das angemessene, das normale heißen könnte, schließt die Gruppierung von Grundfrequenzen ein, die üblicherweise beim Sprechen und Singen verwandt werden. Das „loft"-Register entspricht den Vorstellungen, die die Phoniater mit dem oberhalb der Kopfstimme gelegenen Falsett verbinden; es umfaßt die höchsten Grundfrequenzen im gesamten Stimmbereich. – Nach HOLLIENs Untersuchungen an bedeutenden Solisten der New Yorker Opernhäuser ist der gute und erfahrene Sänger bemüht und auch in der Lage, im Einregister ohne merkbaren Wechsel im Stimmklang zu singen. Der Studierende singt oft noch in zwei Registern, aber auch der Erfahrene verwendet sie zuweilen als künstlerisches Mittel.

Atemstütze, Stimmeinsatz und -absatz und Stimmansatz

Die Atemstütze (italienisch: Appogio)

Das Singen unterliegt wie alle anderen körperlichen Leistungen des Menschen einem naturwissenschaftlichen Gesetz, dem der optimalen Ökonomie. Dieses bezweckt, den größten Leistungseffekt mit kleinstmöglichem Aufwand zu erzielen. Unter ein solches Leistungsziel ist auch das Stützen des Gesangstons einzuordnen. Als Atemstütze versteht man eine gesangshygienische und ästhetische Atemregulierung, wobei durch eine bewußte Verlangsamung der Ausatmung unter Kontrolle des Muskelempfindens und des Drucksinns dieses Stützen erreicht wird. Das Stützen zeigt die enge Verbundenheit der Atmung mit dem Kehlkopf und dem Ansatzrohr besonders eindrucksvoll. Für den Stützvorgang gibt es zahlreiche Definitionen, wobei sehr Verschiedenes darunter verstanden wird. Fast alle Autoren stimmen im wesentlichen darin überein, daß die Stütze die eigentliche Atemregulierung gewährleistet, wobei der Sänger bei der Ausatmung eine sog. „inspiratorische Spannung“ empfindet. Man kann nach WINCKEL die Stütze wohl am klarsten folgendermaßen definieren: „Stütze ist der Halt, den die Einatmungsmuskulatur dem Zusammensinken des Atembehälters entgegensetzt. Die Stütze dient dazu, den zur Phonation notwendigen subglottischen Druck auf den kritischen Druck (optimaler Betriebsdruck) zu reduzieren“. – Zum Verständnis der Definition WINCKELs sei noch angeführt, daß ein jeder gleichmäßige Bewegungsablauf das feindosierte Zusammenspiel von Antrieb und gegensinnig wirkenden Kräften nötig hat. Wenn wir den Unterarm, einen mit Wasser gefüllten Eimer in der Hand haltend, beugen, so ist daran keineswegs nur der Vorderarmmuskel beteiligt, sondern auch sein Antagonist, der hintere Oberarmmuskel.

Das Wesentliche ist wohl, daß ein bestimmtes Spannungsverhältnis, eine Art Balance zwischen den antagonistischen Muskelgruppen der Ein- und Ausatmungsmuskulatur hergestellt wird. Während der Einatmung wird das Atemorgan für eine mehr oder minder kurze Zeitspanne vor der Tongebung potentiell aufgeladen, und bei Beginn der Stimmgebung wandelt sich dieser Zustand der Spannung in einen kinetischen Bewegungsvorgang um. Dabei verschiebt sich das Spannungsverhältnis der verschiedenen Muskelgruppen in zahlreichen Abstufungen und in sehr verschiedener Reihenfolge, und auch der Spannungsgrad schwankt in weiten Grenzen von auch äußerlich sichtbaren Muskelkontraktionen bis zu einer nur noch im Bewußtsein des Sängers sich abspielenden und mit der Tonvorstellung verbundenen Einstellungstendenz, die jedoch in den beteiligten Muskeln noch eine nachweisliche motorische Erregung auslöst.

Nach den Röntgenuntersuchungen von SCHILLING sen. kann man zwei Stützarten unterscheiden, je nachdem, ob die durch maximale Inspiration aufgespeicherten Kräfte zuerst von der Thoraxmuskulatur oder zuerst vom Zwerchfell freigegeben werden. Im ersten Fall verharrt das Zwerchfell noch längere Zeit (bis zu 8 Sekunden) beim Beginn der Stimmgebung in der Einatmungsstellung, während der Brustkorb sich senkt (Zwerchfellstütze, oder Bauchstütze bei Mitwirkung der Bauchwandmuskulatur). Im letzteren Fall bleibt der Thorax in der Inspirationsstellung stehen, während sich das Zwerchfell hebt (Thoraxstütze). Beim erfahrenen Sänger geht das Stützen mit intensiven Muskelempfindungen einher, die in der Zwerchfellgegend, im Rücken, ja bis in den verlängerten Rücken hinein empfunden werden. Die Sängerin JOAN SUTHERLAND – um nur ein Beispiel von der Vielfalt der Empfindungen und Bilder zu geben, die sich mit dem Stützen verbinden – sagte einmal, man habe beim Stützen „ein Gefühl, als wenn man eine lange Luftsäule hochhält, auf der die eigene Stimme ruht – wie ein Ball auf einem Springbrunnenstrahl". Auch der erfahrene Sprecher oder z. B. der Flötenspieler sind gewohnt, den Atem zu stützen.

Der Stimmeinsatz

Wir verstehen unter Stimmeinsatz die Art der Bewegung der Stimmlippen, mit welcher sie aus ihrer respiratorischen Stellung in die phonatorische übergehen, d. h. also die Art und Weise, in welcher sie ihre Tätigkeit bei der Stimmproduktion beginnen. Zugleich auch verstehen wir unter Stimmeinsatz den akustischen Effekt der Stimmlippeneinstellung zu Beginn der Phonation. Dieser führt uns mitten in die Probleme der schnellen und feinen Einstellung, wie sie dem Kehlkopf eigen ist; denn jeder Stimmeinsatz ist das Resultat einer genauen Koordination des subglottischen Drucks und der entsprechenden Bewegung der Stimmlippen. So entstehen dann ganz verschiedene akustische Eindrücke des Tones. Man unterscheidet seit langem drei Stimmeinsätze:

1. Beim *gehauchten Stimmeinsatz* nähern sich die Stimmlippen einander, berühren sich aber nicht vollständig. Man hört dementsprechend zuerst ein leises Hauchgeräusch, das rasch und ohne Unterbrechung in

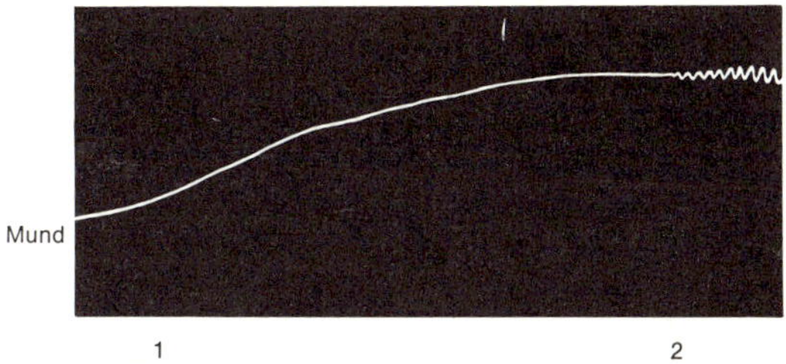

Abb. 51 Gehauchter Stimmeinsatz: „ha". Unter dem Druck der gehauchten Luft dehnt sich die Membran der Schreibkapsel (Abb. 11), das Kymographion schreibt eine aufsteigende Kurve. Der gehauchte Einsatz liegt also zwischen 1 und 2, die nach 2 aufgezeichneten Schwingungen gehören schon zum a. „Mund" bedeutet Ableitung vom Munde (nach *Nadoleczny*)

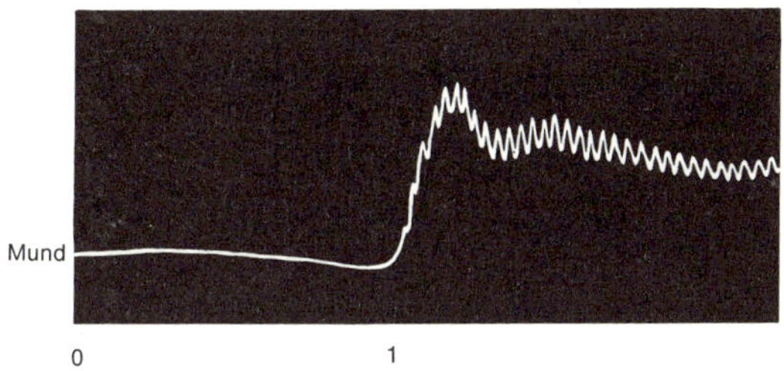

Abb. 52 Harter Stimmeinsatz: „a". Der Luftstrom staut sich unter den von 0 bis 1 geschlossenen Stimmlippen. Sobald er diese sprengt, zeichnen Schreibkapsel und Kymographion eine heftige nach oben gerichtete Bewegung mit Schwingungen, die schon zum a gehören (nach *Nadoleczny*)

die anklingende Stimme übergeht. Es findet so ein nicht unerheblicher Luftverbrauch statt, bevor der Stimmklang einsetzt (Abb. 51).

2. Der *feste* oder *harte Stimmeinsatz* entsteht dadurch, daß die Glottis vor der Stimmbildung fest verschlossen wird. Subglottisch staut sich der Luftstrom etwas stärker an, so daß ihre erste Öffnung des Stimmlippenverschlusses unter einem gesteigerten Kraftaufwand erfolgt; es entsteht der Anschein, als ob ein knackendes Geräusch oder ein Knall der folgenden Stimmbildung voranginge. Diesen Vorgang bezeichnet man als Glottisschlag, „coup de glotte". Wir finden den Glottisschlag in milderer, noch physiologischer Form im ganzen deutschen Sprachraum, besonders aber in Norddeutschland (Beispiel: Éin ármer, éhrlicher Árbeiter aus den Veréinigten Staaten erhob Ánspruch auf Árbeit). Auch im Staccato mancher Koloraturen ist er zu hören. Bis an die Grenze des Pathologischen und nicht selten auch darüber hinaus gibt es einen ganz harten Glottisschlag in den Kommandos der Soldaten (Abb. 52).

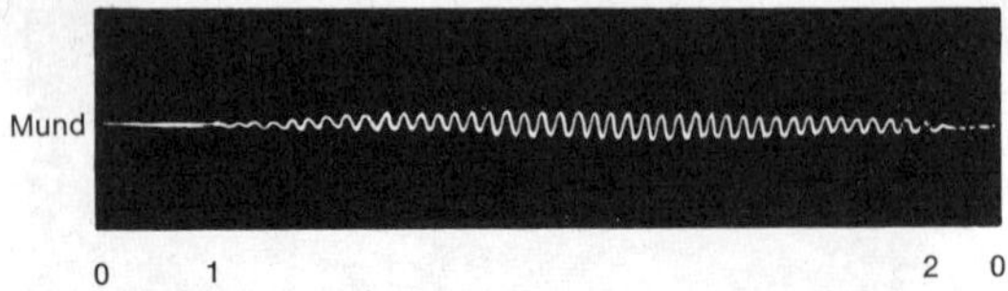

Abb. 53 Weicher Stimmeinsatz- und -absatz: „a". Von 0 bis 1 und von 2 bis 0 sind die Phonationsorgane still. Die gleichmäßige an- und abschwellenden Amplitudenweiten zeigen, daß die Stimme weich und ohne Anstrengung begonnen und geendet hat (nach *Nadoleczny*)

3. Der *leise* oder *weiche Stimmeinsatz* entsteht aus einer angenäherten Adduktionsstellung der Stimmlippen, wobei die Stimmritze einen schmalen elliptischen Spalt bildet. Durch den sich allmählich verstärkenden subglottischen Anblasedruck entstehen nun gleichmäßig zunehmende Stimmlippenschwingungen, die den weichen Stimmeinsatz charakterisieren. Mit Recht wird dieser seit jeher beim Gesang bevorzugt (Beispiel: italienisch „evviva!") (Abb. 53).

Beim *gepreßten* Einsatz sind die Stimmlippenränder in ihrer ganzen vertikalen Ausdehnung aneinandergepreßt. Der Kehlkopf steigt aufwärts, und der dabei gesenkte Kehldeckel verwehrt den Einblick in den Kehlkopf. Die Stimme klingt rauh, gequetscht und tief. In semitischen Sprachen gibt es diese gepreßte Stimme als zur natürlichen Sprechweise gehörig.

Während der feste Stimmeinsatz aus der Phase des Stimmlippenschlusses beginnt, entsteht der weiche Stimmeinsatz aus der Phase des Offenstehens der Stimmlippen. Die verschiedenen Einsätze sind oft mit bestimmten emotionellen Strebungen verbunden; wir finden den leisen Stimmeinsatz vor allem beim Ausdruck der Freude und Bewunderung im Gegensatz zum harten Stimmeinsatz, der Ungeduld und Angst beispielsweise kennzeichnet. Der harte „Unlusteinsatz" erscheint in kurzen Ausrufen wie z. B. „Ach was", „I wo!", „Na also!", der leise Lusteinsatz dagegen in langgezogenen Rufen, z. B. „Ah, wie schön!", oder als Beispiel eines leisen Konsonanteneinsatzes das „Hm" des Feinschmeckers.

Der gehauchte Einsatz trägt den Fehler in sich, daß er mit einer phonatorischen Luftverschwendung verbunden ist („wilde Luft"). Beim weichen Einsatz gibt es weder Luftverschwendung wie beim gehauchten noch Energieverschwendung wie anderseits beim harten Einsatz. Er ist deshalb am ökonomischsten.

In der Praxis zeigen Stimmeinsätze häufig Übergangsformen, die von Motivierung des Sprechers, Sprechsituation, Partnerbezogenheit und anderen Faktoren in einer physiologischen Leistungsbreite abhängen. Ein Einsatz ist also nicht entweder scharf oder weich, sondern es gibt eine kontinuierliche Skala von Graden der Einsatzschärfe. Die Intensität der Stimme hat offenbar auf die Art des Einsatzes keinen Einfluß.

Sehr schön lassen sich diese drei Stimmeinsätze graphisch zur Anschauung bringen. Spricht man unter Verwendung einer Maske gegen eine fein eingestellte Schreibkapsel und läßt die beim gehauchten Stimmeinsatz auftretenden Schwingungen auf eine berußte Trommel übertragen, so kennzeichnet sich der Hauch zunächst durch eine von der Nullinie leicht ansteigende vibrationslose Kurve, der dann die Vibrationen im weiteren Verlauf erst folgen. Beim festen Stimmeinsatz dagegen finden wir einen steilen Anstieg von der Nullinie, bei dem schon frühzeitig energische Stimmlippenschwingungen einsetzen (Abb. 51–53). Man kann solche Kurven auch mit modernen elektroakustischen Methoden, z. B. mit Phonopneumotachographie, gewinnen; sie sehen praktisch genauso aus.

Entsprechend den drei Stimmeinsätzen gibt es auch drei Arten des *Phonationsendes,* den *Stimmabsatz:*

1. das gehauchte Absetzen (die Stimmritze öffnet sich am Ende der Stimmgebung. Man hört deshalb ein anschließendes Atemgeräusch),
2. das feste Absetzen (die Glottis wird plötzlich fest verschlossen),
3. das weiche Absetzen (der Ton verklingt unmerklich mit dem nachlassenden Anblasedruck und der allmählichen Öffnung der Stimmritze).

Um vom ökonomisch wie klanglich richtig gebildeten weichen bis gerade eben festen (jedoch nicht harten) Einsatz eine für die Stimmbildung verwendbare Vorstellung zu gewinnen, aber auch um unangemessen harte Stimmeinsätze beim Sprechen abzubauen, benutzt man seit mehr als 50 Jahren u. a. das sog. *Ventiltönchen* nach SCHILLING. Sein Nutzen für die Stimmpflege wurde erst neuerdings wieder betont (COBLENZER u. MUHAR). Man verwendet als Prüflaut ein a und läßt dieses mehrmals mit ganz leiser Stimme bei weit geöffnetem Mund und in Gähnstellung des Rachens (s. S. 254) zart und kurz anlauten. Bei einem typisch weichen und zugleich elastischen Stimmeinsatz kommt es bei der schonenden Sprengung der Stimmritze im Kehlkopf zu einem kurzen, beinahe knackenden Geräusch, das dem Platzen einer kleinen Seifenblase ähnelt. Dieses Geräusch ist das Ventiltönchen; es ist gut kontrollierbar und steuerbar, daher didaktisch wertvoll.

Der Stimmansatz

Der richtige Stimmansatz soll die gesangstechnischen Voraussetzungen für einen wohllautenden Klang liefern, indem alle Organteile des Stimmapparats eine für eine solche Leistung optimale Stellung einnehmen. Beim richtigen Stimmansatz, von manchen auch Tonansatz genannt, wird die für den beabsichtigten akustischen Effekt notwendige Form des Ansatzrohrs mit dem geringsten, gerade eben erforderlichen

Aufwand an Muskelenergie erreicht. Hierbei wirken vor allem durch Übung erworbene Grundvorstellungen der beabsichtigten Klangform, reflexartig induzierte Haltungsgewohnheiten, kinästhetische Empfindungen und sonstige Rezeptoren an Stimmlippen und Rachenwand als Steuerungshilfen mit. Ganz wesentlich werden der Stimmansatz und die nachfolgende Stimmführung in ihren klanglichen Wandlungen dann offenbar noch durch Vibrationsempfindungen am Gesichtsschädel, am Schädeldach und in der Brust gelenkt. Die Vorstellung, daß die Klangbildung der Gesangsstimme mit Hilfe von Bezugszonen oder auch nur Bezugspunkten am Schädel, an denen Vibrationen empfunden werden, beeinflußt werden könne, bietet eine willkommene Hilfe, uns aus dem Dilemma zu befreien, indem wir uns durch die völlig verschiedene Sprache des Gesangspädagogen und der Stimmphysiologen in dieser Fragestellung befinden. Erstere reden beispielsweise von „Resonanz in den Stirnhöhlen“ oder auch in den Kieferhöhlen, ebenso an anderen Stellen des Schädels, als wesentlichem Hilfsmittel der Stimmbildung; letztere bestreiten, daß eine physikalisch definierte Resonanz im Helmholtzschen Sinne in den Nasennebenhöhlen überhaupt möglich sei.

Hierzu gibt es moderne Untersuchungen mit Schallmessungen in den Nasennebenhöhlen oder mit Stimmanalysen bei Ausschaltung des Nebenhöhleneinflusses, z. B. durch deren Wasserfüllung. Andererseits ließ sich an Hand von Röntgenuntersuchungen feststellen, daß Sänger

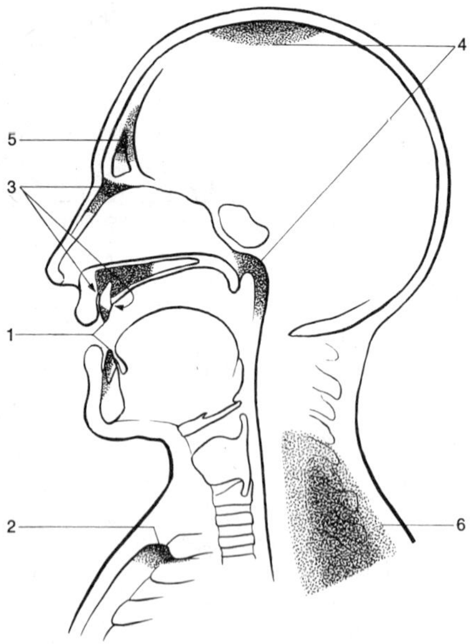

Abb. 54 Bevorzugte Zonen der Vibrationsempfindung beim Stimmansatz. 1 Spitzen der oberen und unteren Frontzähne, 2 oberes Brustbein, 3 Nasenwurzel und vorderster Teil des harten Gaumens, 4 Rachendach und Schädeldach, 5 unterer Stirnbereich, 6 Genick (nach *Husler* u. *Rodd-Marling*)

bei kleinen, flachen oder fehlenden Stirnhöhlen Vibrationen im Stirnbereich im Zusammenhang mit Stimmansatz und Stimmsitz weniger ausgeprägt empfinden als bei großen Stirnhöhlen (s. S. 59).

Der erfahrene Sänger empfindet beim Singen Vibrationen bis in den Kopf hinein, in die Stirn, aber auch in die Nasenwurzel, die Oberlippe, die Zähne usw. (Abb. 54). Der Sänger innerviert durch sein verschiedenartiges Ansetzen des Tons die inneren und äußeren Kehlkopfmuskeln, durch deren Tätigkeit dann reflektorisch jene durch Schall verursachten Vibrationen an den oben genannten Stellen ermöglicht werden. Dieser Vorgang kann willkürlich wie auch unwillkürlich eingeleitet werden.

Unter den vielen Erklärungen, die den Begriff des Stimmansatzes dem Schüler des Kunstgesangs verständlich machen sollen, ist die Vorstellung einer lokalisierten Tonempfindung oder aber Vibration an einem bestimmten Punkt oder einem eng umschriebenen Bereich des Kopfes als den tatsächlichen Gegebenheiten am nächsten liegend anzusehen und auch dem Nichtsänger, der solche Empfindungen nicht selbst erlebt hat, verständlich. Vom physikalischen Aspekt ist natürlich ein sich bildender Stimmklang viel zu sehr an den Atemstrom gebunden und mit diesem mundwärts fließend, als daß er irgendwo stationär lokalisiert werden könne. So hat die Erfahrung der akustischen Analyse durchaus recht, wenn sie bestreitet, daß solche Vibrationen selbst Klang erzeugen; das ändert jedoch nichts an der Tatsache, daß bestimmte Phänomene bestehen, die eine Wechselwirkung zwischen einer umschriebenen, meist am Schädel lokalisierten Ton- bzw. Vibrationsempfindung und dem Stimmorgan selbst bedingen. Offenbar gehen mit einer Vibrationsempfindung an einer bestimmten Stelle des Kopfes, vor allem des Gesichtsschädels, aber auch der Brust, dieser zugeordnet feste Verhaltensweisen des gesamten Stimmapparats einher, die wiederum in bestimmten Singweisen ihren hörbaren Ausdruck finden. Kommt der Sänger aus natürlicher Anlage und spontan, wohl häufiger jedoch auf Grund gezielter Erziehung in der Gesangsausbildung, zur lokalisierten Vibrationsempfindung an solchen Stellen, so setzt er durch eine hierdurch gebahnte entsprechende Innervation die inneren wie äußeren Muskeln des Halses in Bewegung, und die Aktivierung von Muskelwirkungen, Organstellungen, einschließlich eines bestimmten Verhaltens der Stimmlippen und der Verschlußverhältnisse in der Glottis sind dann unmittelbare Folge. Das ist dem Sänger nicht immer bewußt, aber die Regelmäßigkeit der beteiligten Phänomene ist eindrucksvoll. Die Orte, an denen sich jeweils die Vibrationsempfindung beim Sänger konzentriert, werden dann Leitpunkte, um der Stimme, jeweils bestimmten künstlerischen Absichten folgend, eine spezielle klangliche Prägung zu geben. Unter einem solchen Vorstellungsbild lassen sich die große Fülle höchst subjektiver Einzelmeinungen und -erfahrungen der Gesangspädagogen, so „Anschlagstellen des Tonstroms“ (LILLI LEHMANN, vgl. Abb.

32) und die Vielfalt der „Resonanzvorstellungen" (z. B. HOTTER u. FUCHS) und die „Kopfresonanz" ganz allgemein, ja selbst die „Resonanz in den Nasennebenhöhlen", mit erfassen. Solche, wenn auch sachlich unrichtigen Arbeishypothesen werden wohl aus didaktischen Gründen auch weiterhin verwendet werden. Lernt also der Sänger, auf welchem Weg auch immer, zum richtigen Stimmansatz und zur nachfolgenden Klangform vibratorisch erregbare umgrenzte Zonen am Schädel und im Brustraum im Sinne einer höchst variablen Steuerung des Geschehens im Stimmapparat mit einzusetzen, so kommt es zu den vielfältigen Klangerscheinungen, für die die Gesangsausbildung von alters her typische Begriffe entwickelt hat, so: „Der Ton rückt nach vorn"; durch Vibrationsempfindungen am Nasenrücken ergibt sich das sog. „Singen in die Maske", oder die Stimme klingt in „mezza voce" (mit halber Stimmkraft) oder mit „messa di voce", d. h. mit allmählichem Anschwellen und Abschwellen des Tons.

Schwelltöne, Vibrato und Tremolo

Schwelltöne

Für das Anschwellen und Abnehmen der Tonstärke eines gehaltenen Tons, unabhängig von Tonhöhe, Register und Lautstärke, also für das Crescendo und Dimininuendo im Einzelton – bei den Italienern seit altersher „messa di voce" genannt –, verwendet man im deutschen Sprachgebrauch den Begriff des Schwelltons. Nach WINCKEL ist das Schwellen des Tons und dessen Umkehr ein Resonanzphänomen. Unter künstlerisch-ästhetischen Gesichtspunkten ist der Schwellton eine in mancher Hinsicht zeitbedingte Erscheinung. Die moderne Oper unserer Tage kann ihn als zu künstlich und zu entfernt von der Realität des Bühnengeschehens nicht verwenden; der in italienischer Singart brillierende Tenor einer veristischen Oper wird Schwelltöne, mit Maßen verwendet an der rechten Stelle, nicht entbehren wollen; denn sie können durch die Klangfülle und den schwelgerischen Glanz in der einzelnen gehaltenen Note zugleich die gewaltige Stimmelastizität des Sängers bezeugen.

Wir wissen, daß die Stimmstärke einen deutlichen Einfluß auf das Auftreten von Obertönen hat, d. h. im Forte treten in der akustischen Analyse neue hohe Teiltöne auf, die sich im Piano nicht feststellen lassen (vgl. Abb. 57). Weiter ist bekannt, daß bei gleich hohen Tönen mit an- oder abschwellender Lautstärke die Stimmlippen in bestimmter Weise an Spannung zunehmen oder abnehmen müssen, wie auch die Lage des Kehlkopfs sich verändert. Der Kehlkopf senkt sich bei der Tonverstärkung und hebt sich beim Abschwellen. Die stroboskopische Untersuchung zeigt beim Crescendo in gleicher Tonhöhe eine erhebliche Verstärkung der Amplitude der Stimmlippenschwingungen, was den akustischen Gesetzen entspricht. Die Amplituden entsprechen dabei dem Luftdruck; sie sind bei tiefen Tönen größer als bei den hohen. Mit zunehmender Stimmintensität verlängert sich die Schlußphase gegenüber der Öffnungsphase, und die Stimmlippen bewegen sich schneller von der Abduktion in die Mittellage oder zu erneutem Verschluß. Man weiß, daß bei Steigerung der Stimmstärke der subglottische Druck stärker wächst als die ausgeatmete Luftmenge.

Vibrato und Tremolo

In der Musik gibt es im Notenbild nicht enthaltene Abweichungen von den der jeweiligen Tonhöhe entsprechenden Schwingungsfolgen, die durch willkürliche oder unwillkürliche Modulationen in der Frequenz oder in der Amplitude bewirkt werden. Unter Frequenzmodulation versteht man regelhafte Schwankungen der notierten Tonhöhe, von oberhalb derselben nach unterhalb derselben pendelnd, unter Amplitudenmodulation solche der Intensität eines Tons. Willkürlich entstehen die Phrasen der Verzierungstechnik, unwillkürlich gewisse durch den Ansatz gegebene Einschwingvorgänge, dann das Vibrato der Sänger, und im Orchester am deutlichsten das Vibrato der Streicher. Die naturgesetzlichen Eigenheiten dieser modulatorischen Vorgänge sind bisher noch nicht befriedigend geklärt. Der Physiker WINCKEL hat sie physiologisch als zu den sonstigen Formen des Tremors zugerechnet, die der Mediziner am menschlichen Körper zu beobachten gewohnt ist. Am ehesten ist bisher das Vibrato meßtechnisch zu erfassen und darzustellen (Abb. 55).

Ein ausgewogenes Vibrato gehört zu einem edlen Gesangsklang wie zu einem beseelten Geigenton; es ist in seiner ungetrübten, gleichmäßig schwingenden Form geradezu das Charakteristikum der Schönheit des Stimmklangs.

Das Vibrato des Sängers entsteht im Laufe der Gesangsausbildung im allgemeinen von selbst, und zwar zu einer Zeit, in der die Koordination der an der Stimmgebung beteiligten vielfältigen Muskeln in einem

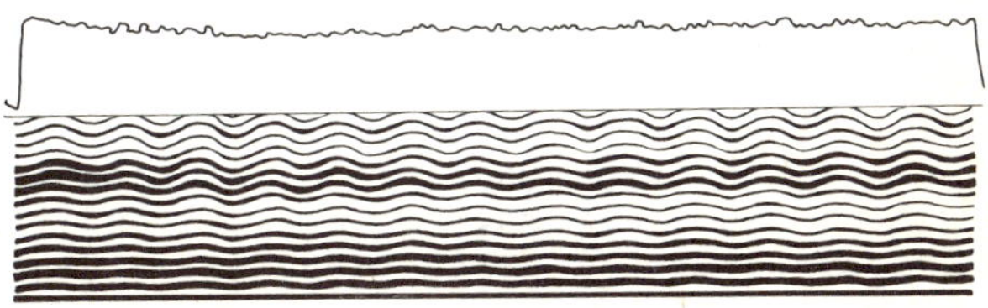

Abb. 55 Gesang: Vibrato eines Tenors mit regelmäßigen, im Ausmaß begrenzten Frequenzschwankungen. Aufzeichnung im Sonagramm (nach *Pommez*)

solchen Maße erreicht ist, daß ein Minimum an Muskelkraft für die Phonation benötigt wird.

Von verschiedenen Untersuchern wurde festgestellt, daß die Vibratofrequenz einer gesunden Stimme, die sich zwischen 5 und 7 Hz bewegt, nicht konstant ist, sondern auch wieder feineren, physikalisch meßbaren Schwankungen unterworfen ist, indem nervale Impulse das labile Gleichgewicht der Muskelkräfte im Kehlkopf überlagern. Das Vibrato hat außer seiner musikalischen auch noch eine physiologische Bedeutung. Die Phonation eines bestimmten Dauertons würde zu einer Ermüdung des entsprechenden engen Bezirks im Kochlearorgan, dem Perzeptionsort des Innenohrs, führen, WINCKEL meint, darüber hinaus auch noch zur physiologischen Reizermüdung der die Spannung der Stimmlippen innervierenden Fasergruppen des N. recurrens. Die Frequenzmodulation des gehaltenen Tons verteilt die nervöse Belastung auf mehrere Gruppen von Nervenfasern im rezeptiven Teil des Innenohrs wie auf die Nervenfasern des Rekurrens. Durch Frequenzmodulation scheint sich auch eine gewisse Dämpfung des Hörempfindens für die höheren Teiltöne zu ergeben, so daß der Schwerpunkt des Klangbildes nach der Tiefe zu verschoben erscheint. Das gibt aus psychophysischen Gründen eine verstärkte Empfindung für Nähe und Wärme des Klangs.

Beim Vibrato der Gesangsstimme und der Streicher scheint die Frequenzmodulation ganz überwiegend vorherrschend, und eine oft subjektiv vernommene Amplitudenmodulation erweist sich, physikalisch gesehen, als nur scheinbar bestehend. Durch eine Art Verwischungseffekt hat der mit Vibrato gesungene Ton nicht die Tonhöhenbestimmtheit wie ein reiner Ton. Das ist vom musikalischen Standpunkt aus günstig, indem kleine Intonationsungenauigkeiten unbemerkt bleiben. Bei sehr grobem Vibrato kann die Stimme so stark zwischen den Seitentönen hin und her schwingen, daß der mittlere Trägerton gar nicht mehr zur Wirkung kommt. – Ein Vibrato der Obertöne wird offenbar bei gleicher Stärke nur im verringerten Maße wahrgenommen als das des Grundtons, und je größer die Lautstärke, desto geringer brauchen die Tonhöhenschwankungen zu sein, um hörbar zu werden.

Zwei in der Tonhöhe eng benachbarte Töne ergeben gehörsmäßig und auch im Schwingungsbild scheinbar einen einzigen Ton, der an- und abzuschwellen scheint, eine sog. Schwebung. Wird der Frequenzabstand der beiden Töne größer, bemerkt der Hörer zunächst eine Rauhigkeit in der Tonempfindung, und schließlich werden beide Töne getrennt gehört. In der europäischen Musik sind Schwebungen im Zusammenklang der Stimmen oder Instrumente unerwünscht. (Anders hingegen in Indonesien, im „Gamelan-Orchester" werden gleiche Instrumente gegeneinander verstimmt, um Schwebungen zu erzeugen.) So sieht SUNDBERG (1982) im Vibrato die unbewußte Absicht, eine mögliche Entstehung von Schwebungen zu vermeiden.

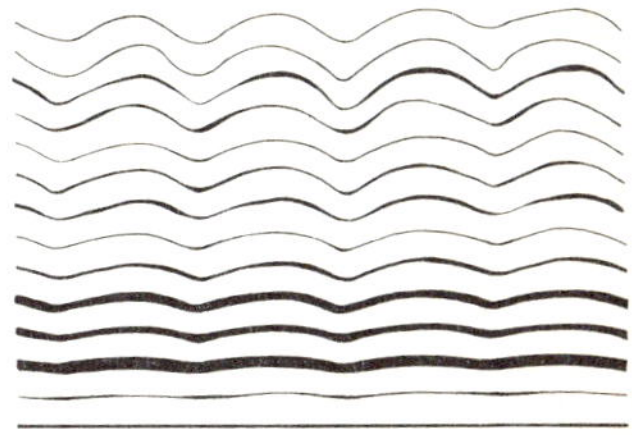

Abb. 56 Gesang: Tremolo eines Tenors im Sonagramm. Die Frequenzschwankungen zeigen nicht mehr die sinusförmige Ebenmäßigkeit des Vibratos (nach *Pommez*)

Unter den Abwandlungen des Vibratos ist vor allem das Tremolo zu nennen. Die elektroakustische Meßtechnik hat die physikalischen Charakteristika des Tremolo erfaßt. Auch hier findet man Tonschwankungen im Sinne der Frequenz- und der Amplitudenmodulation; es überwiegen wieder ganz deutlich die Frequenzmodulationen, die mit 7–10 Schwingungen und auch mehr den notierten Ton und die entsprechende vom Sänger beabsichtigte Tonhöhe nun schon für unser Ohr nicht mehr sicher erfaßbar machen. Hinzu kommt, daß beim Tremolo das den Stimmklang veredelnde Gleichmaß der Schwankungen oft fehlt; sie sind flackernd, unruhig und können in ihren Wellenbewegungen kurz- oder langwellig sein, am störendsten, wenn sie wechselhaft sind (Abb. 56). – Das Tremolo ist entweder ein abgeschwächter Triller, dessen Tonhöhenschwankungen, z. B. in der Koloratur, sich um einen Ganzton bewegen, ja manchmal sich in der Tonhöhenmodulation bis zu einer Terz ausdehnen. Häufiger aber ist der Tremolo ein ungewollt übermäßiges Vibrato. Damit sind nach beiden Seiten die Erscheinungsformen des Tremolos begrenzt.

Der Stimmbildner LOHMANN hat schon 1938 festgestellt: „Das eine Tremolo ist krampfähnlicher Natur (überbetonte Spannung), das andere Tremolo ist wackliger, zittriger Art (unterbetonte Spannung)." Diese Extreme entsprechen offenbar dem, was wir heute mit feinerer Kenntnis der Besonderheiten der Stimmlippenbewegungen – vor allem infolge der Beobachtungen mit dem Hochgeschwindigkeitsfilm – im Rahmen der möglichen Funktionsstörungen als eine hyperkinetische oder als eine hypokinetische Bewegungsform der Stimmlippen bezeichnen.

Zum Teil ist der Grad des Tremolierens auch eine Geschmacksfrage ganzer Länder. In Frankreich z. B. ist der Stimme sehr viel mehr „Ausschlagen" gestattet als in Deutschland.

Beim Vibrato geht es noch mehr als in vielen anderen Bereichen einer unbewußten oder bewußten Führung der Stimme um die Kunst des Maßhaltens.

Genauigkeit der Stimme – Phänomene der Intonation

Es gibt ältere Untersuchungen darüber, ob ein Frequenzunterschied zwischen einem vorgegebenen und einem gesungenen Ton bei gleichzeitigem Erklingen besteht. Die Differenzen bleiben gering, zwischen 0,35 und 1% der Schwingungszahlen der geprüften Töne. Bei solchen Versuchen spielen die auftretenden Schwebungen zwischen dem dargebotenen und dem erzeugten Ton eine wichtige Rolle, weil durch sie auch der unmusikalische Mensch quasi gezwungen wird, den gesungenen Ton dem dargebotenen anzugleichen, um den unangenehmen Eindruck der Schwebungen im eigenen Gehör zu vermeiden (LULLIES). (Schwebungen = Lautstärkenschwankungen mit einer Periodizität, die sich als Differenzfrequenz der beiden Ursprungsfrequenzen ergibt [WINCKEL]; schnellere Schwebungen werden vom Ohr als Rauhigkeit empfunden.)

Wichtiger sind jedoch solche Untersuchungen, wie genau ein Intervall zu einem gegebenen Ton gesungen und wie genau der gegebene Ton nach seinem Verklingen getroffen wird. – Das Nachsingen eines Tones nach einer gewissen Zeit, z. B. eine halbe oder eine Minute, nach seinem Verklingen brachte bei entsprechenden experimentellen Prüfungen eine Fehlergröße von 0,07–3,5%. Hier spielt wohl ein musikalisches Erinnerungsvermögen, ein „Tongedächtnis", die wesentliche Rolle. Beim Singen von vorgeschriebenen Intervallen zu einem gleichzeitig erklingenden Ton wird nach LULLIES offenbar eine andere Eigenschaft, das „musikalische Gehör", geprüft. Hier sind die Fehler deutlich größer als beim Nachsingen des gleichen Tons. Das Treffen der Quinte scheint die größten Schwierigkeiten zu bereiten, während Oktave und Terz mit der gleichen Sicherheit getroffen werden.

Die Präzision der willkürlichen Umstellung von einem gesungenen auf einen neu vereinbarten Ton ist erstaunlich. Die Treffsicherheit der neuen Einstellung ist groß; sie wird offenbar durch einen einmaligen, von vornherein richtigen Willensimpuls erreicht. Den Beginn des neuen Tons einleitende Schwankungen in der Tonhöhe sind so kurz andauernd, daß sie experimentell zwar aufgezeichnet, vom Gehörsinn aber nicht aufgefaßt werden können (LUCHSINGER).

Auch das längere Festhalten eines Tones auf einer bestimmten Höhe gelingt mit relativ großer Genauigkeit. Die Schwankungen betragen zwischen c^1 und c^2 nur etwa ½–2 Schwingungen in der Sekunde.

Ursächlich haben offenbar für die Genauigkeit der Stimme, so kann man vermuten, propriozeptive Regulationen im Stimmlippenmuskel selbst und reflektorische Einwirkungen vom oberhalb der Stimmritze gelegenen Schleimhautbereich aus, der vom sensiblen Ast des oberen Kehlkopfnervs versorgt wird, die größte Bedeutung.

8 Qualitäten der Gesangs- und Sprechstimme

Sprechen und Singen

Beim Sprechen und Singen ist der Entstehungsmechanismus für beide Stimmarten derselbe, wenn auch die akustischen Effekte verschieden sind. Atmung, Stimmklangbildung und Lautbildung erfolgen nach den gleichen Grunsätzen, und alle physiologischen Gesetze und Regeln gelten für die Singstimme in gleicher Weise wie für die Sprechstimme. Von dem Phoniater FROESCHELS (1920) stammt die Feststellung: „Der Unterschied zwischen Singstimme und Sprechstimme beruht . . . darauf, daß die einzelnen Klänge im Singen meist viel länger dauern als beim Sprechen. Wenn man ein Wort erst gewöhnlich spricht und dann die Vokale im Wort sehr dehnt, so geht eben Sprechen in Gesang über. Das muß natürlich noch kein richtiger schöner Gesangston sein, sonst wäre ja jeder Sprecher auch Kunstsänger.“ (Mit dieser Behauptung hat FROESCHELS nach unserer Meinung nur einen, wenn auch sehr wichtigen Gesichtspunkt fixiert; andere werden noch nachzutragen sein.)

Wir kennen, andersherum betrachtet, im Volkslied wie auch in der künstlerischen Vokalmusik aller Art, in Lied wie Oper, in nicht wenigen nicht ariosen Singabläufen Tonfolgen, die einem gesprochenen Satztext nachgebildet sind oder sich ihm in Intervallen und Rhythmus zu nähern suchen. An Wagners „Nie sollst Du mich befragen“ oder „Ein Schwert verhieß mir der Vater“ oder auch größere Partien in ALBAN BERGS Opern sei hier erinnert.

Man kann, noch einmal FROESCHELS folgend, für praktische Zwecke die Unterscheidungsmerkmale von Sprechen und Singen ganz einfach so umschreiben, daß beim Sprechen keine bestimmten Tonstufen und keine bestimmte Tonhöhe vorgeschrieben sind, während wir beim Singen uns sehr genau an eine vorgegebene Tonhöhe und Tondauer halten müssen.

Das fließende Sprechen erfolgt unter ständig gleitenden Schwankungen der Sprechmelodie. Das bewirken vor allem die Akzente der Sprache. Auch werden die verschiedenen Satzarten der Rede durch charakteristische Melodiekurven geprägt; am Ende des Fragesatzes steigt die Sprechtonhöhe gleitend stark an, während sie den Aussagesatz fallend beschließt. Für jede Sprache der Völker gibt es zudem eigene und typische Gesetzmäßigkeiten in der Tonhöhenbewegung. Die mitteilende Sprechweise bedient sich gleitender und nicht an feste Tonhöhe gebun-

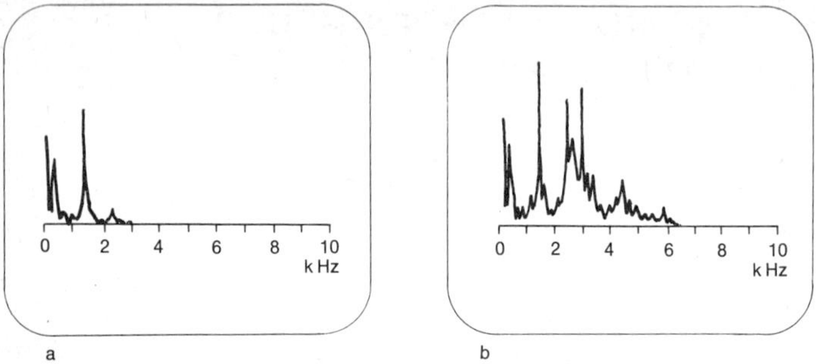

Abb. 57 Vokalspektrum beim Sprechen und Singen. a) Offenes e beim Sprechen mit etwa 250 Hz Tonhöhe und mit 40 dB Lautstärke, b) derselbe Vokal gesungen in derselben Tonhöhe, jedoch mit ca. 95 dB Lautstärke (nach *Pimonow* u. *Husson*)

dener, kontinuierlicher Tonhöhenbewegungen mit schnellem Tonhöhenwechsel. Dieser kann durch die übliche musikalische Schreibung in Ganz- und Halbtönen nicht erfaßt werden, da die einzelnen Schritte nur in Bruchteilen von Ganztönen erfolgen. Mit elektroakustischen Mitteln gelingt es heute, auch solche geringen Schwankungen in ihren Abläufen genau zu erfassen und zur Auswertung aufzuschreiben (vgl. Abb. 48). Das Singen andererseits bewegt sich wie jede Funktion der abendländischen Musik ganz überwiegend in festen Tonschritten, die in musikalisch üblichen Intervallen sich aneinanderreihen. Auch werden, wie wir schon feststellten, die jeweils erreichten Tonstufen längere Zeit ausgehalten als beim Sprechen. Es werden beim Singen die Vokale gedehnt, weil sie sich zur Funktion als Melodieträger besonders eignen. Die rhythmischen, dynamischen und melodischen Eigenschaften des Sprechens und Singens sind also nicht grundsätzlich, sondern nur qualitativ und quantitativ verschieden. Ihre Unterschiede liegen in den Notwendigkeiten, die sich für ihre Ausprägung als differente stimmliche Ausdrucksmittel ergeben.

Bei einem Vergleich des Vokalspektrums beim Sprechen und Singen mit Hilfe eines Frequenzanalysators zeigt sich, daß derselbe Vokal e beim Singen durch die hierfür spezifische Klangausformung des Vokals wie durch die vermehrte Lautstärke (95 dB statt 40 dB) eine ganz erhebliche Obertonanreicherung erfährt (Abb. 57) und weitere Formanten erkennen läßt.

Wir kennen dann noch den Sprechgesang, das „Parlando"-Singen. Musikalisch bringt das Parlando auf jeder Note eine Silbe. Und zum Wesen des Parlando, wie wir es im Gassenhauer „funiculi – funicula" bis zur Opera buffa der Italiener und im Opernschaffen MOZARTs finden, gehören eine bei schnellster Artikulation vorzügliche Aussprache, spritzige Leichtigkeit in allen Lagen, Tragfähigkeit der Stimme in allen Tonstärken und auch in schnellem Tempo Sicherheit im Setzen der Akzente.

Das „Rezitativ“ als besondere Kunstform folgt mehr dem Rhythmus des gesprochenen Worts und hält nur die vorgeschriebenen festen Melodiestufen ein. Sprechgesang mit fließender Melodiebewegung ist vorwiegend bei außereuropäischer, besonders in der primitiven Musik zu finden. Andererseits gibt es z. B. Indianerstämme, die ganze Lieder auf ein- und demselben Ton singen.

Auf der Bühne ist der Wechsel zwischen gesprochenem Dialog und gesungener Arie – man denke z. B. an die Straußsche „Fledermaus“ – auch dem erfahrenen Sänger oft „sehr unbequem“; so nennt es MARTIENSSEN-LOHMANN. Unbewußte Fehlfunktionen in der Formung der Sprechstimme können schädigende Auswirkungen bis in die künstlerische Gestaltung der Rolle und selbst auf die Gesangsstimme haben. Der Sprung vom Singen zum Sprechen und umgekehrt erfordert auf jeden Fall Umstellungen im Stimmapparat, die von Sängern als körperlich unangenehm empfunden werden können.

Eine ganz grundsätzlich verschiedene künstlerische Zielsetzung für das Sprechen und das Singen hat SCHÖNBERG in seiner Oper „Moses und Aron“ bis in die letzten Konsequenzen verwirklicht. Der das weite geistige Spannungsfeld der Oper beherrschende Moses agiert nur als Sprecher – er singt nicht, weil sich ihm in der Nüchternheit des Sprechens der Weg öffnet, mit dem hohen Flug des reinen „Gedankens“ seinem Volke den unvorstellbaren Gott zu vermitteln. Sein Bruder Aron dagegen, sein Gegenspieler, singt seinen Part, weil er nur das greifbar Anschauliche, Leibliche und Bildhafte auch für glaubhaft hält; nur unter der Vorstellung eines Bildes kann er Gott lieben.

Inneres Singen

So wie es einen ganz bestimmten Stimmansatz mit Einstellbewegungen im ganzen Stimmapparat als Vorbereitung für eine unmittelbar darauffolgende Stimmtätigkeit gibt, besonders im künsterlischen Bereich, so kann man auch von einem „inneren Singen“ sprechen. Beispielsweise, wenn ein erfahrener Sänger sich mit dem Rollenstudium befaßt, finden sich beim stillen Lesen der Tonfolgen seines Parts entsprechende Veränderungen im Stimmapparat, die mehr oder minder unbewußt dann mitlaufen. FRANK hat 1983 auf einem Farbvideofilm erstmals die Bewegungen der Stimmlippen beim „inneren Singen“ mittels einer Fiberglasoptik demonstriert. Die Stimmlippen bewegen sich bei bloßer Vorstellung des Singens in ähnlicher Weise wie bei wirklichem Singen; auffälligerweise sind die Taschenfalten wesentlich stärker an den Bewegungsabläufen beteiligt als bei lauthaftem, hörbarem Gesang.

– Wir alle kennen dasselbe Phänomen beim Schulanfänger oder auch bei einem erwachsenen ungeübten Leser, der seine Lippen tonlos mitbewegt, wenn er den Text des Schulbuchs oder der Zeitung sich „erarbeitet“. Auch beim Musikhören sind solche unbewußt ablaufende Einflüsse auf den Stimmapparat des Hörers und auf den Ablauf von Atmung und Herzschlag bekannt.

Die Stimme im Raum

Tragfähigkeit und Durchschlagskraft

Die Tragfähigkeit einer Singstimme ist deren Vermögen, weitgehend unabhängig von ihrer Lautstärke einen Raum zu „füllen“, d. h. in ihm mit ihren charakteristischen Klangqualitäten mehr oder weniger ohne Einbuße ihrer ästhetischen Kriterien hörbar zu sein. Für die Sprechstimme kann man ungefähr in gleichem Sinne von ihrer Durchschlagskraft sprechen. Akustisch gesehen sind also Tragfähigkeit und Durchschlagskraft das gleiche Phänomen.

Es gibt physikalische Gesichtspunkte zur Erklärung der Tragfähigkeit der Stimme: Wenn Lautstärke das Maß für die Schallempfindung ist, so ist Lautheit diejenige subjektive Eigenschaft, welche die Größe der Hörempfindung bestimmt, die durch den Schall hervorgerufen wird. Während beim Mann das Maximum des Klangspektrums bei normaler Sprache um 100–200 Hz liegt, steigt dieses Maximum erheblich bei stärker betonter Sprache wie etwa bei der Verlagerung von der Schon- zur Kraftstimme (Sehnsucht → Mut), rückt also vor allem auch mit wesentlichen Obertönen näher an den Bereich der maximalen Empfindlichkeit des Ohrs, so daß die Stimme subjektiv lauter klingen kann, obwohl Schalldruck oder Schallstärke gleichbleiben oder sogar abgenommen haben. Außerdem hängt die Gesamtlautheit beträchtlich davon ab, ob die einzelnen Komponenten eines Tongemischs eine rein harmonische Folge darstellen oder aber nicht harmonische Komponenten mit enthalten. Im ersteren Falle ergibt sich eine größere Gesamtlautheit bei sonst gleichen Bedingungen. In einem Tongemisch trägt jede Komponente zur gesamten Lautheit infolge gegenseitiger Verdeckung nur einen verminderten Teil der Lautheit bei, die diese Komponente, allein geboten, erzeugen würde. Besonders Geräuschanteile vermindern die Tragfähigkeit der Singstimme und die Durchschlagskraft der Sprechstimme. – Für das Problem der Tragfähigkeit der Stimme ist dann noch physikalisch die Hörsamkeit des Raumes nicht ohne Bedeutung, der Nachhall, der beim Singen mehr die Diffusität, die Streuung des Schalls und seinen Rückwurf an den Wänden, beim Sprechen mehr die Deutlichkeit betrifft, wie auch der früher schon erörterte Einfluß der Impedanz der Wandverhältnisse des Raumes.

Bevor wir die Betrachtung der Besonderheiten fortsetzen, die die Tragfähigkeit der Stimme charakterisieren, sollen diese beiden Begriffe kurz erläutert werden. Sie zeigen, daß auch Fremdeinflüsse außerhalb des eigenen Körpers die Wirkung einer Sängerstimme oder die eines Sprechers auf den Zuhörer nicht unwesentlich beeinflussen können.

Die „Hörsamkeit" eines Raumes hängt in erster Linie von dessen speziellem Nachhall ab, der sich auf die Verständlichkeit der Sprache wie auf die Qualität der Musik auswirkt, In einem stark hallenden Raum mit großer Nachhallzeit ist die Verständlichkeit gestört, weil dann infolge dieses Nachhalls etwa eine Silbe noch in die nächste fällt, und auch die Musik klingt verwischt. In einem zu stark gedämpften Raum dagegen ist die Verständlichkeit der Sprache zwar an sich gut, aber die Sprache ist leise und klingt wie erstickt. Der Musik fehlt in einem sehr gedämpften Raum sozusagen der Glanz. Der Musiker pflegt zu sagen: Der Raum trägt nicht den Schall (SOMMER). Man kann Mittelwerte für optimale Nachhallzeiten angeben, wobei diese für die verschiedenen Musikgattungen etwas voneinander differieren. Die Hörsamkeit eines Raums hängt offenbar aber noch von anderen Faktoren ab, die sich weniger auf die Quantität als auf die Qualität des Nachhalls beziehen, so die Diffusität und die Deutlichkeit.

Diffusität in einem Saal ist beispielsweise dessen Eignung zu einer weiten Streuung des Schalls beim Rückwurf von den Wänden. Kassettierte Decken und reichverzierte Unregelmäßigkeiten der Wände in Räumen des Barock oder neoklassizistische Räume mit rechteckigem Grundriß, mit Säulen und Skulpturen sind in dieser Hinsicht musikalisch wirksamer als die typischen Räume unserer Zeit mit ihrer oft nüchternen Symmetrie und einfachen Regelmäßigkeit (WINCKEL). Die „Diffusität" ist so ein Maß dafür, inwieweit durch die Wandreflexion aus allen Richtungen der Schall gleichmäßig das Ohr des Hörers trifft. Bei geringen Reflexionen wird der aus der Richtung der Schallquelle kommende Schall (direkter Schall) überwiegen und die Bedeutung der Diffusität für den Klangeffekt verkleinern. Die „Deutlichkeit" gibt das Verhältnis von nützlichem zu schädlichem Schall an. Zum nützlichen Schall rechnet man den Direktschall und alle Reflexionen, die innerhalb von 50 ms (Millisekunden) auf das Ohr treffen und so den direkten Schalleindruck noch verstärken. Der schädliche Schallanteil hat eine die einzelnen Silben verdeckende Wirkung und besteht aus den übrigen, infolge einer langen Nachhallzeit später als 50 ms auf das Ohr treffenden Schalleindrücken. Musik erfordert eine größere Diffusität, Sprache eine größere Deutlichkeit. Alle diese etwas trockenen Vorstellungen gewinnen sofort an Farbe, wenn man sich an die akustisch-hörmäßigen Unzulänglichkeiten einer Predigt oder eines Oratoriums in einem gotischen Dom als einer Hallenkirche erinnert.

Gesangstechnisch ist von der künstlerischen Stimmerziehung die Einsicht zu fordern, daß für eine ideale Tragfähigkeit eine „innere Raumempfindung“ notwendig ist. Töne, mit sparsamem Luftverbrauch erzeugt, tragen besser, vor allem dann, wenn Weiträumigkeit und Weichwandigkeit des Ansatzrohrs, dabei seelische wie körperliche Unverspanntheit des gesamten Stimmapparats vom Sänger bewußt wie unbewußt als künstlerische Mittel der Stimmgestaltung eingesetzt werden. Die geschickte Ausnutzung der Atemführung und aller mitwirkenden Schallräume in diesem Sinne schafft besonders günstige Resonanzverhältnisse, z. B. vermehrte Obertöne im Bereich des Maximums der subjektiven Ohrempfindlichkeit und rein harmonische Obertonreihen, z. T. nach WINCKEL auch durch Beschränkung ihrer Gesamtzahl auf ein Optimum. Die beste Erziehung zur Weichwandigkeit der weit geöffneten Klangräume und der Unverspanntheit ihrer Wände ist das Hinführen des Gesangsschülers zu einem voluminösen Piano. Der Ausbau des Volumens der Klangfülle ist dabei als ein Reifungsakt der Stimme anzusehen.

Bei der Durchschlagskraft der Sprechstimme ist nicht das Steigerungsvermögen der Lautstärke der Stimme gemeint, das bei gesunden und kranken Sprechstimmen sehr unterschiedliche Grade aufweisen kann und das beispielsweise mit Hilfe einer experimentellen Verdeckung der Stimme durch ein sog. „weißes Rauschen“, wie es das Audiometer liefert, sich messen läßt.

Unter dem Begriff der Durchschlagskraft wird die Tatsache festgehalten, daß einzelne Menschen mehr als die Allgemeinheit eine auffällig große Verständlichkeit ihrer Sprechstimme über weite räumliche Distanzen besitzen, die nicht als eine reine Funktion ihrer Lautstärke angesehen werden kann. Ein jeder wird sich solcher Situationen entsinnen, wo ein Teilnehmer eines Tischgesprächs in einem Gasthaus trotz seines Bemühens, seine Lautstärke zu dämpfen, es doch nicht verhindern kann, daß infolge eben dieser Durchschlagskraft seiner Stimme seine Späße auch weit entfernt sitzende Gäste, von ihm ungewollt, mit erheitern. Hierfür kommen oft vielfältige Ursachen zusammen, wobei allerdings eine zusammenfassende wissenschaftliche Deutung des Gesamtvorgangs noch aussteht. Es findet sich eine besondere Schärfe solcher Stimmen, besonders der hohen, infolge einer Anreicherung mit hohen Obertönen, die untereinander dann Dissonanzen erzeugen. Dann spielt eine Rauhigkeit mit knarrendem Beiklang in der dabei oft auffällig sonoren Stimme eine ursächliche Rolle; sie ist nicht selten der stimmliche Ausdruck lokaler krankhafter, lockerer Schwellungen an der Oberfläche der Stimmlippen, die der Laryngologe als Reinke-Ödem bezeichnet. Weiter können Teiltonzusammenballungen im Bereich der maximalen Empfindlichkeit des Ohrs, also um 1000–1500 Hz, subjektiv die Lautheit verstärken, ohne eine objektive Zunahme des Schalldrucks. Schließlich kann die Verstärkung der geräuschhaften Laute angeführt werden, der natürlichen wie auch der fehlgebildeten, so ein zischender Lispellaut.

Das hier Ausgeführte läßt wohl auch an seiner Unvollkommenheit erkennen, daß zur endgültigen Klärung qualitativer Fragen einer optimalen Klangbildung noch ein weites Feld für akustische, physiologische und phoniatrische Forschungen der Bearbeitung harrt.

Die „gute“ und die „schöne“ Stimme

Die Unterscheidung einer „guten“ von einer „schönen“ Stimme ist nicht neu; sie wurde schon 1668 von dem bedeutenden französischen Gesangstheoretiker BENIGNE DE BACILLY in seinem Werk „Remarques curieuses sur l'art de bien chanter“ ausführlich behandelt. Da die Beschäftigung mit einer solchen Unterscheidung zu wertvollen Erkenntnissen bezüglich der Stimmqualität der Gesangsstimme verhilft, soll diese Unterscheidung hier näher betrachtet werden.

Man kann zunächst einmal feststellen, daß sich die Güte einer Stimme verstandesmäßig, die Schönheit dagegen nur gefühlsmäßig begründen läßt. Die Schönheit einer Stimme ist kein absoluter Wert, weil sie ganz und gar abhängig ist von dem jeweiligen Kulturkreis und seinen stimmästhetischen Auffassungen, in dem sie produziert wird. Die Japaner z. B. halten die „Knödelstimme“ für schön und pflegen beim Singen den Mund geschlossen zu halten; denn nur Kinder und Kutscher lassen nach europäischer Manier die Töne aus dem Bauch kommen. In Siam gilt der Frauengesang für schön, wenn er ausnehmend tief und hart klingt. Im Gegensatz hierzu gilt in Indien, Indonesien und Polynesien die Fistelstimme als „bel canto“. Im Nahosten wiederum bedeutet das höchste genäselte Falsett den Gipfel der Schönheit einer Stimme. Ähnlich unterschiedliche stimmästhetische Auffassungen finden sich sogar in unserem eigenen Kulturkreis. Das von Natursängern so beliebte aus den Tiefen des Gefühls heraufgeholte übertriebene Portamento (ein Schleifen oder Ziehen zwischen Silben und Tonsprüngen) wird von Kunstsängern als häßlich und vulgär sorgsam vermieden. Die Schönheit einer Stimme bildet somit, weil allein den Kompetenzen der Ästhetik unterlegen, kein Kriterium für eine rationelle physiologische Stimmforschung. Auch sind wir in Überschätzung der ästhetischen Grundsätze unseres Kulturkreises nicht berechtigt, unser Ideal der Stimmschönheit als ein in der Welt allgemeingültiges Normativ zu betrachten. – Wir müssen sogar festhalten, daß es schöne, „wunderbare“ Stimmen geben mag, die nicht unbedingt zugleich gute Stimmen sein müssen. Umgekehrt erleben wir den Fall, daß eine wirklich gute Stimme den Zuhörern keinen Applaus entlockt; sie ist kalt und läßt kalt, weil dem Sänger in seinem Vortrag die gemüthaften Beimischungen, die emotionalen Qualitäten fehlen, ohne die das Singen keinen ästhetischen Genuß hervorruft. So gilt es nun zu erarbeiten, ob, wenn schon keine objektiv naturwissenschaftlichen Kriterien für die Schönheit einer Stimme möglich sind, sich solche für die Güte einer Stimme finden lassen.

Hierzu bleibt als hochwertiger Helfer das im Hinblick auf die Besonderheiten des musikalischen Hörens kritisch entwickelte und verfeinerte Gehör, auch wenn in zunehmender Zahl Errungenschaften der Elektroakustik zahlreiche neue Einzelerkenntnisse zur Durchdringung dieses Problems beigetragen haben. So sei hier auf die Versuche WINCKELS verwiesen, durch Festlegung einer optimalen Zahl von Obertönen im Stimmklang und die Bestimmung des sog. „Singformanten" bei 3000 Hz objektive Kriterien für die Güte einer Stimme zu erarbeiten. Auch das nachfolgend abgebildete und erläuterte Pneumogramm von CARUSO bietet ein gutes Beispiel für unsere Fragestellung, indem es trotz der berühmten schönen Stimme des Sängers zur Zeit dieser Registrierung Schäden im Atmungsgefüge erkennen läßt, die als Mängel bezüglich der Stimmgüte anzusehen sind und die auch für die Zukunft die Schönheit seiner Stimme bedrohten.

PANCONCELLI-CALCIA hat sich lange darum bemüht, eine Idealvorstellung der guten und leistungsfähigen Stimme gegenüber Stimmen, die einem solchen Anspruch nicht genügen, abzugrenzen. Nach seinen Vorstellungen läßt sich eine Stimme als „gut" bezeichnen, wenn sie ausschließlich unter Inanspruchnahme der für die jeweilige Leistung nötigen Muskulatur in harmonischem Ausgleich der Atmungs-, Kehlkopf- und Ansatzrohrfunktion gebildet wird. Die „gute" Stimme hört sich frei von Nebengeräuschen, Druck, Dauer- und Fehlüberspannungen an, klingt in jeder Höhe beliebig kräftig oder leise, weittragend; sie fließt resonanzreich, weich und anstrengungslos. Ein weiteres Merkmal der guten Stimme ist, daß sie abgesehen von der natürlichen „physiologischen" Müdigkeit keine pathologischen Erscheinungen im Klang wie in allen sonstigen Leistungsqualitäten des Stimmapparats erkennen läßt. Je nachdem, wie weit sich eine Stimme diesem Typus und diesem Ideal nähert, ist ihre Güte einzustufen.

Enrico Carusos Pneumogramm

Der italienische Laryngologe BIAGGI, tätig als HNO-Arzt am Teatro della Scala in Mailand, hat am 1. Juli 1911, als CARUSO wieder einmal, durch Sängerknötchen bedingt, an Beschwerden im Halse litt und über Schwierigkeiten beim Singen klagte, Pneumogramme des Sängers aufgenommen. CARUSO, der von Natur aus ein Bariton war und sich selbst recht gewaltsam zum Tenor „hochgearbeitet" hatte, litt, wahrscheinlich

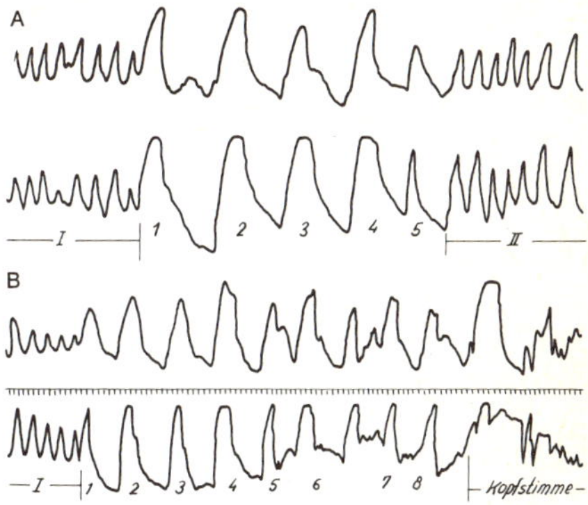

Abb. 58 Pneumogramme von Enrico Caruso, aufgenommen am 1. Juli 1911 in Mailand von Dr. Biaggi, dem Laryngologen am Teatro della Scala (nach *Panconcelli-Calcia*)

infolge dieses widernatürlichen Verhaltens, im Verlauf seiner Sängerlaufbahn wiederholt an solchen Beschwerden.

Wenn diese Pneumogramme hier abgebildet werden, so sollen sie noch einmal beispielhaft die Zielrichtung und Leistungsmöglichkeiten der Pneumographie darstellen; zum andern sind gerade diese Pneumogramme sicher für die Historie des Gesangs ein besonders wertvolles Dokument. PANCONCELLI-CALCIA hat 1956 diese Pneumogramme mit eingehender Analyse erstmalig veröffentlicht. Sie spiegeln sehr deutlich den erheblichen stimmpathologischen Zustand wieder, in dem sich CARUSO zur Zeit dieser Untersuchung befand (Abb. 58).

Auswertung der Pneumogramme (Abbildung stark verkleinert; bei der Zeitmessung auf der Zwischenlinie in B stellt jede Zacke eine Sekunde dar):

Erste Aufnahme A:

Die Strecke I links entspricht der Ruheatmung des Sängers, ohne stimmliche Leistung. Die Häufigkeit der Atemzüge übersteigt mit einer Minutenfrequenz von 24 die übliche Norm mit 16 Atemzügen pro Minute ganz beträchtlich. Beim Singen (1, 2, 3, 4, 5) mit Bruststimme (Angaben über die Tonhöhe fehlen) zeigt der horizontal verlaufende Strich am Ende vor allem der unteren, der abdominalen Einatmungskurve, daß CARUSO vor dem Singen etwa 3 Sekunden lang die Bauchdeckenmuskeln stumm spannt, anscheinend um eine Bauchstütze zu gewinnen (s. S. 121f). Die Ausatmung beim Singen erfolgt auffällig rasch und steht zur Dauer der Einatmung nur im Verhältnis 2 : 1.

Die Brustkurve verrät Unsicherheit und Spannung u. a. dadurch, daß beim 3. Atemzug mitten in die Ausatmung hinein sich eine kurze Einatmung dazwischenschiebt. Beim Singen beträgt die Minutenfrequenz 12, also das 3fache des Üblichen. Nach dem Singen folgen

7 stumme tiefe Atemzüge in 20 Sekunden (II), woraus sich die ganz ungewöhnlich hohe Minutenfrequenz von 21 ergibt.

Zweite Aufnahme B:

CARUSO geht von der Bruststimme zur Kopfstimme über. Die Anfangsstrecke des Pneumogramms besteht aus 5 Atemzügen in 13 Sekunden, das bedeutet eine Minutenfrequenz von 20 Atemzügen. In 73 Sekunden erfolgen dann beim Singen mit Bruststimme 9 Atemzüge, also mit einer Minutenfrequenz von 7 Atemzügen. Beim 7. Atemzug tritt in der Brust- wie in der Bauchkurve eine heftige Polykrotie (Mehrgipfligkeit) auf; anscheinend bereitet sich CARUSO auf den Übergang zur Kopfstimme vor. Beim Singen mit Kopfstimme werden die Aufzeichnungen der Brust- und Bauchatmungskurven dann ganz ungewöhnlich unruhig und inkongruent. Man kann daraus schließen, daß CARUSO damals eine solche Leistung wegen des krankhaft veränderten Zustands seiner Stimmlippen und der dadurch bedingten Behinderung des Stimmlippenschlusses nur mit äußerster Spannung und Mühe hervorbringen konnte.

CARUSOs Stimme war also schon mit 36 Jahren angegriffen; auch verschlechterte sie sich in der Folgezeit zusehends. Trotzdem erntete er immer wieder begeisterten Beifall. Seine Stimme wurde vom Publikum als „schön" empfunden, infolge der großartigen Interpretation des musikalisch Wesentlichen durch diesen hervorragenden Künstler. Die hier dargestellten Verhältnisse ergänzen die schon erörterten Vorstellungen, daß eine „schöne" Stimme etwas anderes sein kann als eine „gute" Stimme.

Es wird andererseits in den Jahren reifer Gesangskunst CARUSOs immer deutlicher: nicht CARUSOs Stimme ist zu bewundern, sondern der Grad seiner interpretatorischen Annäherung an das Komponierte. Ihm glückte im Verlaufe seiner sängerischen Entwicklung die Überführung des „schönen" Gesangs in den „ausdrucksvollen" Gesang, ohne auf die lyrisch-klangschöne Singweise des Belcanto seiner Frühzeit zu verzichten.

9 Stimmentwicklung und -störungen im Laufe des Lebens

Die Stimme des Säuglings

Der erste Schrei des eben geborenen Kindes liegt um a^1 und h^1; bei einer inspiratorischen Phonation erscheinen manchmal jauchzende Laute bis e^4, die sehr bald dann wieder verschwinden. Es gibt Vorstellungen vom akustischen Verlauf des Säuglingsschreis (SEDLACKOVA) mit schnellem Anstieg des Grundtons zu dann gleichbleibender Höhe zwischen 400 und 500 Hz und sanftem Abfall am Ende. Säuglinge mit großen Abweichungen von einer solchen Norm mit sehr hoch gelegenem Grundton (um 750 Hz) und unterbrochener Kontinuität des Ablaufs sind auf geistigen Schaden verdächtig (OSTWALD). – Beim Schrei des Neugeborenen und Kleinstkindes unterscheidet man nach OSTWALD (1985) vom Anlaß her wie im Stimmausdruck drei Typen, den des Schmerzes, des Hungers und des Erschreckens. Die Schreie unterscheiden sich vor allem in der Höhe des Grundtons; er ist beim männlichen Neugeborenen höher als beim weiblichen. Das stimmt mit der Vermutung HOLLIENs überein, daß die Grundtonfrequenz der Knaben in den ersten 6 Lebensjahren höher sei als die der Mädchenstimme. – Sowohl der rezeptive wie der produktive Apparat für einige einfache Formen der Kommunikation scheinen schon vor der Geburt vorhanden zu sein, und der Einsatz der lauthaften Stimmgebung zur Zeit der Entbindung ist vergesellschaftet mit dramatischen Wandlungen von Atmung und Stimme. Gesundheit, Krankheit und Emotion beeinflussen das Klangbild des Schreis, zu dessen Variablen außer Tonhöhe auch die harmonische Struktur und ein zeitweiliger Wechsel in seinen Geräuschkomponenten gehören.

Die Stimme des Klein- und Schulkindes

Von 5 Halbtönen im ersten und zweiten Lebensjahr verbreitert sich die Skala der verfügbaren Halbtöne bis zu 14–19 im zwölften Jahr bei den Knaben, bis zu 16–22 Halbtönen bei den Mädchen. Erbeinflüsse und Milieueinflüsse sind dabei unverkennbar.

Man kann von einer Art Faustregel ausgehen, daß der natürliche Stimmumfang des Kindes zahlenmäßig eine Ordnung kleiner anzunehmen ist als die Zahl der Lebensjahre. Dabei kann man bei beiden Geschlechtern vom ersten Hauptton um a^1–h^1 ausgehen. Bis zum

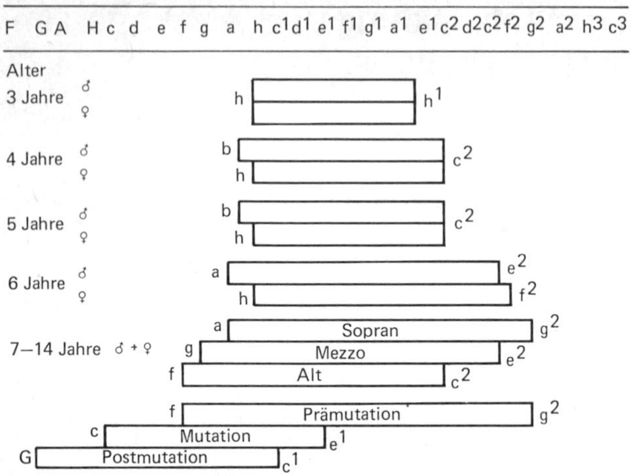

Abb. 59 Kinderstimmumfänge von 3 Jahren bis zur Postmutation (nach *Frank* u. Mitarb.) (♂ Knaben, ♀ Mädchen)

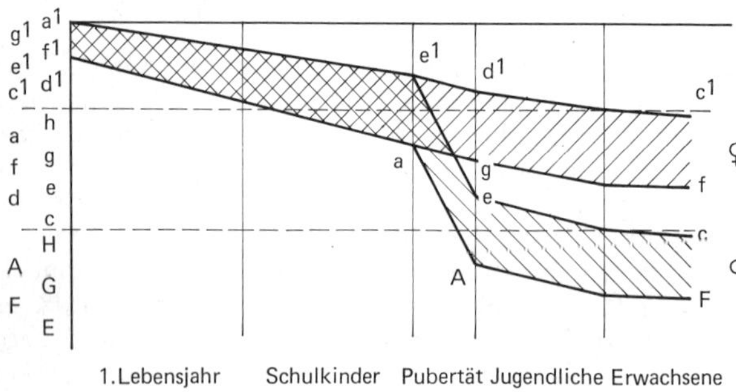

Abb. 60 Veränderungen der Sprechstimme in Kindheit und Pubertät bis zur Sprechstimme der Erwachsenen (nach *Pahn*)

Schulanfang zeigt der Stimmumfang die Tendenz sich nach unten auszuweiten, erst dann auch nach der Höhe zu, wobei die Mädchen immer einen Tonschritt voraus sind. Die Mehrzahl der Kinder verfügt vor der Pubertät über einen Stimmumfang von anderthalb Oktaven, bei einigen ist dieser auch größer (Abb. 59). Von den Veränderungen der Sprechstimme in Kindheit und Pubertät gibt Abb. 60 ein eindrucksvolles Bild.

Schulkinder, die trotz völliger Intaktheit ihrer Stimmorgane keinen Gesangston herausbringen, nannte man lange Zeit „Brummer". Dieser

Begriff verschwindet allmählich, da er den Sachverhalt nicht eindeutig wiedergibt und nicht selten dazu einen abwertenden Beiklang besitzt. Man sollte besser GLASS (1970) folgen, der Schüler, die zur Zeit des Schulbeginns keine Singfähigkeit besitzen, in Falschsinger, Sprechsinger und Tiefsinger unterteilt. Falschsinger sind Kinder, die nicht in der Lage sind, eine vorgesungene oder vorgespielte Melodie oder Melodieteile richtig nachzusingen, gleich zu Beginn des Nachsingens oder auch im weiteren Verlauf. Sprechsinger sind Kinder, die eine vorgesungene oder vorgespielte Melodie in der Sprechlage und unter Verzicht auf die vorgegebene Melodiebewegung reproduzieren. Tiefsinger sind solche, die eine vorgegebene Melodie in sich richtig, aber zu tief wiedergeben. GLASS fand im ersten Schuljahrdrittel unter 1362 Schulanfängern 60,1% Richtigsinger, 29,2% Falschsinger, 4,9% Sprechsinger (die früher sog. „Brummer") und 5,2% Tiefsinger.

Unter Verwendung zielgerechter musikpädagogischer Methoden – so über die Schaffung und Festigung von Tonhöhenvorstellungen – ist es möglich, bis zu einem gewissen Grade Falschsinger und Sprechsinger zum Singen zu befähigen. Die optimale Leistungsspitze für die Ausbildung musikalisch reproduktiver Fähigkeiten liegt dabei offenbar im 5. und 6. Lebensjahr. Hörgestörte Kinder (zwischen 3–7%, bei GUNDERMANN sogar 9,4%) wiesen auffällige Schwierigkeiten bei der Reproduktion von Melodien auf.

Die Zahl der Kinder mit einer chronischen Heiserkeit wird von verschiedenen Untersuchern sehr unterschiedlich angegeben; hierunter verbirgt sich u. a. auch eine graduelle Differenz in der Beurteilung, was als Heiserkeit gelten soll.

Über die vielfältigen Ursachen kindlicher Heiserkeit, vor allem über die ihnen zugrundeliegenden organischen Befunde wird auf S. 146, 248 bei den Krankheiten der Stimme berichtet.

Bellhusten und Schreiknötchen

Wichtiger und häufiger als mögliche angeborene Mißbildungen im Kehlkopf oder andere Atypien sind lang anhaltende und rezidivierende Katarrhe der oberen Luftwege mit schweren Hustenattacken, die wie beim Keuchhusten auch ohne lokale Reizerscheinungen lange Zeit fortbestehen können. Räuspern und bellender Husten, psychisch fixiert und nach Gesamtverhaltensweise als „neuropathisch" zu bezeichnen, kommen nicht selten bei Kindern vor, zuweilen mit der untergründigen und nicht bewußten Absicht, die Familie auf sich aufmerksam zu machen, mütterliche Wärme und wohl auch Mitleid auf sich zu sammeln. Solche geräuschvollen kindlichen Mißhandlungen von Kehlkopf und Rachen können aber auch als Protest oder als Wille zum Ärgernis entstehen. – Die wohl wichtigste und sicherlich häufigste Ursache von kindlicher Heiserkeit ist jedoch die Überbelastung der Sprechstimme, das fortwährende Schreien als alleinige Unterhaltungsform zwischen den Freunden, besonders auf dem Sportplatz oder überhaupt bei kindlichen Spielen. Hier finden sich sehr bald dann bei der Spiegelung des kindlichen Kehlkopfs am Übergang vom vorderen zum mittleren Drittel am freien Rand beider Stimmlippen sog. „Schreiknötchen". Sie sind meist stecknadelkopfgroße, manchmal auch mehr längliche Gewebspolster, in der Entstehung, im Aussehen und im mikroskopischen Bild sehr verwandt den „Sängerknötchen", über die noch zu berichten sein wird (s. S. 206ff). Die Schreiknötchen behindern durch ihre Pufferwirkung den Verschluß der Stimmlippen in der Phonationsphase und veranlassen das Kind, durch vermehrtes Pressen doch noch einen kompletten Stimmlippenschluß zu erzwingen und auf solche Weise dann eine verständliche, aber rauhe und heisere Stimme zu produzieren. Der erfahrene Laryngologe wird sich in solchen Fällen unter regelmäßigen halbjährigen Kontrollen meist abwartend verhalten können, bis die Beendigung des Stimmißbrauchs mit zunehmender Einsicht oder aber durch allmählichen Erziehungserfolg der Eltern wie auch durch das Einsetzen der Pubertät solche Knötchen spontan und ohne ärztliches Eingreifen verschwinden läßt.

Stimmwechsel (Mutation)

Der Stimmwechsel erfolgt während der Pubertät und ist eines der markantesten Ereignisse körperlichen Umbaus in dieser durch das Einsetzen der Keimdrüsenfunktion bedingten Entwicklungsperiode, vor allem des Jungen. Damit ist der Kehlkopf als ein sekundäres Geschlechtsmerkmal gekennzeichnet. – Mit dem Einsetzen der Pubertät erfolgt ein überwiegend in der Horizontalen sich auswirkendes Wachstum des Kehlkopfskeletts (Abb. 61), gekoppelt mit einer Längen- und Breitenzunahme der Stimmlippen. Diese Längenzunahme beträgt beim Jungen etwa 1,0 cm, beim Mädchen 0,3–0,4 cm und bedingt eine charakteristische Senkung der Sprechstimmlage, die „Mutation". Beim Jungen vertieft sich hierdurch die Stimme um etwa eine Oktave, beim Mädchen nur um eine Terz oder auch gar nicht. Dann ist jedoch der Stimmklang nach der Mutation wesentlich voller und kräftiger. Bei Jungen wie Mädchen nimmt zugleich der Stimmumfang zu (vgl. Abb. 60).

Die Mutation geht nicht selten mit Rauhigkeit und Umkippen der Stimme im Oktavensprung in die Fistelstimme einher, weil das feindifferenzierte neuromuskuläre Zusammenspiel – gewissermaßen die zerebrale Programmierung – noch nicht auf die neugewonnene Stimmlippenlänge und deren Spannungsverhältnisse abgestimmt ist. Dieser ganze

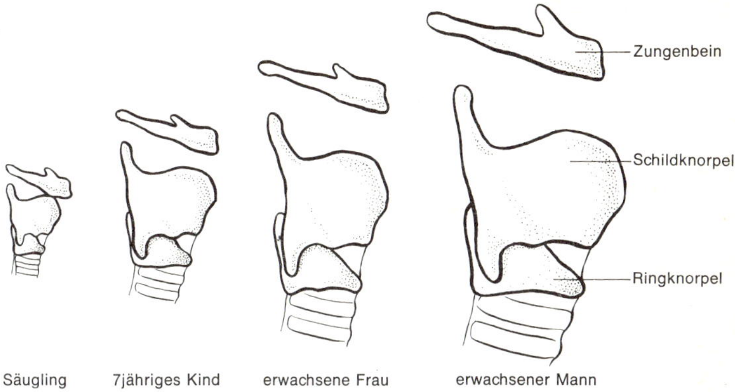

Abb. 61 Größenwachstum des Kehlkopfs, von der Seite (nach *v. Lanz* u. *Wachsmuth*)

Umbau spielt sich in unseren Breiten beim Jungen zwischen dem 12. und 16. Lebensjahr ab. Die allgemein zu beobachtende Vorverlagerung aller pubertärer Abläufe, verbunden mit einer Zunahme der Körpergröße der Jugendlichen, die sog. Akzeleration, hat auch die Erscheinungen des Stimmwechsels vorverlagert, so daß seine ersten Anzeichen manchmal schon im 9. Lebensjahr beobachtet werden können.

Während des Stimmwechsels sieht der Laryngologe bei der Spiegelung meist in typischer Weise ein Offenstehen der Stimmritze im hinteren Drittel (das sog. „Mutationsdreieck") und eine mäßige diffuse Rötung der Stimmlippen und der Stellknorpelschleimhaut, die jedoch nicht mit ähnlich aussehenden entzündlichen Veränderungen verwechselt werden darf.

Der Stimmwechsel dauert beim Jungen ½ bis zu 2 Jahren; bei Mädchen geht er schneller vonstatten und wird meist überhaupt nicht bemerkt.

Mutationsstörungen

Die gar nicht seltenen Störungen eines sonst eigengesetzlich und in begrenzter Zeit ablaufenden Stimmwechsels haben keineswegs, auch bei Fortbestehen einer hohen Knabenstimme, immer eine Störung der hormonalen Gesamtentwicklung zur Voraussetzung. Es handelt sich also bei solchen Jugendlichen, die eine Mutationsstörung zeigen (unvollkommene, verzögerte oder fehlende Mutation) nicht notwendigerweise um sog. Eunuchoide, sondern meist sind diese unbehindert in der Ausreifung zum Mann in der Gesamterscheinung wie in allen seinen

Funktionen. Endokrinologisch erklärbare Grundkrankheiten sollten allerdings immer sorgsam ausgeschlossen werden.

Man findet bei solchen jungen Männern über die Zeit der allgemeinen pubertären Reifung hinaus fortbestehend die akustisch auffälligen Formen einer nicht vollendeten Mutation mit kindlich hoher Stimme, heiserem, gepreßtem und überhauchtem Stimmklang und mit dem schon beschriebenen Umkippen der Stimme in Oktavsprüngen und einer Diplophonie, der Spaltung der Stimme in zwei scheinbar nebeneinander bestehende Stimmklänge, also in Doppeltöne. – Mehr larvierte Formen, nach eigenen Erfahrungen bei jungen Mädchen häufiger, sieht man dann später bei 20–30jährigen in der stimmärztlichen Sprechstunde mit Beschwerden durch funktionelle Stimmstörungen (s. S. 199ff), meist im Sinne einer Hypokinese mit Heiserkeit und überhauchtem Stimmklang und einer Unfähigkeit zum Rufen und Singen.

Ursächlich spielen unsymmetrische, sehr wechselhafte Spannungsverhältnisse beider Stimmlippen eine wesentliche Rolle, aber auch psychische Momente werden angeführt. So soll in manchen Fällen das Festhalten der Kinderstimme symbolisch und unbewußt die Mutterbindung und ein Sträuben gegen die unumgängliche Lösung aus dieser demonstrieren. Bei jungen Männern findet sich manchmal noch eine ganz hohe „Mutationsfistelstimme" mit einer Sprechstimmlage bei a–c^1 und noch höher.

Meist sind solche Störungen, wenn auch der Patient auf die Normalisierung seiner Stimme drängt, diese Fehlleistung also nicht aus psychischen Gründen fixiert ist, relativ schnell mit stimmärztlichen Methoden zu korrigieren, z. B. durch den „Bresgenschen Handgriff", der mit leichtem Druck der Finger auf die beiden Schildknorpel von vorn nach hinten unten den Kehlkopf und die Stimme senkt. Die dauerhafte Fixierung der hierdurch neugewonnenen tiefen Stimmlage erfordert oft mehr Mühe als die erstmalig hiermit erreichte Senkung der Sprechstimme.

Das Altern der Stimme

Im Laufe des Lebens ergeben sich an allen Organen des Menschen erhebliche Veränderungen des geweblichen Baus, so auch am Kehlkopf. An diesen sind ursächlich Beanspruchung und Abnützung in gleichem Maße wie auch das jahrelange Ausgesetztsein gegenüber äußeren und inneren Krankheitsbedingungen maßgeblich beteiligt. Am einschneidendsten für die Kehlkopffunktion ist wohl die allmähliche Verknöcherung der Kehlknopfknorpel, von unten nach oben sich ausbreitend, die schließlich eine erhebliche Minderung der Gesamtelastizität des Kehlkopfs bewirkt. Dann ergeben sich partielle Änderungen im Typus der Deckschicht der Taschenbänder und der Stimmbänder und eine Verminderung der funktionstüchtigen elastischen Elemente in den Stimmbändern wie der muskulären Substanz in den Stimm-Muskeln. Schließlich verliert der Kehlkopf einen Teil seines Schutzes durch eine gleichmäßige Benetzung seiner Oberfläche infolge Konsistenzveränderungen und Verminderung der Menge des Sekrets der Schleimdrüsen im Taschenband und in der Morgagnischen Tasche. Aus dem Zusammenspiel aller dieser Bedingungen ergibt sich nicht nur morphologisch die Alterung des Kehlkopfs, sondern hierdurch wird auch die Gefahr einer Erkrankung des Kehlkopfs begünstigt und eine vermehrte Entstehung des Kehlkopfkrebses im Alter, beim Mann häufiger als bei der Frau, zu einem gewissen Teil erklärt.

In funktioneller Betrachtung ist das Altern der Stimme ein höchst komplexer Vorgang, bei dem zentrale und periphere Rückbildungsprozesse in Lunge, Kehlkopf und Rachen über die beschriebenen Veränderungen im Kehlkopf hinaus zusammenwirken. Viele Einzelerscheinungen des Gestaltwandels der Stimme sind – besonders bei Frauen – auch Folgen der Umstellung im endokrinen Gleichgewicht. Das biologische Altern der Stimme deckt sich nicht mit dem kalendarischen Alter. Es gibt viel mehr alte Menschen als alte Stimmen. Nur selten finden sich die für das Altern der Stimme typischen Einzelmerkmale vollständig oder in größerer Zahl bei ein- und derselben Person. Merkmale des Funktionswandels der Stimme im Sinne des Alterns sind Verlust der Bruststimme, ein schneller Wechsel der Stimmhöhe und Stimmfarbe, Abnahme der Stimmstärke, Minderung der Resonanz, Veränderung der Stimmqualität, vor allem des Timbres, herabgesetztes Stimmregulationsvermögen mit Störung der Intonation, Detonieren und Tremolieren, meist überwiegend zentral bedingt durch Nachlassen der Kraft neuraler Impulse. Dann wird eine Abnahme des Stimmumfangs beobachtet, wobei bei Frauen die untere Grenze nach unten, bei Männern mehr nach oben wandert, während sich die obere Grenze bei Männern und Frauen weniger eindeutig verändert. Letztlich finden sich lokale Beschwerden im Rachen, dazu Veränderungen im Stimmklang, wie sie ein Spannungsverlust der Stimmlippen bedingen kann.

Alte Menschen, die ihre Stimme nur zur alltäglichen sprachlichen Kommunikation gebrauchen, bekommen vor allem bei kräftezehrenden Allgemeinerkrankungen mit Bettlägerigkeit nicht selten eine sog. „marantische Stimmschwäche“ mit einem auffällig leisen, flatternden oder verhauchten Stimmklang. Dieser Zustand veranlaßt den behandelnden Arzt, einen Laryngologen zur Spiegelung des Kehlkopfs hinzuzuziehen, weil er eine Lähmung der Stimmlippen ausschließen möchte. Es handelt sich dann meistens um eine Schwäche der nervalen Impulse für die Stimmuskulatur und um deren Schwäche selbst, die man geradezu als Spiegel und Gradmesser des Verlusts im allgemeinen körperlich-muskulären Spannungsgefüge ansehen kann. Die Kehlkopfspiegelung zeigt dann zwar beiderseits ausgiebig bewegliche Stimmlippen, jedoch sind diese durchhängend, schlaff und schließen nur unvollkommen mit einem ovalen Restspalt der Glottis in der Phonationsphase. Es ist anzunehmen, daß endokrine Erschöpfungszustände, besonders der Nebennierenrinde, diese charakteristische Schwäche mitbewirken.

10 Besondere Stimmformen

Als besondere Formen der Stimmgebung, die mit anderen als den üblichen Mechanismen erzeugt werden, sollen hier ganz kurz betrachtet werden:

die Flüsterstimme,
die inspiratorische Stimme,
die Kommandostimme,
die Bauchrednerstimme,
die Stimme der Kehlkopflosen,
das Pfeifen,
die Jodelstimme,
das gedeckte und ungedeckte Singen,
die Stimme der Kastraten.

Besondere Stimmformen der Sprechstimme

Die **Flüsterstimme** hat Geräuschcharakter, beruht auf einem unvollkommenen Anblasen der Resonanzräume durch einen kontinuierlichen Luftstrom, der die geöffnete Stimmritze passiert, ohne durch die Stimmlippenschwingungen periodisch unterbrochen und zur Stimmbildung vorgeformt zu werden. Anregende Luftwirbel entstehen vorwiegend an den engsten Stellen des Luftweges, an denen der Luftstrom seine größte Geschwindigkeit besitzt, also in oder über der Stimmritze. Die Stimmritze zeigt dabei eine umgekehrte Y-Form, das sog. „Flüsterdreieck". Der Luftverbrauch beim Flüstern ist beträchtlich größer als bei normaler Stimmgebung. Das Flüstern ist unphysiologisch und bringt demnach bei einer Entzündung des Kehlkopfs mit Heiserkeit keine Schonung und Entlastung für diesen, wie der Laie oft annimmt.

Die **inspiratorische Stimme** (Stimmgebung während des Einatmens) ist beim Menschen ebenfalls unphysiologisch. Allenfalls haben manche stimmgesunde Menschen die Angewohnheit, ein inspiratorisches „Ja" in ein Gespräch einzuflechten. Tiere benutzen inspiratorische Laute als natürliche Äußerungsform. Das Pferd wiehert inspiratorisch; die Katze miaut in gleicher Weise. Der Ruf des Esels besteht aus einem inspiratorischen i und einem exspiratorischen a. Überwiegend inspiratorisches Sprechen beim Menschen ist krankhaft und läßt psychische Schäden vermuten. So sind auch Versuche, bei bestimmten Stimmstörungen ein inspiratorisches Sprechen in der Therapie zu verwenden, vom gedanklichen Ansatz her irrig und kaum erfolgversprechend.

Die **Kommandostimme** bewegt sich fast stets in einer zu hohen Sprechstimmlage; auch ist ihre Lautstärke stark vermehrt, da sie notwendigerweise ja überwiegend im Freien angewandt wird und noch in beträchtlicher Entfernung verstanden werden soll. Die einzelnen Kommandos beginnen meist mit einem übertrieben langen Schwellton, bis die gewünschte Stimmstärke erreicht ist; nach einem Sprung der Stimme zur Höhe zu bis zu 10 Ganztönen beginnt dann mit einem überharten Coup de glotte im Anlaut der zweite Teil des Kommandos.

Die Kommandostimme versucht durch Anwendung extremer, daher unphysiologischer Stimmittel die Durchschlagskraft der Stimme (s. S. 136) zu vermehren. Die Zahl vorübergehender oder auch dauernder Stimmschäden durch einen solchen harten Stimmgebrauch ist daher recht groß.

Die **Bauchrednerstimme** wird durch Übung bei Vorhandensein entsprechender besonderer anatomischer Voraussetzungen im Kehlkopf-Rachen-Bereich erlernt. Durch eine besondere Gebrauchsweise des Stimmapparats wird die natürliche Stimme in ihrer Tonhöhe und Klangfarbe gänzlich verändert, so daß einem Zuhörer die Illusion erzeugt wird, daß statt des tatsächlichen Sprechers eine andere, bisweilen auch weit entfernte Person sprechen würde. Die Täuschung wird vollkommen, wenn der Bauchredner jegliche im Mundbereich sichtbare Sprechbewegung vermeidet. Im Altertum bis ins Mittelalter hinein glaubte man, daß der Bauchredner ein Wahrsager sei; ja man hat behauptet, die Pythia in Delphi hätte ihre Weissagungen als Bauchrednerin geäußert. Die Zusammenhänge der Bauchrednerkunst mit sakralem Zauber, so sprechenden Götterbildern in Indien und Ägypten, mit Magie, Hexerei und Dämonenlehre sind in der Literatur vom Altertum bis in die Neuzeit auch immer wieder erörtert worden.

Die Stimme des Bauchredners liegt einige Töne höher als die gewöhnliche Sprechstimme; ihr Umfang beträgt nur etwa eine Oktave.

Beim Bauchredner tritt das Zwerchfell exspiratorisch tiefer; durch diese paradoxe Zwerchfellbewegung wird der äußerst sparsame, kaum merkliche Luftverbrauch verständlich. Die Stimmlippen schwingen bei stark verengter Stimmritze nur mit den Rändern. Der Kehldeckel senkt sich über den Kehlkopfeingang und verengt diesen hierdurch. Die Gaumenbögen sind ganz stark zusammengezogen. Die Zunge sinkt nach hinten und drückt auf das Zungenbein nach unten. Hierdurch kommt es zu einem extrem verkleinerten Resonanzraum und dem charakteristischen gepreßten, dünnen und obertonarmen Klang dieser Stimme.

Die **Stimme der Kehlkopflosen**: Nicht selten ist zur Ausheilung einer Krebserkrankung im Kehlkopf erforderlich, den Kehlkopf gänzlich zu entfernen und die Luftröhre zur Aufrechterhaltung der Atmung in die Halshaut einzunähen oder mit einer Trachealkanüle den Atemweg zu sichern. Nach völliger Entfernung des Kehlkopfs geht die Stimme zunächst verloren. Da aber das Ansatzrohr mit allen seinen klangbildenden und artikulatorischen Funktionen erhalten geblieben ist, fehlt nur ein neuer Mechanismus, durch einen Luftstrom aus einem Luftreservoir, einem Windkessel, und mit Hilfe einer neuen Glottis einen obertonreichen Stimmklang zu produzieren, der dann wie bei normaler Stimmbildung im Ansatzrohr die Modifizierung zum Sprachlaut erfährt.

Als Luftreservoir kann der Magen oder besser noch die Speiseröhre dienen. Der Kehlkopflose lernt durch Übung, geschluckte und gestaute Luft wieder von sich zu geben wie beim Aufstoßen bzw. Rülpsen. Die Stimme des Kehlkopflosen kommt dann mit Hilfe eines willkürlichen, kontinuierlichen, dabei sehr gemilderten und dosierten Aufstoßens zustande.

Eine neue Engstelle im Sinne einer Ersatzglottis bildet sich in Form einer Gewebsfalte im Hypopharynx zwischen Zungenbasis und Rachenhinterwand oder am Beginn der Speiseröhre durch eine Wulstbildung.

Die bewegte Luftmenge ist anfänglich nur klein, um 5 cm^3. Der Übende lernt aber schließlich bei geschlossenem Mund und hochgehobenem Gaumensegel sehr viel Luft in die Speiseröhre zu treiben und diese bis zu 10 Sekunden dort zu behalten. – Der Kranke muß begreifen, daß die Lungenatmung nicht mehr die Voraussetzung für den neuen Stimmmechanismus bildet. Das Atem- und Kanülengeräusch kann sogar die Sprachverständlichkeit empfindlich stören.

Die Ersatzstimme des Kehlkopflosen, auch Ösophagusstimme genannt, ist rauh und tiefer als normal; ihr Umfang ist klein, eine Terz bis zu einer Oktave. Die neugewonnene Stimme ist vielfach jedoch ausreichend für das Berufsleben. Es ist auffällig, daß Kehlkopflose sich oft gern mit dieser neuen Stimme präsentieren.

Bei hohem Alter und infolge mancherlei anderer äußerer wie innerer Bedingungen, so insbesondere mangelndem Anreiz, erlernen etwa ein Drittel der Kehlkopflosen die beschriebene Ersatzsprache nicht oder nur in geringem Maße; sie kehren zu einer Pseudoflüstersprache zurück, einer Artikulation ohne tragenden Luftstrom aus dem Ösophagus.

Die Notwendigkeit, auch diesen Patienten eine Möglichkeit der mündlichen Verständigung zu schaffen, führte zur Entwicklung zahlreicher mehr oder weniger leistungsfähiger technischer Sprechhilfen. Am brauchbarsten sind die Geräte, die einen von einer Batterie erzeugten Summton über einen vibrierenden Tubus durch die Weichteile des Halses zur akustischen Erregung dem Mund- und Rachenraum zuleiten. Nachteil dieser Geräte ist noch immer die erhebliche Monotonie der durch sie induzierten Stimme, die die Satzverständlichkeit beeinträchtigt. Die Ösophagusersatzstimme bleibt noch immer die weitaus bessere Lösung, sofern ihre Erlernung gelingt. – Neuerdings gibt es weltweit Bemühungen, operativ einen Weg (Shunt) zwischen der oberen Luftröhre und dem Rachen herzustellen, damit die Atemluft von der Luftröhre aus wieder zur Klangerzeugung in Rachen und Mundhöhle verwendet werden kann, ohne daß Speichel und Speisen in die unteren Luftwege geraten können. Diese technisch schwierigen Verfahren, von STAFFIERI (1972) und AMATSU (1978) begonnen, sind aber noch mit Versagern und Komplikationen belastet, werden jedoch ständig fortentwickelt.

Das **Pfeifen:** Nach den Untersuchungen VON GIERKES (1947) sind die mit dem Mund hervorgebrachten *Pfeiftöne* physikalisch als Lochtöne aufzufassen. Am aus dem Mund austretenden Luftstrahl bilden sich in bestimmten Abständen Wirbel. Die bei dieser Wirbelbildung entstehenden Druckschwankungen regen die Hohlräume von Mundhöhle und Ansatzrohr zu Eigenschwingungen an. Unter bestimmten Bedingungen kann durch die Veränderung der Strahlgeschwindigkeit und des Mundraumvolumens auch die Frequenz der Pfeiftöne beeinflußt werden.

Besondere Stimmformen der Singstimme

Die **Jodelstimme** ist in ihrer lokalen Entstehung genau von gegenteiligen Bedingungen abhängig, als sie die Bauchrednerstimme erfordert. Hier überwiegt eine ausgiebige Bauchatmung. Der Kehlkopf ist tiefgestellt; die supraglottischen Schallräume des Ansatzrohrs werden so weit als möglich gehalten, auch durch das Aufrichten des Kehldeckels. So entsteht ein besonders obertonreicher Klang. Es finden sich sogar reichere Obertongruppierungen als bei der Singstimme üblich. Charakteristisch für die Jodelstimme sind plötzliche Tonsprünge mit weichem Stimmeinsatz aus dem Brust- in das Kopfregister und umgekehrt. Ein musikalisches Merkmal ist auch, daß das Jodeln textlos ist und nur Vokale verwendet. Das Jodeln ist eine Kunstäußerung, die eigentlich auf freier Improvisation beruht; es wird angenommen, daß es, da ursprünglich im gesamten europäischen Zentralalpengebiet verbreitet, eine Nachahmung des Alphorns oder der bei allen Hirtenvölkern verbreiteten Schalmei darstellt. Da das Jodeln alle Merkmale des stimmhygienisch gesunden Singens zeigt, ist ein gutes, richtig ausgeführtes Jodeln auch nicht für die Gesangsstimme schädlich.

Das **gedeckte** und **ungedeckte Singen:** Der als Tenor an der Pariser Oper und später als Gesangspädagoge mit MANUEL GARCIA zusammen tätige GILBERT DUPREZ hat 1836 erstmalig eine Voix couverte, eine Voix sombrée (gedeckte Tongebung) von einer Voix blanche (offene Tongebung) unterschieden. Er meinte dabei einen Stimmechanismus, der durch Tiefstellung des Kehlkopfs und durch starkes Aufrichten des Kehldeckels eine Erweiterung der supraglottischen Räume des Ansatzrohrs bewirkt. Auch der Morgagnische Ventrikel wird breitbasis ausladend und nimmt nach der Tiefe an Ausdehnung zu. Hierdurch kommt es zu einer geringen Verdunklung der Vokale in höherer Tonlage, und es wird so eine zu helle und scharfe Stimmgebung im Grenzbereich der Mittel- zur Kopfstimme verhindert. Dabei kommt es zugleich zu einer klanglichen Anreicherung der Stimme durch Verstärkung des Grundtons und durch die Vermehrung farbenspendender Obertöne. Die Verdunklung der Vokale durch das Decken erfolgt beim Baß bei c^1/d^1, beim Bariton bei d^1/e^1 und beim Tenor bei e^1/f^1.

Hierbei spielen ästhetische Gesichtspunkte eine führende Rolle. Die lächelnd geöffnete Mundstellung des italienischen Gesangsstils wird von einem mehr offenen Singen begleitet; ihm gegenüber steht beispielsweise das Düstere Wagnerscher Tondramen, das eine Verdunklung der Vokale durch ein mehr gedecktes Singen erfordert. Oft kann man noch einfacher heiter und ernst gegenüberstellen. Man kann wohl annehmen, daß beim guten Sänger ein natürliches Decken ganz unbewußt erfolgt, wenn es seine Rolle erfordert.

Außer einer solchen geringen Verdunklung der Vokale als Stilmittel hat dieser Vorgang offenbar doch auch noch eine grundsätzlichere gesangstechnische Bedeutung. VAN DEINSE hat nach eigenen Untersuchungen die Vorgänge beim Decken 1975 genau beschrieben. Er fand wie schon DUPREZ, daß der Kehlkopf dabei schnell gesenkt wird und der Kehldekkel sich aufrichtet, dann aber auch, daß der weiche Gaumen angehoben wird und der Zungenrücken sich nach vorn bewegt. Die größte Bedeutung kommt bei diesem Vorgang jedoch der Kontraktion des äußeren Kehlkopfmuskels, des M. cricothyroideus zu, der den Schildknorpel nach vorn unten kippt und dadurch zugleich die Stimmlippen verlängert und spannt (vgl. Abb. 20). Wenn man den Finger auf den Adamsapfel legt, kann man dessen Abwärtsbewegung fühlen. Dieser Übergang ist bei jedem Singenden an eine bestimmte Tonhöhe gebunden und ist nach HUSSON ein gewichtiges Kriterium für die Klassifizierung der Singstimme.

Den Sinn des Deckens sieht VAN DEINSE in einem Anpassungsmechanismus, um, zumal bei dem schwierigen Vokal e, von den hohen Tönen des Brustregisters im Aufwärtssingen klanglich unauffällig in das Kopfregister zu gelangen. Ähnliche Verhältnisse hinsichtlich eines Zusammenhangs von Kontraktion des M. cricothyroideus und der Bildung hoher Töne (s. S. 38 u. 48) hat VAN DEINSE auch für die Kopfstimme experimentell bestätigen können.

Die Kastratenstimme und ihre kulturhistorische Bedeutung

Der Gesang, aber auch künstlerisches Sprechen und Rezitieren in allen Erscheinungsformen und Wandlungen sind kultur- und zeitgebunden und sind zugleich ein Spiegel ihrer Zeit. Asiatische Völker haben ganz andere Vorstellungen von einem ästhetisch anspruchsvollen, dabei Herz und Gemüt bewegenden Gesang als die westliche Welt. Aber auch schon in kurzen Zeiträumen ändern sich Gesangs- und Sprachgewohnheiten, wovon man sich z. B. an alten Sprechschallplatten aus der Zeit nach dem ersten Weltkrieg leicht überzeugen kann.

Da vom frühen Mittelalter an, mit Ursprung in der Ostkirche (Papst Hilarius, 5. Jh.), gemäß einem Wort des Apostels Paulus es den Frauen verboten war, im Kirchenchor mitzuwirken, wurden als Ersatz Knaben und Falsettisten zum kirchlichen Gesang herangezogen. Bald jedoch wurden die Falsettisten (normal entwickelte Männer mit sehr hohen Stimmen) bevorzugt, weil sie ihre in der Technik des Falsettierens ausgebildeten Stimmen sich bis ins hohe Alter erhielten, während die Knaben infolge Mutation ja spätestens nach 3–4 Jahren mit dem Singen wieder aufhören mußten, kaum daß sie durch Schulung brauchbare Käfte geworden waren.

Im 16. Jahrhundert wurden diese Falsettisten als „spanische Stimmen“ besonders geschätzt, jedoch fehlte es ihnen an Dynamik. Weder konnten sie die Stimme an- und abschwellen lassen noch den Klang ins Dunkle oder Helle färben. Auch fiel es ihnen schwer, was physikalisch-akustisch verständlich ist, die Worte deutlich auszusprechen. Dafür beherrschten sie, im Gegensatz zu den Knaben, die Kunst des Verzierens und Variierens und konnten auch Frauen- und Kinderstimmen sehr gut nachahmen. Das Falsettieren erübrigte sich mit dem Aufkommen der Kastraten und kam daher dann außer Gebrauch.

Die Kastration von Knaben und Jünglingen war seit dem Altertum aus den verschiedensten Gründen üblich. Auch bei den Griechen wurden nicht selten junge Kriegsgefangene kastriert; Eunuchen spielten dann an orientalischen Höfen und im türkischen Byzanz eine große Rolle, nicht nur im Serail, sondern auch in der Politik. Der Eunuch Narses befehligte im 6. Jahrhundert die größte Armee seiner Zeit. Kastriert wurde im Mittelalter zur Strafe und zur Vergeltung, aber auch aus religiösen Gründen noch bis ins 19. Jahrhundert, so freiwillig von der in Rußland und Rumänien verbreiteten Sekte der Skopzen. Kastraten sangen in der Sixtinischen Kapelle in Rom bis gegen Ende des 19. Jahrhunderts, und von dem letzten von ihnen, ALESSANDRO MORESCHI (1858–1922), gibt es eine, wenn auch technisch sehr unzulängliche Schallplatte aus dem Jahre 1904. Dessen Sprechstimme soll nach HABÖCK, der ihn 1914 sah

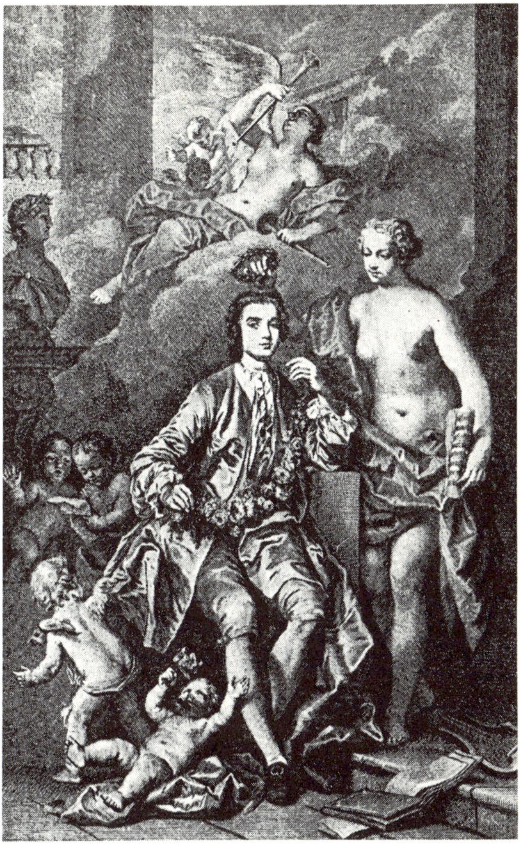

Abb. 62 Die Krönung des berühmtesten Kastraten des 18. Jahrhunderts *Farinelli* durch die Muse der Tonkunst. Stich von *I. Wagner* nach einem Gemälde von *J. Amigoni,* einem Freunde *Farinellis,* 1736

und hörte, sehr hell und metallisch gewesen sein und hatte Lage und Klangcharakter eines sehr hoch sprechenden Tenors.

Die große Zeit der Kastraten als Sänger begann mit dem Erscheinen der Oper als einer neuen musikalischen Kunstform. MONTEVERDI war der bedeutendste Wegbereiter der Oper und im Zusammenhang mit dieser auch des Kastratengesangs. Die meisten Opern, die zwischen dem 17. und 19. Jahrhundert geschrieben wurden, enthielten Partien für Kastratenstimmen. HÄNDEL verwendete sie häufig in seinen Opern, auch GLUCK schrieb seinen Orpheus für einen Kastraten, und noch der junge MOZART komponierte den Part des Idamantes in seiner Oper „Idomeneo“ für einen jungen Kastraten.

Die Kastraten wurden die Primadonnen und Superstars dieser Epoche. Sie erhielten phantastische Gehälter, reisten zwischen den königlichen und fürstlichen Höfen Europas hin und her und ließen sich feiern wie heute die Großen von Bühne und Film (Abb. 62). – Kastraten waren oft zänkisch und eitel. Trotz ihrer Mängel im männlichen Bereich wirkten sie auf die Frauen ihrer Zeit ganz ungewöhnlich anziehend. Ihre Affären wurden genauso in aller Welt diskutiert wie die der Idole unserer Zeit heute in Boulevardblättern und Illustrierten. Vielleicht waren sie auch besonders begehrt, weil ihre Affären nicht zu unerwünschten Erfolgen führen konnten. So entführte einer der bedeutendsten Kastraten seiner Zeit seine junge Geliebte aus einer vornehmen Familie in Dublin und heiratete sie dann später.

Besonders in der altitalienischen Oper des 17. und 18. Jahrhunderts fanden die Kastratenstimmen die größte Bewunderung. „Eine süßere Stimme“, heißt es in einem Bericht über einen solchen „Sopranisten“ aus jener Zeit, „kann man nun einmal nicht hören, und was der Mensch oder Halbmensch für eine Kunst oder Natur zugleich im Vortrag hat, übersteigt alle Vorstellung und muß man selbst hören. Kein Frauenzimmer, mag man sagen, was man will, hat so viel reine vollkommene Chorden und eine solche Brust. Es ist eine Stärke und ein Anhalten im Ton, daß die Seele davon wie von einem Strome mit fort muß.“ Derartige Berichte und Äußerungen finden sich in großer Zahl in der Literatur jener Zeit, die bezeugen, daß der größte Genuß im damaligen Italien durch den Gesang jener widernatürlich erzeugten Stimmen zustande kam. Dabei war die Ursache ihrer Entstehung kein Geheimnis, sondern allgemein bekannt, so sehr, daß das von einem Sopranisten hingerissene Publikum seiner Begeisterung in dem Ausruf Luft machte: „O benedetto il coltello!“ (Gesegnet sei das Messerchen!) (BARTH).

Es bestand damals ein großer Bedarf an Kastratenstimmen zur Verwendung in den Kirchenchören wie als Solisten. So nimmt es nicht wunder, daß zu dieser Blütezeit des Kastratengesangs Tausende von armen Eltern in Italien ihre Buben zum Kastrierer brachten, der mit einem kleinen Messer (coltello) sein grausiges Werk vollbrachte. Nur ein kleiner Teil dieser Jungen entwickelte später eine Stimme, die gut genug war für eine Anstellung im Kirchenchor, und noch viel seltener war einer von ihnen später geeignet zum Opernsänger. Die überwiegende Zahl dieser in früher Jugend entmannten Knaben ging durch ein ganzes Leben dann als ein Eunuch ohne jeden künstlerischen Erfolg. Im 18. Jahrhundert wurden in Italien etwa 4000 Knaben jährlich kastriert. Später im 19. Jahrhundert wurde die Kastration von Knaben für eine spätere Gesangsausbildung verboten. Es gab aber wegen des lockenden Verdienstes dann noch lange Zeit solche Verstümmelte, denen angeb-

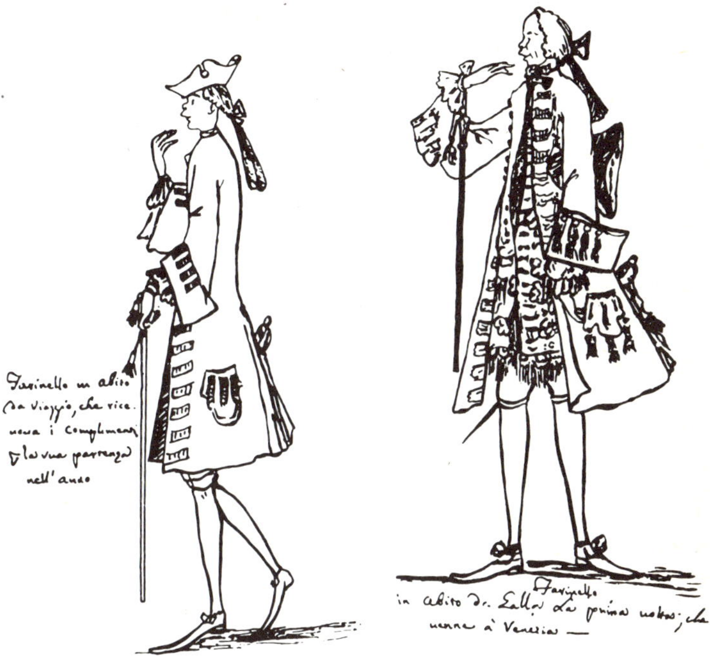

Abb. 63 Zeitgenössische Skizze des Kastraten *Farinelli* um 1760 (aus P. *Moses:* Folia phoniat. [Basel] 12 [1960] 214)

lich in der Kindheit beim Trüffelnsuchen im Walde ein Wildschwein die Hoden weggefressen habe, um einen der damaligen zahlreichen Vorwände anzuführen.

Die Kastration wurde im Alter von 7–8 Jahren durchgeführt. Diese Knaben gingen dann durch die Pubertät ohne das typische Größenwachstum des Kehlkopfs, das hormonell durch die Gonaden (Keimdrüsen, Hoden) in Gang gesetzt wird. Die meisten der Kastraten wurden sehr groß, einige mit weiblichen Brüsten und feisten Hinterbacken. Andere wenige dagegen blieben schlank mit überlangen Armen und Beinen, sehr langem Brustkorb und Hals, wie man auf alten Zeichenskizzen sehen kann (Abb. 63).

Die Kastraten sangen mit der Lungenkraft eines Erwachsenen und mit dem Kehlkopf eines Kindes. Hierdurch wurde es möglich, daß sie lange musikalische Phrasen auf einem Atemzug sangen. So reichte der Stimmumfang des berühmten Kastraten FARINELLI im Alter von 23 Jahren von c bis f^3; das Tonhalten gelang ihm bis zu 60 Sekunden. Die Stimmlage der Kastraten deckte sich ungefähr mit der der Frauenstimmen. Der Umfang ihrer Stimme schwankte zwischen 2–3 Oktaven innerhalb des Tongebiets von h–f^3, also in Grenzen, die, wenigstens ausnahmsweise, von der Frau erreicht werden. Es scheint aber, daß der Umfang der guten Kastratenstimme durchschnittlich größer gewesen ist als der sonst gleichwertiger Frauenstimmen, da besonders Kastratensoprane häufiger als die Frauensoprane bei gleicher Höhe sich weiter nach der Tiefe erstreckten. Ihre Stimmen hatten einen eigentümlichen Klangcharakter, einerseits in einer Mittelstufe zwischen Knabe und Mann, andererseits aber auch nach Lage und Resonanz der Frauenstimme verwandt. Die Stimme der Kastraten muß wohl auch sehr oft brustig und forciert kräftig geklungen haben, aus der Absicht, das Übermaß an zur Verfügung stehender Luft herauszustreichen.

Mit zunehmendem Alter sank die Stimme der Kastraten allmählich von der Sopranlage in die Altstimme ab; aber sie behielt stets einen besonderen Charakter, anders als das typische Timbre eines erwachsenen Sängers oder einer Sängerin. Ihre Stimmen sind auch offenbar nicht mit den heute vereinzelt in Barockopern und Oratorien MONTEVERDIs u. a. auftretenden Kontratenören und -altisten zu vergleichen; diese kommen jedoch der Singweise der Kastraten noch am nächsten.

Die Kastraten erfüllten das Stimmideal des Barocks und der Folgezeit, das sich ganz auf die hohe Stimme konzentrierte. Den Italienern galt noch bis in die Neuzeit ein sehr helles Timbre einer hohen Stimme als Ausdruck des Heldischen und Jünglingshaften. Offenbar haben die Kastraten durch mühevolle Übung eine ausgefeilte Perfektion in der Ausführung typischer Klangformen besessen, so der Koloraturen, der Schwelltöne, der Triller und Verzierungen; auch wurden immer wieder die Mühelosigkeit, der Glanz und die Kraft ihrer Stimmen gerühmt. Man spielte, wie BERLIOZ sich einmal ausdrückte, den Kehlkopf, wie man eine Oboe oder Klarinette spielt. Die Stimme wurde, was die technischen Anforderungen betraf, den Musikinstrumenten gleichgestellt und dabei selbst zu einem unpersönlichen und scheinbar vom Körper gelösten Instrument.

Solche in einer auf Schönheit in der gesanglichen Linie bedachten und mit wie in Perlenketten aneinander gereihten Verzierungen ablaufende Vokalklänge des Belcanto in vollendeter Form anzuhören, war für das Publikum ein viel größerer Kunstgenuß als der Realismus eines Bühnengeschehens. So war das Bestreben, in der Opernaufführung eine Atmosphäre von Künstlichkeit zu erzeugen, viel wichtiger als die Welt der Griechen und Römer naturgetreu widerzuspiegeln. Oft waren die Akteure auch Götter, Halbgötter und mythologische Figuren, und hierfür war die entpersonalisierte und nicht mehr an ein Geschlecht gebundene, quasi neutrale Stimme des Kastraten vorzüglich geeignet.

Diese kulturhistorisch wie musikalisch reizvollen Verhältnisse und ihre Veränderungen im Laufe der Zeit zu verfolgen, liegt außerhalb der Ziele dieses Kapitels. Es sei jedoch angedeutet, daß schon bei MOZART die Vertretung der Männlichkeit dann bald vom Bariton übernommen wurde, so dem Don Giovanni und dem Figaro, und daß in der Folgezeit zuweilen der Tenor in seiner höchsten Stimmgebung bis an die Untergründe weiblicher Wesensart herangeführt wurde. Auch sei an die später mögliche Kreuzung der Geschlechter – die Sängerin in einer Hosenrolle, Oktavian im „Rosenkavalier" – erinnert und schließlich an Osmin in der „Entführung aus dem Serail" und Kaspar im „Freischütz" als Vertreter des Bösen und Brutalen mit ihren schwarzen Bässen. Alle diese Typisierungen und deren Wandlungen im Laufe der Zeit haben ihre interessante besondere Geschichte.

Eine merkwürdige Begebenheit, die zugleich ein Schlaglicht auf die Bedeutung der Kastraten in ihrer Glanzzeit wirft, sei noch kurz berichtet. Der Kastrat FARINELLI wurde nach einer brillanten Karriere in der Oper an den Königshof nach Madrid gerufen, um dort König Philipp V. und seinen Nachfolger Ferdinand VI., die offenbar an einer auf Schizophrenie beruhenden unheilbaren Melancholie litten, zu kurieren. FARINELLI sang 12 Jahre lang, Nacht für Nacht, für den König dieselben Arien. Der geschlechtslose, entpersonalisierte Klang der Kastratenstimme hatte eine beruhigende Wirkung auf des Königs krankes Gemüt. Ein frühes Beispiel von Musiktherapie!

RICHARD WAGNER hat in seiner Kindheit und auch während seiner späteren Dresdener Kapellmeisterzeit die letzte Blüte des Kastratengesangs in der dortigen Hofkirche noch erlebt. Er schreibt über den Kastraten SASSAROLI, der im elterlichen Haus zugleich mit CARL MARIA VON WEBER verkehrte: „Der italienische Sopransänger, ein ungeheurer, rundbäuchiger Koloß, entsetzte mich durch seine hohe Weiberstimme, seine erstaunliche Volubilität im Sprechen und sein kreischendes, stets bereites Lachen. Trotz seiner großen Gutmütigkeit und Beliebtheit, namentlich auch in meiner Familie, war dieser Mensch mir gespenstisch widerwärtig. Ihn italienisch sprechen und singen zu hören, erschien mir als Teufelswerk dieser Spukmaschine ... Der skandalösen Gestalt SASSAROLIS gegenüber erfaßte mich WEBERS überaus zarte, leidende und geistesverklärte Erscheinung mit ekstatischer Teilnahme" (LEIPOLD).

11 Sprache und Sprechen – wie funktioniert Sprache?

Der deutsche Dichter JEAN PAUL hat einmal gesagt: „Die Sprache ist ein Gewölke, an dem jede Phantasie ein anderes Gebilde erblickt“ (1797). Tatsächlich, die Vielzahl und Vieldeutigkeit der Vorstellungen und Definitionen, die Sprache in ihrer Besonderheit festzulegen suchen, zeigen deutlich, wie kompliziert jegliche Begriffs- und Wesensbestimmung für die Sprache ist. Ihr komplexer Charakter zwingt dazu, sie als Struktur, Werkzeug und soziales Phänomen zu sehen, oder, wie KAINZ formulierte, unter dem Wesens-, Leistungs- und Entwicklungsaspekt.

Um in den äußerst umfänglichen Problemkreis der Sprache einzudringen, kann man das am zweckmäßigsten unter den beiden herausragenden Aspekten tun, dem einer biologisch-medizinischen Sicht und zum anderen in einer sprachwissenschaftlich-linguistischen Analyse und Darstellung. Die erste, die naturwissenschaftliche Betrachtungsweise, bewegt sich in der Vorstellungswelt, aus der diese Schrift ihre Inhalte schöpft. Der zweite, der sprachwissenschaftlich-linguistische Aspekt erfordert zum Verständnis eine völlig andere, eine geisteswissenschaftliche Denkart, vor allem für den weiten Bereich der Linguistik, und eine besondere Arbeitsweise.

Zum besseren Verständnis sei hier ganz summarisch und knapp definiert, was unter Sprachwissenschaft und Linguistik zu verstehen ist. Zentrale Aufgabe der Sprachwissenschaft ist die Darstellung der Prinzipien, denen das Zeichensystem Sprache in seinem Aufbau folgt und nach denen es sich mit der Zeit verändert. – Die Linguistik befaßt sich mit der Struktur und der Funktion sprachlicher Gebilde. Sie ist, wie IMHASLY (1979) das formulierte, damit beschäftigt, Gesetzmäßigkeiten der Sprache herauszuarbeiten und in mindestens 3 Ebenen zu beschreiben: Gesetzmäßigkeiten, die mit der Natur der Sprache überhaupt zusammenhängen (ihr zeichenhaft-symbolischer Charakter, ihre Fähigkeit, der Informationsübermittlung zu dienen usw.), Gesetzmäßigkeiten, die die jeweiligen Einzelsprachen betreffen (ihr Zeicheninventar und dessen Kombinationsmöglichkeiten u. a.), und schließlich Gesetzmäßigkeiten der Sprachverwendung, d. h. dessen, was man mit Sprache in sozialer Hinsicht tun kann, sowie der Bedingungen, unter denen sich sprachlich handeln läßt. – Was im Zusammenhang mit Sprache unter „Zeichen“ zu verstehen ist, wird später (s. S. 166) erläutert werden. Zunächst soll genügen, „Zeichen“ als Einheit zu betrachten, in der einem Signal (so einem Wort beispielsweise) eine bestimmte Information zugeordnet ist. Die Zuordnung geschieht durch Konvention.

Die zahlreichen bis in Philosophie, Ethnologie und Soziologie reichenden Voraussetzungen, die das Verständnis linguistischer Abhandlungen fordert, macht es unmöglich, im gegebenen Rahmen systematisch wiederzugeben, was die Linguistik zum Wesen, zur Geschichte, den Eigenschaften und Leistungen der Sprache, zu den mit ihr verbundenen Begriffen, wie Bedeutung, Grammatik und Syntax usw., und zu den Wechselwirkungen mit dem Denken, dem Bewußtsein und Gedächtnis erarbeitet hat. So muß der Leser, der eine geordnete linguistische Ergänzung und Vollkommenheit seines Wissens über die Sprache anstrebt, sich mit den Arbeiten der Linguistik und ihrer zahlreichen Teilgebiete selbst beschäftigen, wozu ihm die „weiterführende Literatur" im Anhang einen ersten Zugang bieten kann.

Die zu beiden Aspekten zugehörigen Grenzen werden im folgenden nicht immer zu wahren sein, und die physiologische Betrachtung der mit der Sprache zusammenhängenden Probleme kann oft die von den Sprachwissenschaften und der Linguistik nachbarlich und übergreifend gewonnenen Erfahrungen und Vorstellungen nicht entbehren, zumal wenn es um die Grundfrage geht: „Wie funktioniert die Sprache?"

Sprache und Sprechen in biologisch-medizinischer Sicht

Biologisch und in beabsichtigter Einengung vor allem ärztlich gesehen ist „Sprache" das spezifische, den Menschen charakterisierende Verständigungsmittel durch akustische, graphische, mimische und gestische Zeichen. Dabei ist Sprache als typisch menschliche Handlungsform eine psychophysische, d. h. körperlich fundierte seelisch-geistige Tätigkeit. In ihr ist die Fähigkeit zur Abstraktion im besonderen Maße kennzeichnend für den menschlichen Geist. – In solcher Sicht ist Sprechen der durch geordnete physiologische Abläufe gekennzeichnete, auf dem Nervenwege induzierte Ausführungsvorgang zentraler Intentionen.

Sprechen wird definiert als individueller Akt, in dem ein Sprechender die Zeichen seiner Sprache dazu benutzt, um von ihm Gedachtes und Gewolltes auszudrücken. Sprache dagegen ist jener Schatz an sprachlichen „Zeichen", den die Praxis des Sprechens in den Personen, die der gleichen Sprachgemeinschaft angehören, niedergelegt hat, ein grammatikalisches System, das als unbewußte Vorstellung in jedem Gehirn existiert oder vielmehr in den Gehirnen einer Gesamtheit von Individuen.

Sprechen ist in seiner Zweckbestimmung der Vorgang mündlicher Verständigung im Gegensatz zu Schreiben und Lesen. Während im Französischen der Vieldeutigkeit des Worts „Sprache" durch Unterscheidung von parole, langue und langage Rechnung getragen wird, werden im Deutschen drei Bedeutungsinhalte in dem einen Wort „Sprache“ vereint, nämlich

1. der psychophysische Vollzug der Sprechhandlung,
2. die konkrete Einzelsprache als historisch-nationale Abwandlung der Sprache, so die Muttersprache,
3. die Sprache schlechthin, das Vermögen, sie zu erwerben und angemessen zu benutzen.

Das Wesen der Sprache liegt in ihrer Struktur und Gesetzmäßigkeit, nicht in irgendeinem physiologischen oder physikalischen Detail, das isoliert untersucht werden könnte. Bezeichnet man Sprechen und Verstehen als das Senden und Empfangen von Schallwellen, so ist damit nur das Äußerlich-Stoffliche, nicht dagegen das Geistig-Wesentliche am kommunikativen Prozeß angegeben. Was der Sprecher dem Hörer zukommen läßt, sind zwar Schallwellen, aber nur solche, die infolge ihrer besonderen akustischen Struktur in der Kontaktsituation als „Zeichen“ fungieren. Die Sprache gibt die Möglichkeit, aus der an die Dimension der Zeit gebundenen Ebene des Verhaltens herauszutreten. Sie gibt auch die Möglichkeit, Vergangenes in der Erinnerung bewußt zu machen und im Bewußtsein zu haben, und sie gestattet, einen verbalen Plan späteren Handelns zu machen und künftige Verhaltensweisen im Bewußtsein bereit zu halten.

Es gibt jedoch Bereiche, in denen die Sprache auch in ihrer differenziertesten Form nicht ausreicht, um Sachverhalte oder Beziehungen darzustellen. Das ist z. B. in der Mathematik und in den Naturwissenschaften, vor allem in der Physik, der Fall. Deshalb mußten neue Sprachen entwickelt werden, die sich besser als die Umgangssprache zur Codierung von Sachverhalten eignen (mathematische Formeln, logistische Zeichenfolgen). Sprache funktioniert so als ein instrumentelles Hilfsmittel.

Zur Lokalisation der Sprache im Hirn

Die Sprachpathologie als Erkenntnisquelle lieferte trotz umfänglicher Studien in der Aphasiologie (so zu den Fragen, bei welchen umschriebenen Hirnläsionen treten Sprachstörungen auf, welche Aphasietypen gibt es und wie sind sie zu behandeln?) bisher nur Bruchstücke an Wissen über Vorgänge des Sprachgeschehens und deren Lokalisation im Gehirn. In einem bestimmten Rindenfeld des linken Stirnhirns wird beim Rechtshänder die Bewegungsvorlage für die Lautzusammensetzung von Worten entworfen. Mit der Zerstörung dieses Gebiets geht auch die Sprechfähigkeit verloren. Dieser Bezirk wird deshalb als motorisches oder Brocasches Sprachzentrum bezeichnet (heute spricht man, weil weniger punktuell, besser von Region statt von Zentrum). In einem

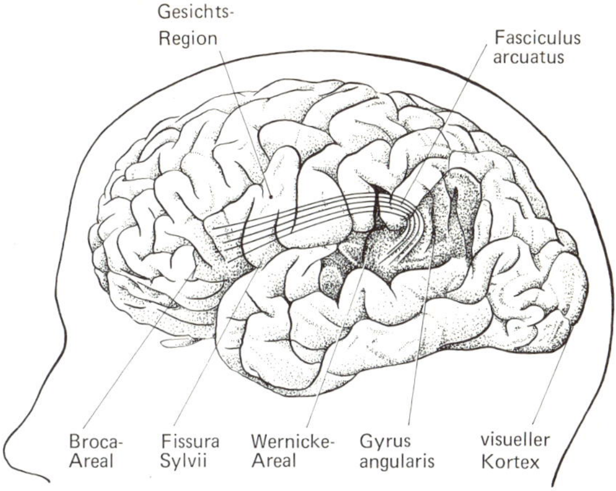

Abb. 64 Primäre Sprachareale im menschlichen Hirn (nach *Geschwind*)

entsprechenden Areal des linken Schläfenlappens, dem sensorischen oder Wernickeschen Zentrum ist die korrespondierende Tätigkeit lokalisiert, Wort- und Klangbilder zu verstehen (Abb. 64). Das Broca-Areal, der Gesichtsregion benachbart, die die Bewegungen der zum Sprechen nötigen Muskulatur kontrolliert, vereinigt offenbar Programme für die komplexe Koordination dieser Muskeln beim Sprechen. Das Wernicke-Areal – bei seiner Schädigung ist die Sprache flüssig, jedoch das Verstehen gestört – liegt zwischen der Heschlschen Querwindung, der primären Aufnahmeregion für Hörreize (sog. Hörzentrum), und dem Gyrus angularis, der als Schaltstelle zwischen den Hör- und Sehregionen funktioniert. Wernicke- und Broca-Areal sind durch ein Nervenbündel, den Fasciculus arcuatus, verbunden, gewissermaßen von der Höraufnahme zur Sprachabgabe verlaufend. Der Gyrus angularis, gleich hinter dem Wernicke-Areal gelegen, stellt die Verbindung zwischen den Seh- und den Sprachregionen her; er vermag einen visuellen Stimulus in die entsprechende auditive Form zu wandeln. Beim Linkshänder ist zuweilen, jedoch nicht regelmäßig, die rechte Hemisphäre der Sitz der Sprachregionen. Der im Geben und Empfangen komplexe Vorgang Sprache hat in diesen beiden Zentren nicht seine höchste Ebene (s. kybernetisches Schema, S. 171). Hier werden Produktion und Rezeption nur aufbereitet zur Weitergabe in zentrifugaler Richtung für die Ausführung in den Sprechorganen, zentripetal zur endgültigen Verarbeitung in der Hirnrinde. – Das nervale Sprachgeschehen schließt die Gesamtleistung der Großhirnrinde in sich ein und betrifft damit die ganze individuelle geistige Existenz eines Menschen.

Das Hirn ist im Laufe seiner phylogenetischen Entwicklung zunächst als ein paariges Organ angelegt, und die von ihm bewirkten Funktionen werden als primäre Hirnfunktionen bezeichnet. Für die Sprachentwicklung wurde aus dem paarigen Organ ein physiologisch unpaares Gebilde. Die neu erworbenen, der Sprache dienenden Funktionen werden nur auf einer Hirnhälfte ausgebaut, wodurch eine zerebrale Einseitigkeit mit dem funktionellen Überwiegen einer Hirnhälfte eingeleitet wurde. Hierbei kam es auch zur bevorzugten Benutzung der Hand auf der Gegenseite, entsprechend der Kreuzung der motorischen Bahnen auf dem Wege in die Peripherie. Die Sprache muß sich also als sekundäre Hirnfunktion in das bereits fertige Gerüst der primären Hirnfunktionen einfügen. Doch haben sekundäre Hirnfunktionen keinen umschriebenen, im hirnanatomischen Feinbau nachweisbaren Sitz; sie bilden eine Art Funktionsnetz über den ursprünglichen und angeborenen primären Grundfunktionen.

Linguistische Begriffe

Zum besseren Verständnis des hier beabsichtigten Einblicks in den Problemkreis der Sprache ist es nötig, einmal innezuhalten und zunächst drei Begriffe zu betrachten und zu verstehen, die in der Sprachwissenschaft und noch mehr in der Linguistik als unentbehrliche Teile des erarbeiteten Wissens gelten, aber in ihren Inhalten auch weiterhin das Objekt fortdauernder Diskussionen bilden. Es handelt sich um die Begriffe „Zeichen", „Grammatik" und „Syntax".

Zeichen

Zeichen sind komplexe Gebilde, die durch die Zuordnung eines Vorstellungsinhalts und eines Lautbildes entstehen. Erst über die Verbindung des Zeichens mit einer gedanklichen Größe wird die Beziehung zu einem Gegenstand hergestellt. Sprache kann so zeitlich und räumlich Abwesendes repräsentieren und als Bedeutung dem Bewußtsein verfügbar machen. „Ein Zeichen ist etwas, was für etwas anderes steht, auf das es hinweist, das es andeutet oder bedeutet, d. h. im geistigen Prozeß des Auffassenden die Vorstellung oder den Begriff eben jenes anderen hervorruft" (KAINZ). Neben der Relation Zeichen–Gegenstand besteht noch eine weitere Beziehung, eine solche zwischen Zeichen und einer gedanklichen Bezugsgröße, die man Vorstellung, Begriff, Inhalt nennen kann:

Inhalt	*Bedeutung von*	Zeichen	*Bezeichnung von*	Gegenstand

Ein Zeichen kann dann sinnvoll gebraucht werden, wenn es systematisch geordnete Beziehung zu anderen Zeichen hat. Diese geordneten Beziehungen und Beziehungskomplexe (Strukturen) in einer Sprache bilden insgesamt das System der Sprache, die Grammatik mit Syntax im weitesten Sinne. Wichtig ist dabei, daß ein „Zeichen" nicht durch die bezeichnete Sache, sondern durch die geltende Konvention zwischen den Sprachteilnehmern determiniert ist.

Zeichen gehören oft bei gleichzeitiger Verwendung verschiedenen Zeichensystemen an. Gedacht ist vor allem an die Unterscheidung in nonverbale (z. B. Gesten, Bildvorstellungen) und verbale Zeichen (Sprachzeichen). Die Kommunikation mittels Zeichen läuft über verschiedene Kanäle und Medien. Die beiden wichtigsten sind der optische und der akustische Kanal. Die Funktion von Zeichen besteht nicht nur darin, auf Gegenstände hinzuweisen, sondern sie dienen auch dazu, gedankliche Inhalte zu repräsentieren.

Grammatik und Syntax

Grammatik ist ein Regelsystem, das eine Beziehung zwischen Laut und Bedeutung determiniert. (HÖRMANN definiert „Bedeutung" als durch ein Zeichen hervorgerufenes Wissen eines Zusammenhanges.) Grammatik und Syntax regeln Form und Aufbau eines Satzgefüges; sie regeln Wortbedeutung und Wortstellung im Satz.

Eine „Grammatiktheorie" beschäftigt sich mit der Begründung (Konstitution) der Bedeutung und der Verwendung sprachlicher Zeichen, d. h. einer Bestimmung der Grundregeln, nach denen sprachliche Zeichen in allen Sprachen zustande kommen, Bedeutung haben und verwendet werden. Auch werden die Prinzipien dargestellt, nach denen sich die Zusammensetzungsregeln für Sprachlaute, Morpheme und syntaktische Strukturen verhalten und wie sie sich in der Zeit verändern. – In notwendiger Beschränkung seien nur noch einzelne Bausteine betrachtet, mit denen die Grammatik arbeitet. Es besteht ohne Zweifel ein Bedürfnis, lautliche Einheiten zu kategorisieren, die geeignete Unterschiede für den Code (s. S. 169) ausmachen. In diesem Sinne sind „Phoneme", die kleinsten lautlichen Einheiten, welche für die Unterschiede zwischen verschiedenen Äußerungen in einer Sprache verantwortlich sind. Phoneme bestehen aus einem Bündel unterscheidender (distinktiver) Schallmerkmale, und sie signalisieren Bedeutungsunterschiede, ohne selbst schon Bedeutung zu haben. Diese spielt sich auf der nächsthöheren Ebene ab, der der „Morpheme". Morpheme sind aber nicht identisch mit den Wörtern. Das Morphem ist die kleinste bedeutungstragende Einheit. Zerlegt werden kann lediglich die lautliche Form des Morphems, nämlich in Phoneme, dabei geht seine Bedeutung verloren. Wörter sind aus Morphemen gebaut, einem oder mehreren. Innerhalb der Grammatik unterscheidet man meist Morphologie und Syntax. Die Morphologie beschäftigt sich mit der Kombination von bedeutungstragenden Morphemen unterhalb der Wortgrenze und die Syntax mit solchen oberhalb der Wortgrenze.

Die *Syntax* betrifft Wortbildung, Satzbau und die Funktion der beteiligten Formelemente; dazu untersucht sie, auf die Leistung bezogen, deren formale Eigenheiten innerhalb des Satzes. Wesentliche Aufgabe der Syntax ist es weiter, die Strukturen von Phrasen (Gruppe von mehreren Wörtern, die eine Sinneinheit bilden, so „von Kopf bis Fuß"), Sätzen und Satzkomplexen zu beschreiben und die verfügbaren syntaktischen Modelle und Satzbaupläne auf ihre Ausdrucksmöglichkeiten zu untersuchen. – In linguistischer Sicht bestimmen Sätze, nicht Wörter das sprachliche Geschehen, so wie Gleichungen und Funktionen, nicht bloße Zahlen der eigentliche Gehalt der Mathematik sind. – Der Satz bildet die größte Einheit. Die Organisationsregeln einer Sprache wirken sich innerhalb des Satzes aus.

Sprechen und Verstehen

Sprechen und Verstehen sind normalerweise einander wechselseitig bedingende Parallelvorgänge. Jede sprachliche Aktion umfaßt einen zentralen und einen peripheren Teil. Der erste besteht bei der Produktion von Sprachhandlungen (Sprechen und Schreiben) im Gewinn des innersprachlichen Konzepts, d. h. der sprachlichen Encodierung (s. u.) der mitzuteilenden Gedankeninhalte; der zweite umfaßt die akustisch-phonetische Verlautbarung durch die Organsysteme der Atmung, der Stimmgebung und der Lautbildung, bzw. die Umsetzung des Konzepts in sichtbare Schrift durch die vom Auge gesteuerte Motorik von Arm und Hand. Die Sprachrezeption bei den impressiven Akten (Verstehen und Lesen) beginnt mit der Tätigkeit eines peripheren Sinnesrezeptors (des Ohrs oder des Auges). Der sich daran anschließende Aktionsanteil besteht in der sinnfassenden Decodierung (s. u.) der zeichenhaften Sendung auf dem Wege einer im Hirn ablaufenden Aktivität, woran sich entsprechende Reaktionen und Antworten auf die vermittelten Wortreize (Stimuli) anschließen. Diese reichen vom Verstehen, der Kenntnisnahme bis zu praktischen Leistungen.

Sprache ereignet sich in einem sozialen Feld, das durch die beiden Pole Sprecher und Hörer (oder Sender und Empfänger) bestimmt wird. Durch die Mitteilung sind Sprecher und Hörer untereinander verbunden. Die Mitteilung als Nachricht ist jener Teil des Outputs des Sprechers, der gleichzeitig Teil des Inputs des Hörers bildet. (Unter Output wird das vom Sprecher Produzierte, unter Input das auf den Hörer Einströmende verstanden.) Die Tätigkeit des Sprechers, durch welche die Mitteilung aufgebaut, redigiert und auf den Weg geschickt wird,

wird als Encodieren bezeichnet, die Tätigkeit des Hörers, die auf der anderen Seite „aus Schallwellen Sinn macht“, nennt man Decodieren. Encodieren und Decodieren sind also Übersetzungsvorgänge – in die Sprache und aus der Sprache.

Sprecher: Encodieren	→	Mitteilung	→	Hörer: Decodieren

Der „Code“ vertritt nach HÖRMANN den Aspekt des Systematischen. Sprachliche Verständigung ist immer Verständigung mittels eines Systems (das unterscheidet sie von der primitiven Verständigung z. B. mittels Kontaktlaut).

Wenn der Sprecher vor Beginn seiner sprachlichen Kommunikation im Hirn sein Konzept entwickelt hat, kommt die Umsetzung in Sprache in der Phase der Codierung (wörtlich „Verschlüsselung“, als Fachbegriff der Nachrichtentechnik). Der Inhalt der beabsichtigten Äußerung wird dabei in Ketten von „Zeichen“ ausgeformt. Das geschieht in regelhafter Ordnung mit den schon beschriebenen Einheiten Phonem, Morphem, Wörter, Satz und Satzfolgen, dabei wohl von großen Bauteilen zu den kleineren fortschreitend. Das Resultat dieses Prozesses, die konkrete semantisch (hier bedeutungsmäßig) und syntaktisch (hier satzbaugemäß) geprägte Formulierung, wird vom Sprecher während des Vollzugs der Umformung laufend mit dem Plan des inneren Sprechens verglichen und nötigenfalls korrigiert.

Der Hörer hingegen nimmt die Schallwellen wahr und decodiert die empfangenen Zeichenkomplexe in umgekehrter Reihenfolge der oben angeführten Phasen des Sprechvorgangs, um so die ihm übermittelte Nachricht o. ä. wieder zu einer Einheit zusammenzusetzen.

Der periphere Teil des Sprechvorgangs besteht darin, daß das innersprachliche Konzept durch Übertragung auf den motorischen Exekutivapparat in vernehmliche Artikulationen übergeführt und hierdurch „verlautbart“ wird. Die Aktualisierung des vorgegebenen Systems von Sprachsymbolen führt zur „Rede“. Diese setzt die Sprache voraus, nach deren Konvention sie vor sich gehen muß, wenn der Sprecher verstanden werden will. – Je nach Gelegenheit und Zweck sind Art und Weise des Sprechens sehr unterschiedlich. Konkrete Sprechhandlungen lassen sich nach dem Sprachwissenschaftler KAINZ einteilen in:

1. Spontansprechen (die Redeäußerung erfolgt aus eigenem Antrieb und nach selbständigem Entwurf),
2. Reaktivsprechen (die provozierten und gelenkten Äußerungen beim Beantworten von Fragen),
3. imitatives Sprechen (Nachsprechen),

4. Reihensprechen (Aufsagen auswendig gelernter, wohl beherrschter Sprachfügungen wie Gedichte, Gebete).
5. Sprachautomatismen (Sprechen im Schlaf sowie in seelischen Dämmer- und Ausnahmezuständen, wie Hypnose, Trance, religiöse Ekstase).

Die wohl sämtliche Aktionskonstituenten (Bestandteile) enthaltende Form der Sprechhandlung liegt vor im Spontansprechen. – Wenn eine Fremdsprache verwendet wird, muß zumindest einer der beiden Partner doppelt en- und decodieren. Das erhöht die Schwierigkeit des Verstehens und dessen Fehlermöglichkeiten. – Der im Sprechen und Verstehen ablaufende Vorgang einer „Zerlegung“ durch den Sender und der erneuten „Komposition“ durch den Empfänger gelingt in einer so hohen Vollkommenheit, daß die kreative Leistung des menschlichen Gehirns jeglicher auf Gleiches gerichteten Maschine weit überlegen bleibt.

In den hier dargestellten Zusammenhängen bedeutet *Kommunikation* die zwischenmenschliche Verständigung mittels Sprache. Es gibt auch eine nonverbale Kommunikation. Mit *Interaktion* wird die Gesamtheit der kommunikativen Prozesse bezeichnet, die zwischen Partnern stattfinden.

Sprache lebt in fruchtbarer Polarität von Sprechen und Verstehen. Das Grundsätzliche im *Perzeptionsvorgang* besteht darin, daß ein beliebiges akustisches Ereignis im Gedächtnis mit gespeicherten ähnlichen Ereignissen aus der früheren Erfahrung verglichen und unwillkürlich klassifiziert wird. Hierzu muß also eine größere Zahl von akustischen Ereignissen durch jahrelange Lernprozesse in Zellgruppen des Gehirns bereits geordnet als gespeicherte Signalmuster eingeprägt sein, damit ein solcher Ablauf geschehen kann.

Neuronale Schaltungen, in denen Aktionspotentiale einzeln oder zu bestimmten Mustern zusammengefaßt kreisen können und die somit die Möglichkeit zur Informationsspeicherung bieten, bilden nach allgemeiner Ansicht die strukturelle Grundlage des Kurzzeitgedächtnisses (SPECKMANN). Für die Speicherung von Informationen über lange Zeiträume (Langzeitgedächtnis) sind die entsprechenden neurophysiologischen Mechanismen noch nicht hinreichend sicher geklärt.

Das bisher Ausgeführte soll ein stark vereinfachtes kybernetisches Modell der Stimmgebung – es gibt wesentlich differenziertere, so von WINCKEL (1963) und KEIDEL (1977) – zum Ziele des Sprechens noch verdeutlichen. Ohne weitere Erläuterungen zum Wesen und der Darstellungsweise der Kybernetik als einer neuzeitlichen Wissenschaft, die eine ursprünglich für das Gebiet der Technik entwickelte Terminologie auch in den Bereichen der Biologie, Psychologie u. a. anzuwenden gestattet, soll hier nur die Aufspaltung des Gesamtvorgangs in eine große Zahl bei

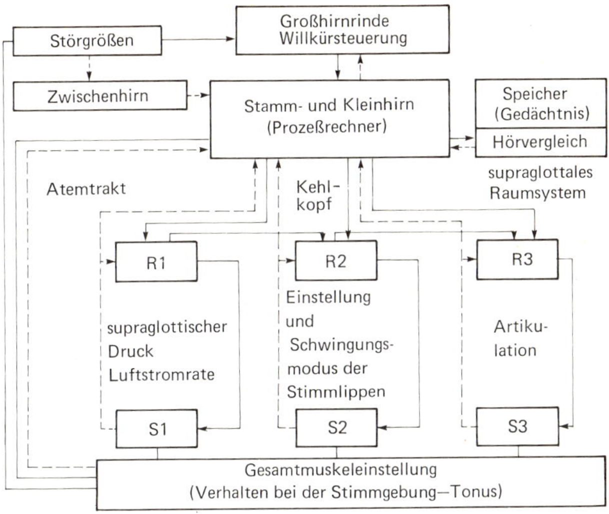

Abb. 65 Neurales Schema der Stimmgebung. Steuer- und Regelverhalten in den drei Ebenen Großhirnrinde (Steuerung), Stammganglien und Kleinhirn (Prozeßrechner) Medulla oblongata (Regelkreise der Stimmparameter). R Regler, S Regelstrecke, - - - sensible bzw. sensorische Nervenfasern, – motorische Nervenfasern (aufgestellt von Früh, 1961; für die Singstimme erweitert von Winckel, 1963; für die Sprechstimme modifiziert von H.-G. Streubel, 1982)

der Stimmgebung für den Sprechakt wirksamen Einzelkomponenten gezeigt werden. Die „Luftstromrate“ ist die Fließgeschwindigkeit der Luft durch die Stimmritze während der Stimmgebung. Der Begriff „Prozeßrechner“ stammt aus der Verfahrenstechnik. Prozeßrechner werden benötigt für die selbständige Leitung von Fertigungsprozessen, in die der Mensch nicht mehr eingreift, in dem die einzelnen für die Fertigung wichtigen Teilprozesse automatisch in qualitativ wie quantitativ optimaler Form in Gang gesetzt, gemessen und kontrolliert werden.

Betrachtet man die Abb. 65 von oben nach unten, so erkennt man drei verschiedene Ebenen, in denen die Koordination bei der Phonation erfolgt. Die Willkürsteuerung der Stimmgebung geschieht von der Großhirnrinde (1. Ebene) aus, indem einem „Prozeßrechner“ (2. Ebene), der an einer eng umschriebenen Stelle im Mittelhirn zu vermuten ist, eine dem gewollten Phonationsvorgang entsprechende Aufgabe gestellt wird. Dieser ermittelt und „führt“ die Sollwerte der ihm untergeordneten Regler R1, R2, R3 (3. Ebene). Es ist wahrscheinlich, daß sich diese Regler im verlängerten Mark (Medulla oblongata) befinden. Die Stellglieder, d. h. die ausführenden Organe, bilden den Eingang der Regelstrecke und die Meßglieder den Ausgang. Von hier aus wird über sensible Nerven der Istwert der Regelgröße, der Zustand und das Geschehen in den einzelnen Regelkreisen, sowohl dem entsprechenden Regler wie auch dem übergeordneten Prozeßrechner zur Kontrolle und evtl. Korrektur zurückgemeldet.

Hören und Verstehen

Es war von den Schallwellen die Rede, die im Kommunikationsgeschehen vom Sprecher zum Hörer gelangen müssen, um dort in einer Decodierung für das Verstehen aufbereitet zu werden. Die Perzepetion im Hörorgan, in mehreren Stufen verlaufend, benötigt eine gewisse Zeitspanne – eine „Verzugszeit" –, bis der Charakter eines Hörereignisses im groben Umriß erkannt werden kann; so z. B. wird in 50 ms vom Menschen ein Streichinstrumentenklang gegenüber einem Blechblasinstrumentenklang unterschieden (WINCKEL). – Im Zentralnervensystem entsteht aus den einlaufenden Signalen ein bewußt werdendes Endprodukt als Wahrscheinlichkeitsaussage, die durch Vergleich mit gespeicherten erlernten Figuren zur Wahrnehmung komplexer zusammenhängender akustischer Gebilde führt. Hier beginnt der eigentliche Prozeß des „Verstehens".

Funktionen und Leistungen der Sprache

Nach den Vorstellungen des Sprachpsychologen BÜHLER (1935) kann man davon ausgehen, daß als wichtigste Funktionen der Sprache die Symbolfunktion, die Signalfunktion und die Symptomfunktion angesehen werden können. Sprache ist Symbol in der Beziehung zu Gegenständen und Sachverhalten, die sie darstellt; sie ist Symptom in ihrer Abhängigkeit vom Sender, dessen inneren Zustand sie ausdrückt, und ist Signal kraft eines Appells an den Empfänger, dessen Verhalten sie steuert.

Als Kontaktmittel vollbringt die Sprache in erster Linie dialogische Funktionen; diese stehen im Vordergrund, da um ihretwillen Sprache ausgebildet wurde. Ist diese aber einmal vorhanden, so kann sie auch zu monologischen Zwecken herangezogen werden (z. B. Flüche, Verwünschungen als Abreaktion innerer Spannung oder Erregung, oder aber monologisches Sprechen als Denkhilfe). Selbst die schriftlich aufgezeichnete Rede vollbringt diese Leistungen, obwohl ihr wesentliche Hilfsmittel des Ausdrucks und der Kundgabe, wie Stimmton und Tempo, fehlen.

Zu den dialogischen Leistungen rechnet man:

1. Kundgabe,
2. Auslösung (Appell),
3. Bericht (Information),
4. Frage.

Man spricht daher von den vier „I-Funktionen“: der interjektiven, imperativischen, informativ-indikativen und der interrogativen.

Bei der Kundgabe gebraucht der Sprecher die Worte, „um einem ausdruckheischenden Gefühlserlebnis erleichternde Entlastung zu verschaffen und seinen Hörer an diesem Erlebnis teilnehmen zu lassen“ (KAINZ). Die Kundgabe ist Ich-zugewandt. – Bei der Auslösung, dem Appell, werden die Sprachmittel aufgeboten, um das Verhalten eines Partners in einer der Situation angemessenen Weise zu steuern. Die Auslösung ist Du-zugewandt. Die dritte Sprachfunktion ist vornehmlich Sach-zugewandt. Die Hauptsache ist hier ein bestimmter Sinn- und Sachverhalt, der durch sprachliche Mittel zur Kenntnis eines Partners gebracht werden soll. Die Frage ist in gleicher Weise Ich-, und/oder Sach-zugewandt. Der Sprecher wendet sich in eigenem Interesse an einen Partner, der ihm aus reicherer Kenntnis die Beseitigung einer Horizontenge oder die Schließung einer Wissenslücke ermöglichen soll.

Es ist einleuchtend, diese sprachlichen Hauptaufgaben den wesentlichen Funktionen des seelischen Lebens an die Seite zu stellen, nämlich dem Fühlen, Wollen und Denken. Ihrer ontogenetischen Entwicklung zufolge entsprechen die gefühlsbetonte Kundgabe und der vom Wunsch getragene Appell den genetisch ältesten Schichten des Seelenlebens. Hingegen gehört die darstellend-berichtende Information zu den höchsten Stufen des Bewußtseins.

Sprachentwicklung beim Einzelmenschen
Gibt es eine „Tiersprache“?

Für die geistige Struktur der menschlichen Lautsprache gibt es offenbar keine prähistorische Vorstufe im Sinne einer Tiersprache. Auch kann für das Problem, wie Sprache ursprünglich entstanden ist, die Erforschung der Sprachentwicklung des Kindes kaum grundsätzliche Vorstellungen vermitteln.

Die Sprache entwickelt sich beim Kinde durch das Zusammenwirken von angeborenen Anlagen und Fähigkeiten und von äußeren Einflüssen, die durch die Umgebung des Kindes bewirkt werden. Soll sich eine so hoch entwickelte Leistung des Zentralnervensystems, wie es die Sprache ist, ausbilden, müssen in der somatischen und psychischen Sphäre des Kindes gewisse Vorbedingungen entstehen, die vor allem die akustischoptische Entwicklung, die motorisch-kinästhetische, psychomotorische und die allgemeine körperlich-geistige Entwicklung betreffen.

Der rasche Erwerb der Sprache durch das Kind veranlaßt immer mehr zu der Annahme, daß es angeborene endogene Prozesse geben muß, die als Grundlage für alle sprachlichen Grammatiken dienen. Der Linguist CHOMSKY nannte diese endogen sich entwickelnde Sprachfähigkeit das angeborene Sprachvermögen oder Spracherwerbsvermögen. Dieses folgt einem besonderen sprachspezifischen Reifungsplan, wie auch der Beginn des Sehens von einem solchen Prozeß abhängt.

In diesen Zusammenhängen sind einige linguistische Beobachtungen wichtig. Wahrscheinlich lernen Kinder zunächst unabhängig von der Sprache die Bedeutung dessen auszumachen, was der Sprecher meint, und dann erst eine Beziehung herzustellen zwischen dem vom Sprecher Gemeinten und der Form der sprachlichen Äußerung. Dabei lernt das Kind nicht als erstes, Worte zu verstehen und zu verwenden, sondern im Duktus seines Gesamtverhaltens wird der verbale Kommunikationsweg allmählich deutlich. Auch lernt es offenbar nicht allein durch die reine Nachahmung von bereits gehörten Äußerungen. Denn dadurch würde nicht erklärt, meint CHOMSKY, warum das Kind auch neue, nie gehörte Sätze produzieren kann.

Jüngste Untersuchungen (EIMAS 1985) lassen vermuten, daß Kinder mit besonderen Hirnstrukturen geboren werden, die sie befähigen, einzelne Sprachlaute als Phoneme, also sinnunterscheidend, zu erkennen. Die Wirksamkeit dieser Mechanismen zur Vorbereitung für Wahrnehmung und Verständnis von Sprache spiegelt sich wider in der Leichtigkeit, in der ein Kind in die Sprachgemeinschaft hineinwächst.

Auch Tiere bedienen sich zur Erfüllung vitaler Bedürfnisse einer Kommunikation, u. a. mit unseren Lauten ähnlich klingenden, akustisch definierbaren Mitteln. Offenbar ist jedoch der Affenkehlkopf für eine menschensprachliche Kommunikation nicht tauglich. – Menschenaffen weisen nach WYTGOTSKI durchaus einige Sprachkomponenten auf (phonetischer, emotioneller und sozialer Art), aber diese Komponenten schließen sich nicht zu einer Sprache zusammen, weil die Komponente der spezifisch menschlichen Intelligenz fehlt. Die der Lebenserhaltung im weitesten Sinne dienende Kommunikation der Tiere ist somit keine „Tiersprache", weil ohne Denken, ohne Sprachgesetze und ihre rationale Kontrolle keine der menschlichen vergleichbare Sprache möglich ist.

Bei der großen Zahl hierzu vorliegender Untersuchungen, so z. B. über die „Bienensprache" (VON FRISCH 1962) und über die nonverbale Kommunikation von Schimpansen vom Ehepaar GARDNER (1969) ist gegenwärtig die Frage „Haben Tiere eine Sprache?" wohl nur so zu beantworten, daß es sich hierbei um eine terminologische Frage handelt,

d. h. sie ist nur durch eine Definition dessen zu beantworten, was man als Sprache gelten lassen will (HÖRMANN).

Artikulation

Führen wir den Bogen, den wir in den Betrachtungen über Sprache und Sprechen von der Physiologie ausgehend geschlagen haben, wieder zu dieser zurück, indem wir mit einigen Sätzen, das Kapitel beschließend, uns der Artikulation zuwenden.

Der Physiologe und der Phonetiker stellen fest, „um Sprachlaute hervorzubringen, sei es einzeln oder, wie es beim Sprechen natürlich ist, in Wörtern und Sätzen, müssen wir artikulieren, d. h. die Sprechwerkzeuge bei durchgehendem Stimm- oder Atemstrom in bestimmter Weise stellen und bewegen." Zu jeder Artikulationsbeschreibung gehört die Angabe, welcher Art die Beteiligung eines jeden Organs ist (DIETH).

WILHELM VON HUMBOLDT hat in seinen Beiträgen zur Sprachphilosophie Sprache als das Medium des tätigen Unterscheidens für den Geist bezeichnet, der sich in ihr ausdrückt und dadurch ein bestimmtes Selbstbewußtsein gewinnt. Die Artikulation ist der Träger des hierbei wirksamen lebendigen Prozesses und durch sie ist die Sprache „das bildende Organ des Gedankens". Obwohl die Artikulation notwendig an den Laut gebunden ist, kann man sie von ihrer äußeren Gestalt, vom hörbaren Laut her, gar nicht begreifen. Ihr innerer Zweck allein kann ihren Begriff erschließen. In solchem Sinne ist die „Artikulation das Formprinzip der Sprache" (BORSCHE).

An solchen höchst differenten Betrachtungsweisen läßt sich ermessen, wie weit die Spanne der Inhalte ist, die der Frage „Wie funktioniert Sprache?" zugrundeliegen, aber auch wie unterschiedlich die grundsätzliche Geisteshaltung und der Denkansatz derer ist, die sich mit einer solchen tiefgreifenden Frage befassen.

Im hiermit endenden Kapitel wurde versucht, aus Fakten, Erkenntnissen und Vorstellungen, die aus mehreren ineinander greifenden wissenschaftlichen Disziplinen stammen, ein Gesamtbild vom Funktionieren der Sprache zusammenzufügen. Manche Lücke mußte bestehen bleiben und manches vereinfacht berichtet werden. Das ist bei einer thematisch so weitgespannten Einführung wie dieser über Stimme und Sprache nicht zu umgehen; schon der Rahmen eines solchen Vorhabens setzt da zu beachtende Grenzen.

12 Die Sprachlaute

Sprachlaute als Lautgebilde unter physiologischen und physikalischen Aspekten

Einzellaute werden für unser naturwissenschaftliches Vorstellungsgefüge und für unsere phoniatrisch-logopädische Arbeit ihre reale Existenz und Notwendigkeit behalten, auch wenn neuere linguistische Anschauungen (PILCH 1974) den Lautverbund im Sprechen als eine Dauerbewegung betrachten und hierdurch den Einzellaut als solchen in Frage stellen. Die Lautbildung im Ansatzrohr und die Mechanismen, die diesen entstehen lassen, müssen uns vertraut sein, um z. B. Fehlbildungen der Laute in ihrer Entstehungsart zu erkennen und sie dann sachgerecht behandeln zu können. Auch gibt es beim Singen ohne Zweifel als Einzellaut den Vokal, der anders als beim Sprechen durch seine längere Zeitdauer als Melodieträger deutlich kenntlich und abgrenzbar ist. Die akustischen Bedingungen der spezifischen Klangfarbe der Vokale durch ihre Formantstruktur, auch in ihrer Abhängigkeit von der gesungenen Tonhöhe, sind noch immer am besten am isolierten Einzellaut verständlich. So sollen nun im folgenden die Einzellaute der deutschen Sprache als Lautgebilde unter physiologischen und physikalisch-akustischen Aspekten betrachtet werden.

Eine jegliche naturwissenschaftliche wie auch phoniatrische Betrachtung und Analyse von Lauten der menschlichen Sprache kann von zwei verschiedenen Standpunkten ausgehen. Sie kann physiologisch gesehen die Frage zu beantworten suchen, wie entstehen Laute, Vokale und Konsonanten im Körper des Menschen, genauer im Stimm- und Sprechapparat; und sie kann in akustischer Hinsicht fragen, wie präsentiert sich das fertige Produkt der Lautbildung in seiner Zusammensetzung aus Kombinationen von Schallkomponenten und wie unterscheiden sich diese unter Anwendung physikalischer Kriterien. Wenn wir feststellen, Laute entstehen durch Organstellung und Resonanz, so ist erstere als physiologischer Faktor dann primär und letztere als akustisches Phänomen sekundär.

Eine Gegenüberstellung des artikulatorischen und des akustischen Aspekts der Vokale zeigt Abb. 66.

Unter Artikulation versteht man die Bildung der Laute mit Hilfe der Sprechwerkzeuge. Der Luftstrom aus der Lunge wird durch den Kehlkopf oder ein Hindernis in der Mundhöhle in Schwingungen versetzt.

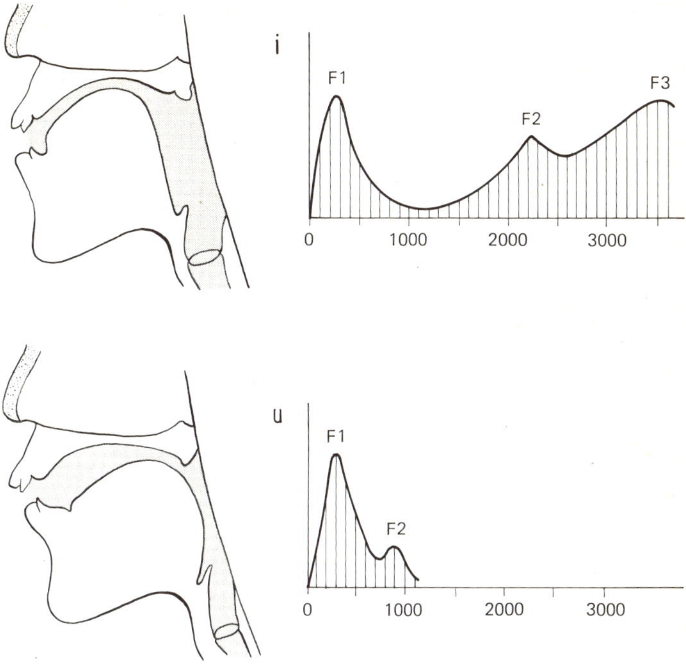

Abb. 66 Medianschnitte und Klangspektren der englischen Vokale i und u (nach *Ladefoged*). F1, F2, F3 = Intensitätsspitzen der Formanten

Die Vielfalt der sprachlichen Laute entsteht dadurch, daß die verschiedenen Stellungen der beteiligten Organteile zueinander und deren variable Kombination diese Schwingungen modifizieren. Formveränderungen im Ansatzrohr zum Ziele der Lautbildung bewirken also die Artikulation. Man kann in einer einprägsamen Vereinfachung (FORCHHAMMER) sagen, die Entstehung der Vokale wird durch die Gestaltung von Resonanzräumen charakterisiert, die Entstehung der Konsonanten erfolgt durch Bildung von Hemmstellen für den Atemstrom (Abb. 67 u. 68). Die Zahl der artikulierbaren Laute ist gleichsam unbegrenzt, wenn wir praktisch auch ganze Bezirke in einer durch einen Buchstaben verkörperten Lautvorstellung zusammenfassen.

Artikulationsmerkmale für Vokale und Konsonanten

Es ist seit langem üblich, bei der artikulatorischen Beschreibung der Sprachlaute zwischen Vokalen und Konsonanten zu unterscheiden. Das ist nicht ganz korrekt, denn manche Laute, die man unter die Konso-

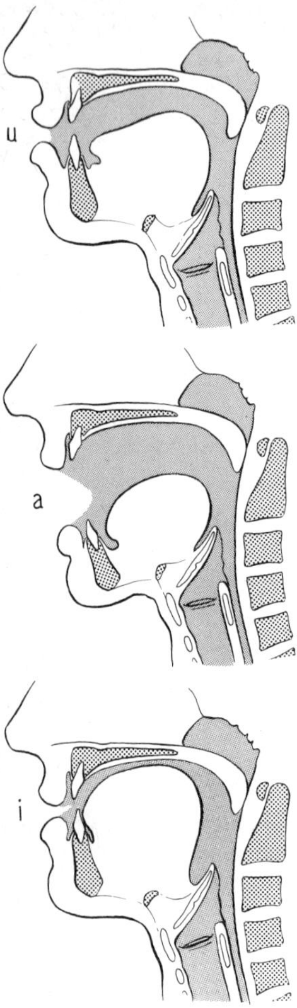

Abb. 67

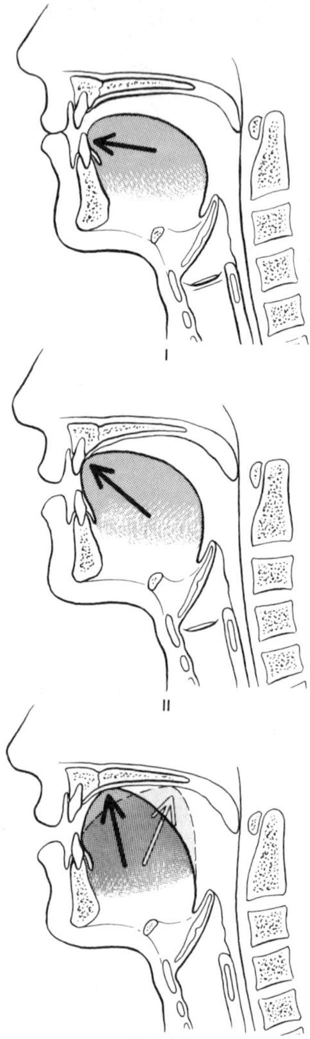

Abb. 68 III und IV

Abb. 67 Zungenstellung bei der Vokalbildung (nach *Scheminzky*)

Abb. 68 Für die Bildung der Konsonanten sind die Artikulationsstellen I–IV von besonderer Bedeutung. I Ober- und Unterlippe, II Vorderzunge und Zähne, III u. IV Zungenrücken und Vorder- bzw. Hintergaumen (nach *Lullies*) nanten eingereiht hat wie das l und das m, zeigen Eigenschaften, die man sonst nur Vokalen zuschreibt.

Die Unterscheidung in Vokale und Konsonanten wurde schon von ARISTOTELES angewandt, der in seiner „Historia animalium“ die Ansicht vertrat, die Vokale würden im Kehlkopf mit der Stimme erzeugt, die Konsonanten dagegen mit der Zunge und den Lippen. ARISTOTELES ließ sich also hinsichtlich der Vokale vom akustischen Eindruck leiten, während er bei den Konsonanten vor allem die Art ihrer Bildung berücksichtigte. Das eigentliche Wesen der Vokale wurde von dem deutschen Physiker HERMANN VON HELMHOLTZ (1821–1894) aufgeklärt. VON HELMHOLTZ erbrachte durch sinnreiche Experimente den Nachweis, daß jedem einzelnen Vokal bestimmte reine, musikalisch genau definierbare und konstante Eigentöne zugeordnet sind, deren akustische Eigenheiten von der Form der Mundhöhle abhängig sind, die bei der Bildung der betreffenden Vokale angenommen wird. (Zur Analyse der Vokale benutzte er die von ihm erfundenen Resonatoren, d. h. einen Satz verschieden großer metallischer Hohlkugeln mit geringer Dämpfung, deren Eigenschwingung tonhöhenmäßig festliegt, s. S. 75.) Die Höhlen des Ansatzrohrs werden von den periodischen Luftstößen, die sich aus den Schwingungsbewegungen der Stimmlippen ergeben, zu Eigenschwingungen angestoßen, die ihrerseits wieder je nach der Größe der Resonatoren in einem bestimmten Frequenzbereich zur Resonanz aufgeschaukelt werden. Das Resultat dieses physiologisch-akustischen Vorgangs sind Klänge (s. Abschnitt „Physikalische Voraussetzungen der menschlichen Stimme und Sprache“, S. 72ff).

Bei der Artikulation der Vokale besitzen also neben den Stimmlippen drei Organe eine wichtige Funktion: die Zunge, die Lippen und der hintere weiche Gaumen.

Die Position der Zunge pflegt man in zwei Dimensionen anzugeben: Zungenstellung (vorn, neutral, hinten) und Zungenhöhe (hoch, tief). Bei der Lippenstellung unterscheidet man gerundet und ungerundet. Der weiche Gaumen kann den Zugang zur Nasenhöhle gegen den andrängenden Luftstrom verschließen; dann erhält man rein orale (Mund-) Laute. Oder aber der Gaumen senkt sich und läßt den Luftstrom auch durch die Nasenhöhle abfließen; dann entstehen nasale Laute (s. Abb. 69). Im deutschen Sprachgebrauch kommen diese kaum vor. Wir kennen sie aber z. B. von den nasalierten Vokalen der Franzosen und auch im deutschen Wort „Onkel“.

Gliederung der Konsonanten nach Ort und Art ihrer Entstehung

Die Konsonanten benötigen zur Entstehung des für sie charakteristischen Schalls die Sprengung eines Verschlusses oder aber die Verengung des Luftwegs an typischer Stelle in der Mundhöhle oder im Rachen. Diese dort lokalisierten schallformenden Sperren oder Engen bilden quasi eine zweite Schallquelle. Sie tritt bei den stimmhaften Konsonanten zu der Schallquelle der Stimmlippen hinzu; bei den stimmlosen Konsonanten ist sie der einzige Schallproduzent. Die Schallquellen der Konsonanten erzeugen aperiodische Schwingungen, Geräusche. Die in der Phonetik gebräuchlichen lokalisatorischen Beschreibungen des Entstehungsmodus der Konsonanten sind meist präziser als solche für die Vokale. Das liegt daran, daß die Artikulationspositionen hier leichter eingegrenzt und festgehalten werden können. Andererseits haben die vielen Widersprüche, die sich – phonetisch gesehen – bei der Gruppenbezeichnung „Konsonant“ ergeben haben, immer wieder die Phonetiker veranlaßt, neue Benennungsvorschläge zu machen. Als Faustregel bleibt die exklusive Definition der Konsonanten nützlich, die VON ESSEN 1957 formulierte: „Alle Laute, die nicht unter die Vokaldefinition fallen, sind Konsonanten.“

Akustisch gesehen, gibt es bei den Konsonanten gleitende Übergänge von den klingenden Vokalen über Klanggemische zwischen Klängen und Geräuschen:

mit Klangübergewicht (r, l, m, n, ng),
mit Geräuschübergewicht (w, z, b, d, g),
bis zu reinen Geräuschlauten (f, s, ch, p, t, k).

Für die phonetische Beschreibung gewinnt man die wichtigsten Kriterien aus der Unterscheidung des Artikulationsorts und der Artikulationsart.

Für die deutsche Sprache relevante Artikulationsorte sind:

bilabial: Lautbildung durch Ober- und Unterlippe (b),
labiodental: Lautbildung durch Unterlippe mit oberen Schneidezähnen (f),
dental: Lautbildung durch Zungenspitze mit oberen Schneidezähnen (s),
alveolar: Lautbildung zwischen Zungenspitze und Gaumenrand (t) (Alveoli = Zahnfächer),
palatal: Lautbildung zwischen Zunge und hartem Gaumen (ch = ich) (Palatum = Gaumen),
velar: Lautbildung zwischen Zunge und weichem Gaumen (g) Velum = Gaumensegel),
uvular: Lautbildung durch Zunge und Zäpfchen (r) (Uvula),
glottal: Lautbildung in der Stimmritze (h) (Glottis).

Die Artikulationsarten kennzeichnen den Mechanismus der Entstehung der Konsonanten, den sog. Überwindungsmodus von Verschluß oder Enge. Der Überwindungsmodus gibt an, auf welche Weise der Luft-

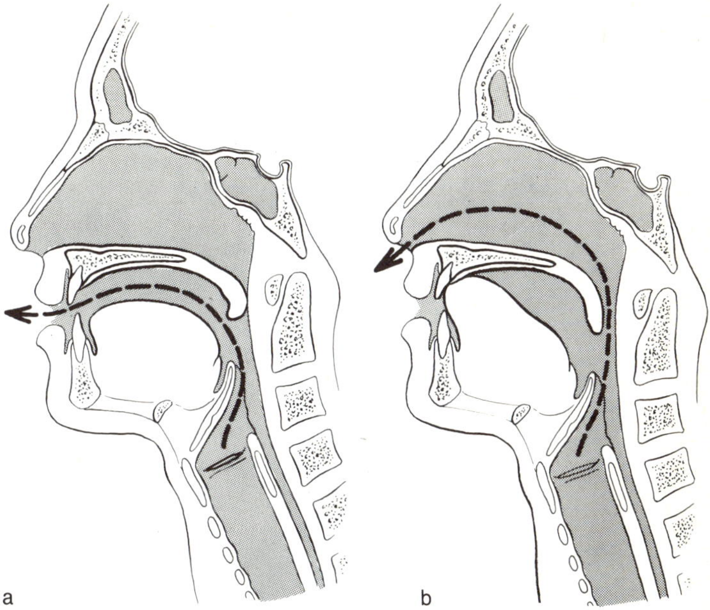

Abb. 69a u. b Verhalten des Gaumensegels. a) Mundlaute, b) Nasenlaute (nach *Scheminzky*)

strom das durch die Artikulationsstelle und das artikulierende Organ gebildete Hindernis überwindet; ohne Hemmung, unter Reibung, mit Sprengung und Flattern.

Zunächst jedoch muß noch die grundsätzliche Unterscheidung zwischen Mund- und Nasenlauten getroffen werden. Für sie ist physiologisch kennzeichnend, daß bei den *Mundlauten* der sog. Passavantsche Wulst des Gaumensegels bei der überwiegenden Zahl der Laute den Luftweg nach den Nasenräumen abschließt (im Wort Amboß ist das m ein nasaler Laut; das b ist ohne jede nasale Mitwirkung). Außer dem m sind auch das n, ng *Nasale,* bei denen die Nasenhöhle als Resonanzraum benutzt wird; die Mundhöhle dagegen wird weitgehend verschlossen (Abb. 69).

Dann gibt es:

Laterale: Die Mundhöhle wird durch die Zunge teilweise verschlossen, die Luft entweicht seitlich (l).

Artikulationsgebiet	Artikulationsstelle	Laute	Artikulierendes Organ
1	Lippen, Oberzähne	m, p, b, f, w	beide Lippen, Unterlippe
2	Untere oder obere Schneidezähne bzw. Alveolen (Zahndamm)	Zungen-spitzen-R	Zungenspitze
3	Vorderer harter Gaumen	sch, ch_1, j, stimmh. sch	Zungenrücken
4	Hinterer harter Gaumen	k, g, ng, ch_2, Gaumen-R	Zungenrücken
5	Gaumensegel	Zäpfchen-R, ch_2	Zäpfchen
6	Pharynx (Rachenwand)	patholog. rückverl. Laute	Zungenrücken
7	Larynx (Kehlkopf)	h, patholog. Laute	

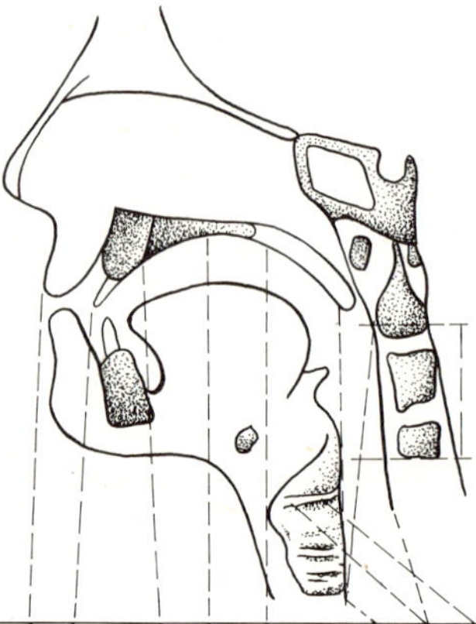

Artikulationsgebiete	1	2	3	4	5	6	7
Sprenglaute; Verschlußlaute	p b	t d		k g			
Enge- oder Reibelaute, Laterale	t w	s z l	sch ch1 j	ch2	ch2		
Zitterlaute		Zungen-spitzen-R		Gau-men-R	Zäpfchen-R		
Nasenlaute	m	n		ng	ng		
Hauchlaut							h

Abb. 70 Artikulation der Konsonanten, gültig für deutsche Sprechweise (nach *Wulff*)

Zitterlaute (oder Intermittierende): Die Mundhöhle wird durch die Zunge oder das Zäpfchen schnell hintereinander geschlossen und wieder geöffnet (Zungen-rund Zäpfchen-r).

Laterale und Intermittierende kann man als Liquide zusammenfassen.

Reibelaute: An einer Stelle der Mund- oder Rachenhöhle wird der Luftweg fast verschlossen. Durch diese Engebildung werden Reibelaute (Spiranten) produziert (f, s, v).

Verschlußlaute: Die Mund- oder Rachenhöhle wird an einer Stelle verschlossen und schlagartig geöffnet (daher auch Explosivlaute) (b, d, g).

Stimmhafte und *stimmlose* Konsonanten: Solche, bei denen die Stimmlippen eine der beteiligten Schallquellen bilden, bezeichnet man als stimmhaft (b, d, w); ist nur der stumme Atemstrom an der Konsonantenbildung beteiligt, nennt man diese stimmlos (p, t, f). Die Grenzen zwischen stimmhaft und stimmlos sind fließend.

Die Unterscheidung zwischen stimmhaft und stimmlos ist in praxi im Einzelfall meist relativ einfach zu treffen, wenn wir den Laut ertönen lassen und dabei durch Andrücken der Hände die Ohren zuhalten. Bei stimmhaften Lauten bemerken wir ein Mitbrummen durch Resonanz auf den Kehlkopfton. – Wir unterscheiden auch die Stärke eines Lauts. Je stärker der Druck vor allem von unten her, subglottisch, um so stärker ist auch der Laut (fortis/lenis = s in lassen, oder s in lasen) (Abb. 70).

Wechselseitige Beeinflussung benachbarter Laute

Daß Laute im Ablauf eines Wortes sich gegenseitig in ihrer artikulatorischen Bildung infolge der großen Beweglichkeit unserer Sprechorgane und der zahlreichen Möglichkeiten ihres Zusammenspiels beeinflussen, sei erwähnt, um das Bewegliche, kaum Fixierbare des ganzen Geschehens zu kennzeichnen.

Jeder Laut kann von seinem Vorgänger wie von seinem Nachfolger verändert werden. Durch benachbarten Resonanten werden besonders offene Vokale deutlich nasaliert, wie das schon erwähnte Wort „Onkel“ erkennen läßt. Auch kann sich die Artikulationszone ändern, indem sie beispielsweise nach vorn rückt, so bei schneller oder geflüsterter Folge: ku/ko/ka/ke/ki // gu/go/ga/ge/gi. Bei „Kitty“ wird der K-Laut im vorderen Mundraum gebildet und bei „Kuckuck“ hingegen nach rückwärts verlagert. Ein dunkler Vokal macht eine Endsilbe dunkler (Mutter/ Peter). In komplizierter Weise werden alle diese Laute in ihren Modifikationen (über die Zwischeneinheiten der Linguisten Phonem und Morphem) in der Synthese zum sinntragenden Wort und Satz dann bindend und zugleich differenzierend von Wort- und Satzakzenten und vor allem von der Sprechmelodie überlagert.

Melodiekurve des Satzes und Akzente

Die verschiedenartigen Satzarten und Ausdrucksformen der Rede sind vornehmlich durch charakteristische Melodiekurven gekennzeichnet. Am Ende des Fragesatzes steigt im Deutschen die Sprechtonhöhe gleitend stark an, während sie den Aussagesatz fallend beschließt. – Jede Sprache hat auch ihre eigenen Gesetze der Tonhöhenbewegung. Wenn wir bei einer internationalen Rundfunkansage die Sprecher der verschiedenen an der Sendung beteiligten Länder nicht verstehen, so merken wir doch am Tonfall, daß der eine Ansager französisch, ein anderer englisch oder italienisch spricht. Bei dem Satz „Das Buch gehört mir" ergibt jeweils die Betonung eines anderen der vier Wörter dem Satz auch einen anderen Sinn. Betonung entsteht aus einer Kombination auch von phonetischen Vorgängen. Das Auffälligmachen eines Wortteils oder einsilbigen Wortes kann durch Veränderung der Sprechstärke, der Tonhöhe, der Dauer oder durch Kombination dieser Gestaltungsmittel erfolgen. Die Veränderung

der *Tonhöhe* in solchen Zusammenhängen nennt man seit alters her musikalischen oder melodischen Akzent,
die der *Tonstärke* dynamischen Akzent,
die der *Länge* temporalen Akzent oder auch Quantität.

Ein dynamischer Akzent kann auch umgekehrt durch Abschwächen entstehen, siehe „welken" in „Ich will es brechen, da sagt es fein, soll ich zum Welken gebrochen sein?"

Dasselbe gilbt auch für den musikalischen Akzent. Bei „Über allen Wipfeln ist Ruh" bildet er den tiefsten Ton im Vers. Entscheidend ist also die Veränderung vom Gleichmaß. Der dynamische Akzent in seiner komplizierten Verbindung der Stärke mit Höhe, Dauer und Farbe und deren graduelle wechselhafte Veränderungen, wobei die Stärke dann dominiert, läßt die Problematik einer solchen vereinfachenden Darstellung besonders deutlich werden.

Ohne tiefer in mehr philologische Fragestellungen eindringen zu wollen, geht es hier nur darum, die komplizierten Gesetzmäßigkeiten des Sprechens und der Sprache auch auf den Teilgebieten, die nicht in unseren Darstellungsbereich des physiologisch-akustischen Geschehens bei der Lautbildung fallen, wenigstens an wenigen Beispielen anzudeuten.

So ist beispielsweise bemerkenswert, daß verschiedene Gedichte desselben Autors sich nicht mit der gleichen Art der Stimmgebung vortragen lassen, hier als Beispiel Verse von SCHILLER:

1. Des Knaben Walter Tells „Schützenliedchen“ kann nur mit weicher und hellklingender Stimme gesprochen werden:

   „Mit dem Pfeil, dem Bogen,
   durch Gebirg und Tal
   kommt der Schütz gezogen
   früh im Morgenstrahl.“

2. Dagegen klingt unsere Stimme dunkel und rauh, wenn wir sprechen:

   „Will sich Hektor von mir wenden,
   wo Achill mit unnahbaren Händen
   dem Patroklus schrecklich Opfer bringt.“

Ein anderes Beispiel bieten steigende und fallende Tonhöhenbewegungen, wie wir sie in zahlreichen deutschen Gedichten finden.

1. Steigtonig: ⤴⤴⤴

   „Mutig stand an Persiens Grenzen
   Roms erprobtes Heer im Feld.“

2. falltonig: ↘ ↘ ↘

   „Preisend mit viel schönen Reden
   ihrer Länder Wert und Zahl.“

Im Sprachklang sind insgesamt enthalten (ähnlich den Verhältnissen, wie sie schon bei der Klangfarbe der Stimme besprochen wurden):

1. die Sprachlaute, wie ihr Bildungsvorgang geschildert wurde,
2. die charakteristische Klangfarbe des sprechenden Individuums,
3. der gemüthaft-emotionelle Ausdruck,
4. mundartliche Komponenten.

Rhythmus

Letztlich übergeordnet allen diesen Funktionsträgern und Abläufen ist der Rhythmus, der ein ganz wesentliches Formprinzip für die künstlerische Verwendung der Stimme im Gesang und in der Sprache bildet, in Gedicht wie Prosa. – Wohl kaum ein Begriff im Grenzgebiet der Geisteswissenschaften zu den Naturwissenschaften hat so vielfältige Erklärungen seines Bedeutungsinhalts erfahren wie der Rhythmus. Eine berühmte Definition des Rhythmus stammt von PLATON: „Rhythmus ist die Ordnung in der Bewegung.“ Unzählige anderen sind dann gefolgt. Eine recht umfassende, dabei auch in naturwissenschaftlicher Sicht diskutable philologische Definition sei noch aufgeführt. Rhythmus ist nach dem Germanisten SARAN „jede als solche wohlgefällige Gliederung sinnlich wahrnehmbarer Vorgänge, die durch Auswahl und Gruppierung der Schwere- und Dauerelemente zustande kommt. Zum Begriff des Rhythmus gehört weiterhin eine ganz bestimmte, einheitliche Zusammenfassung der Teile und der wieder durch Zusammenfassung entstandenen höheren Gebilde, wobei ein wesentliches Gewicht der Wiederholung dieser Gebilde zukommt."

Sicher ist jedenfalls, daß ohne Rhythmus keine Musik, ohne Rhythmus kein Singen und keine Sprache in künstlerisch gehobener Formung möglich sind. Takt ist mit Rhythmus nicht identisch. Der Gregorianische Gesang kannte den Takt noch nicht. Er ist somit, wenigstens in unserem Kulturraum, historisch entstanden. Eine Diskussion höchst komplizierter mit dem Begriff Rhythmus zusammenhängender Fragen, sei es von der Philologie im weitesten Sinne oder aus naturwissenschaftlicher Sicht, kann hier nicht erfolgen. Es muß genügen, auf den Rhythmus als ein ganz wesentliches formendes Element von Gesang und Sprache hingewiesen zu haben.

Stimmliche Ausdrucksgestaltung beim Sprechen

Die Spanne dessen, was von der Sprache her gesehen als deren augenblickliche Realisation im „Sprechen" sich vollzieht (s. „Sprache und Sprechen", S. 162), ist sehr groß. Der Einsatz der Gesamtpersönlichkeit des Sprechenden kann in der Umsetzung von Gedanken und Sprache in Sprechen von ganz unterschiedlicher Intensität sein. Abhängig davon sind dann auch die Anforderungen an die Stimme und das Sprechvermögen in allen Qualitäten, in der Quantität und im Zeitmaß, z. B. der Rede. Mit der zunehmenden Bedeutung aller sprachlichen Kommunikationen sind solche Belastungen vielfältiger geworden und nicht selten auch übermäßig (man denke beispielsweise an die beträchtlichen stimmlich-physischen Leistungen der Wahlredner bei oft ungünstigen äußeren Bedingungen, so auf Markplätzen u. ä.). – Um die großen Unterschiede in den alltäglichen Anforderungen an den sprechenden Menschen wenigstens andeutungsweise darzustellen, seien einige der typischen Sprechsituationen aufgeführt, in denen der Mensch privat oder aber als Berufssprecher sich einer sprachlichen Realisation seiner Stimme zum Ziele einer spezifischen Ausdrucksweise bedient.

Ursprünglich und gewöhnlich gebrauchen wir die Sprache dialogisch, als Brücke zwischen Mensch zu Mensch. Dabei ist das *Gespräch* ohne besondere Spannung, weil ja keine bestimmten Ziele durchzusetzen sind. Auf einer Stufe höherer Intensität gibt es dann eine bewußte und gespannte Stimmführung dem gegebenen Anlaß entsprechend, so bei einer *Unterhaltung mit vorgefaßtem Ziel,* z. B. zwischen Politikern. Andererseits kann vom Sprecher die starke Suggestivkraft seiner Rede durch deren Eindringlichkeit eingesetzt werden, so vom Arzt, vom Anwalt, vom Pfarrer und Lehrer.

Rezitation und Schauspiel stehen oft in einem weiten Spannungsfeld gemüthafter und körperlicher Kräfte, und die stimmlich-sprachlichen Leistungsanforderungen reichen über die Grenzen des Normalen hinaus, in der Dynamik oder vom Raum in seinen akustischen Bedingungen her, aber natürlich auch vom Inhalt des Gesprochenen.

Der *Vortrag* erfordert ein besonderes Maß einer lebhaften stimmlichen Ausdrucksgestaltung und gegenüber einem *Gespräch* eine prägnantere Ausdrucksweise, ein fortwährendes Suchen nach Kontakten mit den Zuhörern durch die Form der Rede wie durch den Blick in der Runde, oft auch unterstützt durch eine andeutende Geste. Die verfügbaren Mittel sprachlicher Differenzierungen werden in sehr unterschiedlicher Ausprägung Verwendung finden müssen, je nachdem, ob es sich beim Vortrag um Sachverhalte, um lyrische, epische oder auch religiöse Texte handelt oder aber Humor und Komik betrifft. Ausdrucksstärke, gepaart mit Ausdrucksleichtigkeit, kann als eine Idealforderung gegenüber einer farblos-unpersönlichen Redeweise gelten.

Bei der *Verhandlung* muß der Wille, ein bestimmtes Ziel zu erreichen, nicht unbedingt im sprachlichen Ausdruck zu erkennen sein. Zumal wenn die *Diskussion* allmählich fortschreitend auf verschlungenen Wegen ihrem Ziele zustrebt, gibt es für Stimme und Sprache ein weites Feld der Inanspruchnahme ihrer spezifischen Qualitäten, wobei die Lautstärke wohl an letzter Stelle stehen dürfte. Das *Kampfgespräch* mit Angriff und Verteidigung in Rede und Gegenrede muß sich meist mit Einwänden und deren Begegnung beschäftigen. Hier wird die im einfachen *Gespräch* angebrachte „Schonstimme“ (TROJAN) aus ganz ursprünglicher und unbewußter Motivation durch die „Kraftstimme“ ersetzt, dabei gemeinhin weniger in der Lautstärke als notwendigerweise in der artikulatorischen Schärfe des Gesprochenen.

Die natürliche Sprachentwicklung des Kindes

Bei der Beschäftigung mit den grundsätzlichen Bedingungen und den Funktionsmerkmalen von Sprache und Sprechen wurden schon kurz (s. S. 174) die Vorstellungen von CHOMSKY erwähnt, der 1968 wohl erstmals die These vertrat, daß Sprache durch eine „angeborene Sprachfähigkeit“ beim Menschen verursacht wird, die zerebral lokalisierbar und deren Funktionsstruktur die Basis für die sprachliche Tiefenstruktur abgibt. Sprache ist somit nicht einfach Folge eines höheren Intelligenzgrads – gegenüber dem Tier –, sondern der Besitz der menschlichen, durch generative Kreativität gekennzeichneten Sprache ist mit einem speziesspezifischen Typus geistiger Organisation verbunden. Sie wird ermöglicht durch eine Aktivität, die sich harmonisch durch notwendige Integration von Nerven- und Skelettstrukturen und durch wechselseitige Adaptation verschiedener physiologischer Prozesse entwickelt (LENNEBERG).

So taucht Sprache durch Interaktion von Reifung und selbstprogrammiertem Lernen auf, ist also nicht ausschließlich aus der Sprache der Umgebung erarbeitet.

Die Umwelt hat lediglich auslösende Funktion. Das Sprachverständnis geht der Sprachproduktion voraus. Die biologische Natur des menschlichen Sprechvermögens findet in der Beobachtung eine Stütze, daß alle Kinder in fast demselben Alter Sprache erwerben, auch wenn sie unter ganz verschiedenen Umständen aufwachsen. – Sicher ist, daß Spracherwerb und Sprachentwicklung der Kinder erst dann richtig erfaßt werden können, wenn man sich vor Augen hält, daß das Kind ein biologisches, soziales und ein geistiges Wesen ist.

Der erste Schrei des Neugeborenen ist eine Folge der plötzlichen Umstellung von der plazentaren Sauerstoffzufuhr aus mütterlichem Bestand zur Lungenatmung des Neugeborenen und die erste Leistung der nunmehr mit Luft sich aufblähenden Lunge. Dieses Schreien ist eine reine Reflextätigkeit. Solche Reflexlaute halten sich auch noch in den ersten Lebenswochen als unbewußter Ausdruck des Unbehagens an der gegebenen Situation (Schmerz, Hunger, feuchte Windel usw.). Diese zunächst rein instinktiven ungeformten Laute werden dann ein wenig später auch mit Absicht eingesetzt, so als Appell an die Umwelt, und nach Beseitigung des störenden Übelstandes verhält das Kind sich dann wieder ruhig. Daß Schreien zunächst ein Ausdruck der Unlust ist, zeigen die dabei verwendeten „harten" Stimmeinsätze des quäkenden Wehgeschreis; in den behaglichen Lallmonologen einer späteren Zeit ist der „weiche" Stimmeinsatz dann vorherrschend. Aus der reinen Instinkthandlung wird somit eine gewollte Tätigkeit, die als Bewegung und akustischer Eindruck auch in das Gedächtnis des Kindes eingeht und zu immer neuer lustvoller Wiederholung anreizt. So können im zweiten Monat der Sprachentwicklung dann auch schon schwächere Gemütsbewegungen zu lautlichem Ausdruck führen. Besonders Lustgefühle führen zu Lautartikulationen in zufälliger Folge. Dieses *Lallen* – etwa von der 5.–7. Woche an – ist ein lustvolles Spielen des Kindes mit seinen Artikulationsorganen, so wie das Strampeln mit Armen und Beinen die Motorik des Gesamtkörpers übt. Das Lallen stellt eine wichtige Vorphase der Sprachentwicklung dar. Bezeichnend ist dabei, daß das Lallen in der Vielfalt seiner zufälligen Lautbildungen zunächst weit über den endgültigen Lautbestand hinausführt. Später geht jedoch ein großer Teil dieser Laute als Augenblicks- und Zufallserzeugnisse wieder verloren. Diese müssen dann für den endgültigen Lautbestand völlig neu erworben werden. Zu einem gewissen Teil bleiben solche Laute erhalten, die das Kind in der Sprache der Erwachsenen vernimmt. Beim Lallen hört man zumeist Vokale, Reibe- und Sprenglaute, Schmatz- und Schnalzlaute, so nicht selten erröh, bububu oder gagaga. Ein wesentlicher Antrieb für das gesunde Kind zum Spracherwerb bildet die Freude am

Sichhören. Weiter spielt eine triebhafte Motorik der Stimm- und Sprechorgane eine wichtige Rolle (s. S. 174), gesteuert vor allem von taktil-kinästhetischen Empfindungen, die dem Kinde ja längst zu allerlei außersprachlichen Tätigkeiten (Saugen, Schlucken, Schmatzen) dienen. Erste Konsonanten treten schon um die 7. Woche auf (m, b, p) mit Hilfe derselben Lippenmuskulatur, die beim Saugen an der Brust oder an der Flasche in Anspruch genommen wird.

Längst bevor nun das Kind Wörter spricht, versteht es sie bereits, wobei Mimik, Stimmton, Redetonfall und Gebärden des sich Äußernden das Sprachverstehen des Kindes maßgeblich unterstützen. Allmählich lernt das Kind jedoch, bestimmte Lautkomplexe Dingen, für die es sich interessiert, mit zunehmender Lautkonstanz zuzuordnen. Gehörseindrücke und das optische Moment (Nachahmung und Mundbewegungen) spielen dabei eine große Rolle, ebenso auch neu hinzutretend Sprachrhythmus und Sprechmelodie.

Es gibt zu dieser Zeit eine sog. autonome „echte" Kindersprache, bei der das Kind verfestigte Lallkomplexe mit gleichbleibender Bedeutung weitgehend als spontan geschaffene Primitivsymbole verwendet, die in der Normalsprache der Erwachsenen nicht vorkommen und auch nicht von dieser abzuleiten sind. Dann gibt es, um den 8. Monat sich bildend, eine sog. „Echosprache", bei der die Echowörter Bestandteile eines auch später gültigen Sprachschatzes bilden, ohne für das Kind schon Bedeutungsträger zu sein, ohne eine erlebte Sinnbeziehung und Meinungsintention bei der lautlichen Verwirklichung aufzuweisen. „Echosprache" liegt vor, wenn das Kind Wörter, die ihm vorgesagt werden oder die es aufgeschnappt hat, verständnislos wiederholt. – Wenn ein Kind beim Vorzeigen einer Uhr und dem Vorsprechen des Wortes Tiktak „Didda" sagt, so handelt es sich zunächst nur um einen, etwa für einen Papagei typischen Dressurerfolg. Erst mit dem Erwachen des Symbolbewußtseins merkt das Kind, daß bestimmte Wortklangbilder und Dinge zusammengehören, die Dinge also einen Namen haben. So werden die Dingnamen im Gedächtnis zur sinngerechten Wiedergabe gespeichert. Der Kinderarzt PEIPER nannte dieses Geschehen eine Folge „bedingter Zusammenhänge". Das Kind hört beim Abhalten immer wieder A-a, bezeichnet so schließlich selbst die Stuhlentleerung und den Stuhl (Vorgang und Produkt). Das Wortverständnis bildet sich also zunächst an einfachen Erfahrungen.

Nachdem die Zeichenfunktion, der Symbolcharakter der Sprachwörter vom Kind begriffen worden ist, kommt sehr bald das Symbolverlangen. Die Zeit des Namensfragens (iss'n das?) beginnt etwa im Alter von 1 Jahr und 6 Monaten. Das Kind will die Namen der Dinge geistig erfassen.

In der Sprachentwicklung des Kindes erscheint der Satz früher als das Wort. Das Einzelwort wird komplexhaft verwendet und erfüllt die

Satzfunktion. Das Entwicklungsstadium des Einwortsatzes ist Ausdruck einer bestimmten Entwicklungshöhe des kindlichen Geistes (auch Erwachsene kennen den Einwortsatz noch unter starkem Affektdruck: „Feuer!“, „Hilfe!“). Einwortsätze bildet das Kind erstmalig zwischem dem 9. und 12. Monat. Das Wort „huta“ z. B. kann von der Bezeichnung des Hutes selbst bis zur Aufforderung zum Spazierengehen eine Vielfalt von Bedeutungen (Wunsch, Befehl, Behauptung des Besitzes) erfüllen, unterstützt durch Mimik, Tonfall und Gebärde.

Das sprunghafte Anwachsen des Wortschatzes in einer Zeit des nimmermüden Namenfragens sind die Anzeichen dafür, daß der letzte Schritt zum Symbolbewußtsein getan wurde. Nach 2 Jahren stehen dem Kind etwa 240–350 Wörter zur Verfügung. Meist geht die Sprachentwicklung bei Mädchen früher und schneller vonstatten als bei Jungen. Mit der zunehmendem Fähigkeit zur Abstraktion und nachdem sprachliches Beziehungserlebnis und das Verstehen der Lautkomplexe weitere Fortschritte gemacht haben, wird das einzelne Wort zum sicheren Träger eines einzelnen Begriffs. So gelangt das Kind schließlich über das satzbedeutende Einwort zum Mehrwortsatz, z. B. zwei Zeichen zu einer gemeinsamen Aussage verbindend, wie wauwau adda = der Hund ist weg. Zweiwortsätze und ungeformte Mehrwortsätze treten frühestens mit 1½ Jahren auf, einigermaßen geformte dann nach dem 2. Lebensjahr. Nach dem 3. Lebensjahr stellt sich dann die Gliederung des Satzes ein. Während zunächst der Gedanke in mehrgliedriger Rede ausgedrückt wird, reihen sich dann mit fortschreitendem Alter auch die konventionellen Formen der Nebensätze an.

Bis zum Ende des 2. Jahres und noch einige Zeit darüber hinaus werden die Wörter als flexionslose Einheiten ohne Deklination und Konjugation verwendet, die auch bei der Zusammenstellung von zwei oder drei Wörtern keinerlei ändernden Einfluß aufeinander ausüben. Wenn auch nach dem 3. Lebensjahr Nebensätze und Satzgefüge auftauchten, in halbwegs richtiger Formung, so besteht dabei eine nicht geringe Streuungsbreite: gewisse Verfrühungen und noch mehr beträchtliche Verspätungen verlassen den Bereich des Normalen nicht. Auch werden noch immer besonders schwierige Laute (wie r, s, sch, engl. th usw.) unvollkommen gebildet.

Sprache als ein System von Zeichen und darstellenden Symbolen, mit denen man Sach- und Sinnverhalte zu repräsentieren vermag, benötigt außer dem schon erwähnten „angeborenen Spracherwerbsvermögen“ eine große Fülle von natürlichen Voraussetzungen im heranwachsenden Kind, um von ihm als geistiger Besitz in den ersten Lebensjahren erworben zu werden. Wichtig sind Aufmerksamkeit für die sprechende Umwelt und ein festhaltendes und wiedererkennendes Gedächtnis. Urtümliche Triebe wie der, Laute von sich zu geben, und ein Nachahmungstrieb, dann ein sich geordnet entfaltendes Gemütsleben, die Aus-

Tabelle 1 Zeittafel der Sprachentwicklung (nach *Luchsinger* u. *Arnold*)

Stufen	Zeit
1. *Reflexschreie* (globale Zeichengebung)	1. Monat
2. *Lallen* (strukturierte Laute), später Reduktion des phonetischen Bestands	Mitte des 2. Monats
3. *Beginnendes Verstehen der Worte*	8.–9. Monat
4. *Vorstufen der Sprache:* der ganze Klangkomplex wird mit Vorstellungen verknüpft	8.–10.Monat
5. *Echte Kindersprache:* intentionale Kundgabe-Echosprache	9.–12. Monat
6. *Entstehung des Symbolbewußtseins*	13.–15. Monat
7. *Einwortsätze*	13.–18. Monat
8. *Zweiwortsätze und Wortaggregate*	18.–24. Monat
9. *Geformte Mehrwortsätze*	im 3. Jahr
10. *Satzentwicklung und Vollzug des Spracherwerbs*	im 4. Jahr

bildung eines funktionierenden zentralen wie peripheren Sprechapparats sind unentbehrlich, dazu der Tastsinn und die Entwicklung kinästhetischer Kontrollen für die Erlernung der Artikulationsbewegungen. Ganz besonders wichtig ist dann ein intaktes Gehör als Übermittler mütterlicher Lautmuster und als oberstes Kontrollorgan für die eigene sprachliche Leistung. Außer einer ungestört ablaufenden allgemeinen körperlich-geistigen Entwicklung sind als Voraussetzungen eines ungestörten Spracherwerbs schließlich noch die sozialen Umweltfaktoren zu nennen, der Einfluß, der von der sprechenden Umwelt ausgeht. Bei fehlenden häuslichen Anregungen zum Spracherwerb oder sonstigen ungeordneten sprachlichen Verhältnissen in der Umgebung des Kindes kann die Verzögerung der Sprachentwicklung und ihrer Differenzierung beträchtlich sein, ist aber nach großen Untersuchungsreihen der jüngsten Zeit letztlich nicht grundsätzlich hemmend wirksam, sofern das Kind nicht noch weitere Entwicklungsmängel oder geistige Defekte zeigt (KAINZ).

Zur Orientierung hinsichtlich der zeitlichen Abläufe in der natürlichen Sprachentwicklung des Kindes soll die Tab. 1 dienen.

Die sog. Lösung des Zungenbändchens ist bis auf einige wenige Fälle einer extremen Verkürzung der Zungenspitze und deren hierdurch bedingter Zweiteilung ohne jeden Wert für die kindliche Sprachlautbildung. Der Glaube an die Nützlichkeit einer Durchtrennung des Zungenbändchens geht wohl in mythische Zeiten zurück; diese wurde auch jahrhundertelang von den Hebammen routinemäßig durchgeführt (Abb. 71). Noch heute wird nicht selten der Wunsch nach einem solchen Eingriff, „um das Sprechvermögen des Kindes zu fördern", dem HNO-Arzt von besorgten Eltern vorgetragen.

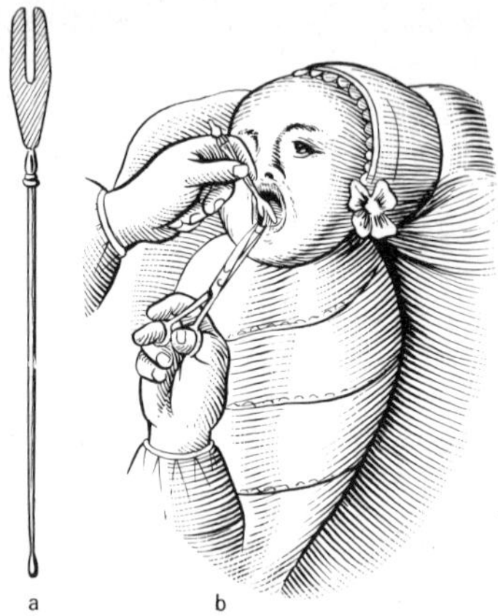

Abb. 71 a) Der vorn gegabelte Bronzespatel wurde vor 2000 Jahren in Pompeji bei der Lösung des Zungenbändchens zum Hochhalten der Zunge verwendet. b) Lösung des Zungenbändchens, nach von *Scultetus* 1679 angegebenem Vorgehen (nach *Panconcelli-Calcia*)

Zu erwähnen ist noch, daß es vereinzelt auch Kinder gibt, die erbbedingt zu einer verzögerten oder unzulänglichen Sprachentwicklung disponiert sind. Sie gehören dem sog. „Sprachschwächetypus" an, zeigen Störungen der allgemeinen Feinmotorik und zugleich der Sprach- und Sprechmotorik. Sie sind dabei nicht selten im ganzen Verhalten introvertiert und entziehen sich über ihre hemmenden Erbanlagen hinaus auch zusätzlich dem die Sprachbildung fördernden Wechselspiel mit der Umwelt. Eine verzögerte Sprachentwicklung findet sich nach BÖHME:

1. bei Mangel an sprachlicher Anregung,
2. auf der Basis eines familiären Sprachschwächetypus,
3. infolge Organerkrankungen der peripheren Sprechwerkzeuge,
4. bei Hörstörungen,
5. bei Intelligenzstörungen,
6. bei Sehfehlern,
7. auf der Basis einer körperlichen Entwicklungsverzögerung,
8. auf der Basis einer frühkindlichen Hirnschädigung.

Sprachentwicklungsstörungen sind zeitliche oder inhaltliche Abweichungen vom normalen Entwicklungsgang.

13 Krankheiten von Stimme und Sprache

Sänger und Sprecher beim Facharzt

Ehe in einem kurzen Gesamtüberblick die wichtigsten Erkrankungen und sonstigen Schäden von Stimme und Sprache abgehandelt werden, sollen im folgenden zunächst einmal die Probleme aus dem Gesamtfachgebiet der Hals-Nasen-Ohren-Heilkunde hervorgehoben und betrachtet werden, die Sänger und Schauspieler und damit auch die Berufssprecher insgesamt betreffen und die diese mit meist berufsspezifischer Fragestellung in die Sprechstunde des HNO-Arztes führen.

Es hat sich allerdings nicht selten gezeigt, daß die übliche Ausbildung wie auch die meist mehr auf das Operative gerichteten Interessen des HNO-Arztes diesen nicht befriedigend qualifizieren, auch als „Stimmarzt" zu fungieren. Um die Jahrhundertwende und in den Jahrzehnten danach gab es Stimmärzte im eigentlichen Sinne, die auch selbst Kunstgesang studiert hatten, häufiger als in der Gegenwart, wenigstens im deutschen Sprachraum. So konnten diese damaligen Stimmärzte auf Grund ihrer eigenen Gesangserfahrung nicht selten besser, als es meist heute dem an der Stimme interessierten Laryngologen möglich ist, Schäden der spezifisch sängerischen Stimmqualität und Stimmführung erkennen und behandeln.

Wegen der eminent praktischen Bedeutung der Störungen im Gebrauch von Stimme und Sprache für alle, die diese zur direkten Erfüllung ihres Berufs benötigen, seien diese Störungen hier ausführlicher abgehandelt, als das bei manchen anderen Fragestellungen geschehen kann. Der Arzt wie auch der Sänger und der Sprecher als Patienten werden aus der Übersicht über den gegenwärtigen Stand der laryngologischen und phoniatrischen Diagnostik und Therapie manche Vorstellungen und Anregungen gewinnen können, nützlich als Grenzerweiterung des Wissens wie für die eigene Sache. Es wird dabei auch wieder ersichtlich werden, wie eng die Hygiene von Stimme und Sprache mit Prophylaxe und Therapie verflochten ist.

Wenn man es unternimmt, den Sänger und den Schauspieler aus der Gesamtheit der Patienten des Hals-Nasen-Ohren-Arztes herauszuheben, so lassen sich hierfür zwei Grundvoraussetzungen anführen, die ein solches Vorhaben rechtfertigen können. Sänger und Schauspieler sind nach der allgemeinen Meinung und Erfahrung tatsächlich eine besondere und von anderen deutlich unterscheidbare Menschengruppe, die sich durch ihre charakterlich-gemüthaften Verhaltensweisen, durch ihr Gehabe und ihre Gewohnheiten von anderen Menschen unterscheiden lassen. Zum anderen führen die besonders hohen Anforderungen, die Sänger und Schauspieler an ihre Stimme als ihr Arbeitsorgan stellen müssen und die das Mittelmaß der üblichen Stimmbelastung anderer Menschen in vielfältiger Hinsicht weit überschreiten, auch zu besonderen Fragestellungen hinsichtlich ihrer Schädigungsmöglichkeiten oder auch für das Versagen der Stimme im künstlerischen Bereich. Es soll hier nun nicht eine allgemeingültige Abhandlung von Krankheitsbildern mit erprobten Therapievorschlägen erfolgen. Hingegen werden in Ausweitung der schon besprochenen normalen Verhältnisse im Stimmapparat Einblicke in die Pathophysiologie des Kehlkopfs gegeben werden; und es müssen phoniatrische, psychologische und hygienische Gesichtspunkte vermittelt werden, um die gestörte Funktion oder den krankhaften Zustand des Stimmapparats besser erkennen zu können wie auch die ärztlichen Möglichkeiten zur Wiederherstellung einer gesunden Stimme zu verstehen.

Arzt und Sänger

Die Fragestellungen, die sich für den HNO-Arzt in seiner Sprechstunde beim Umgang mit Sängern und Schauspielern ergeben, gehören in den Gesamtbereich laryngologischer Erfahrungen. Jedoch kann der HNO-Arzt im allgemeinen nicht damit rechnen, aus seiner Fachausbildung und seiner Alltagspraxis ein ausreichendes Rüstzeug zu besitzen, das ihn befähigt, wie selbstverständlich auch den Künstler und seine Stimme mit deren besonderen Problemen sachgemäß zu behandeln. Er sollte außer dem Verständnis für die organischen Bedingtheiten des Stimm- und Sprechapparats auch Kenntnisse von den Besonderheiten der gesanglichen Stimmproduktion besitzen. Zu den Grundelementen einer spezifisch ärztlichen Denk- und Arbeitsweise müssen weitere, hier wichtige Wesenszüge seine Persönlichkeit ergänzen, so Neigung und Talent zur Musik und ein besonderes Interesse und Einfühlungsvermögen den Künstlern gegenüber. Der mit Stimmschäden bei Sängern beschäftigte Arzt müßte wohl ein regelmäßiger Besucher von Opern und Konzerten sein, und er sollte wenigstens einige Male an der Gesangsstunde eines guten Gesangslehrers teilgenommen haben, um dabei zu lernen, was es bedeutet, eine Stimme durch Übung heranzubilden. Er könnte sogar selbst einige Gesangsstunden nehmen, ganz gleich, ob er eine gute Stimme hat oder nicht. Das würde nicht nur seine Interessen für das Funktionieren des ganzen Stimmapparats vermehren, sondern ihn auch in die Lage versetzen, mit mehr Sachverstand eine Gesangsstimme zu beurteilen und damit ein wichtiges diagnostisches Rüstzeug zu gewinnen. Daher ist es für den mit Sängern beschäftigten Laryngologen eine zwingende Notwendigkeit, zur Ergänzung der gewohnten visuellen

Untersuchung sein Gehör für eine akustische Diagnose mit einzusetzen. Dieses muß er jedoch zunächst einmal üben, um auch feinere und abseits der Heiserkeit liegende Stimmstörungen zu hören und richtig diagnostizieren zu können, selbst wenn sie noch nicht in den Bereich des medizinisch Krankhaften gehören sollten. Ein besonders hierfür geschärftes Gehör ist z. B. unentbehrlich, Schwierigkeiten bei den Übergängen von der Brust- zur Kopfstimme usw. zu erkennen oder, wenn der Sänger über den Verlust der Mittellage klagt, während er in Tiefe wie Höhe mühelos singen könnte. Der Kehlkopf enthüllt von solchen Vorgängen nichts an sichtbarer Pathologie (HABERMANN 1984).

PANCONCELLI CALCIA hat einmal geäußert: Wenn ein Stimmkranker um Hilfe bittet, sollte der Behandelnde sich nicht bloß fragen, was ist das für eine Stimmstörung, die ich zu heilen habe, sondern auch in erster Linie: „Was ist das für ein Mensch, der diese Stimmstörung hat?" Diesen wichtigen Hinweis muß der Arzt sich stets ganz besonders vor Augen halten, wenn er einen Sänger als Patienten behandeln will. Sicher muß dieser als Künstler über ein hohes Maß an technischen Fertigkeiten verfügen. Er kann aber nur dann dauernde Erfolge erzielen, wenn er eine gewisse Leichtigkeit der Auffassung in seiner gesamten Verhaltensweise besitzt und dabei begabt ist mit der Fähigkeit, die Reaktionen seines Publikums in jedem Augenblick zu erfühlen, vor allem im Hinblick darauf, ob er ihnen die Empfindungen der Situation und des Charakters in seiner Darstellung zu übermitteln vermag. Schauspieler und Sänger sind deshalb notwendigerweise sehr sensitive Menschen, und eine innere Beweglichkeit bis zu einer nahezu neurotischen Reaktionsweise ist zu ihrem Beruf nötig. – Künstler haben aber auch viele menschlichen Vorzüge, so ihre Aufgeschlossenheit, ihre Freundlichkeit und Dankbarkeit. Aus seiner besonderen und intensiven Reaktionsweise in allen Lebenslagen ist es verständlich, daß der Künstler zu einer besonderen Besorgnis, ja manchmal sogar zu Furcht und Angst neigt, besonders wenn es sein höchst kostbares und oft recht unzuverlässiges Arbeitsorgan – seinen Stimmapparat – und dessen komplizierte Funktion betrifft.

Wenn nun ein Künstler erkennt, daß sein Arzt nicht nur mit Rachen und Kehlkopf von Sängern und Schauspielern, sondern auch mit all den komplexen Bedingtheiten ihres Berufs, mit ihrem Temperament und seinen Folgeerscheinungen vertraut ist, dann wird er seinen Rat auch annehmen und sich seinen Anweisungen fügen. Oft beginnt der Patient dann auch Vertrauen zu fassen, um mit dem Stimmarzt seine häuslichen und beruflichen Probleme zu diskutieren, die ihn möglicherweise bedrängen. Sicher gehen häufig organische und funktionelle Stimmstörungen unmerklich ineinander über. Manchmal ist es dann schwierig zu entscheiden, welcher Faktor prädominiert, der organische oder der funktionelle, und worauf der Nachdruck in Diagnose und Behandlung zu legen ist. Oft wird es klar oder läßt sich erahnen, daß der schmerzende Hals oder die heisere Stimme in Wirklichkeit der Deckmantel oder ein Vorwand für Sorgen und Angst sind, für Mängel des Talents und für Mißerfolge in der sängerischen Laufbahn. In solchen Fällen sollte man den Betreffenden mit den Tatsachen konfrontieren und ihm raten, sich einen anderen Beruf zu suchen, das Singen aber privat und zur eigenen Freude weiter zu betreiben. Dieses Problem findet sich auch nicht selten bei jungen Menschen, die vor Beginn der eigentlichen sängerischen Laufbahn sich noch im Gesangsstudium befinden.

Die Behandlung von Stimmstörungen aller Art wird zumeist mit Stimmruhe beginnen. Während einer solchen Anfangsphase der Stimmbehandlung ist es oft nützlich, dem Patienten Einzelheiten über die Physiologie des Stimmapparats zu berichten und dessen Ökonomie. Er wird hierdurch beruhigt; auch versteht er dann besser, daß wirklich etwas zu seiner Hilfe getan wird, und die Zusammenarbeit zwischen dem Stimmarzt und seinem Patienten wird hierdurch ohne Zweifel erleichtert.

Jede laryngologische Therapie hat jedoch nur Sinn, wenn man nicht nur Anweisungen bezüglich Singen und Sprechen, Alkohol und Rauchen usw. gibt, sondern den Sänger dabei stets fest im Griff hat, ihn häufig kontrolliert und ihm immer wieder gut zuredet. Man kann sonst nicht von ihm das hohe Maß von Energie erwarten, das alles durchzuhalten, was ihm verboten ist. Das Fernbleiben von jeglichem geselligem Zusammensein ist dringend zu empfehlen, um die Stimmruhe zu erleichtern. Jedes gespannnte Flüstern muß verboten werden, wie es der stimmkranke Sänger oft als vermeintlich unschädliche Aushilfe im Umgang mit Kollegen benutzt. Ohne Arbeit zu sein, keine Kontakte mit dem gewohnten Kollegenkreis zu haben, nicht rauchen und nicht trinken dürfen, ist genau so eine schwere Prüfung, wie wenn man einen Menschen auf eine strenge Diät setzt, wenn sich alle um ihn herum mit glänzendem Appetit auf köstliche Leckerbissen stürzen (GREENE).

Die meist länger dauernde Behandlung muß der Laryngologe oft aus Zeitmangel abgeben. Doch sollte die Erlaubnis, wieder zu singen, vom Laryngologen gegeben werden, auch wenn die Therapie durch den Gesangslehrer oder andere in der Stimmtherapie erfahrene Personen, so beispielsweise Logopäden, durchgeführt wurde, frühestens dann, wenn der Kehlkopf frei von allen entzündlichen und Ermüdungserscheinungen geworden ist. Zu letzteren sollte aber auch der befragt werden, der mit der Stimmbehandlung betraut war. Zwei- bis dreimal wöchentlich sollte der mit den Behandlungsmöglichkeiten für die kranke Stimme vertraute Therapeut oder eine speziell in den Grundvorstellungen der Logopädie geschulte Helferin des Arztes kurze Behandlungen ansetzen und Übungen mit dem stimmkranken Sänger praktizieren. So manche noch nicht festgefahrene Stimmstörung läßt sich mittels der sog. Froeschelsschen Kauübungen oder aber bei stark erschlafften Stimmlippen mit geschwellten faradischen Strömen, gekoppelt mit entsprechenden phonischen Übungen, im Sinne einer „Elektrogymnastik" des Kehlkopfs mit guter Aussicht auf Erfolg behandeln.

Häufigste Ursachen der Stimmstörungen bei Sängern

Die Stimme des Sängers wird am häufigsten durch drei verschiedene Einwirkungen auf sein Stimmorgan gestört oder geschädigt, die zumeist nicht völlig gesondert, sondern mehr oder minder gemeinsam und ineinander übergehend vorgefunden werden. Es handelt sich um Schädigungsmöglichkeiten, die:

1. in einer besonderen gemüthaften Reaktionsweise des Sängers begründet liegen,
2. aus einem Stimmübergebrauch und einem Stimmißbrauch oder -fehlgebrauch resultieren und die
3. als Folge von Infektionen der oberen Luftwege anzusehen sind.

Eine Differentialdiagnose im Hinblick auf die relative Bedeutung der beteiligten verschiedenen Ursachen, die jeweils die Stimme beeinflussen, kann manchmal recht schwierig sein. Hier sollen ohne Anspruch auf Vollständigkeit zu diesen ursächlichen Faktoren einige wenige besonders wichtig erscheinende Gesichtspunkte aufgeführt werden:

Von den emotionellen Schädigungsmöglichkeiten, die ja schon bei der Darstellung der besonderen Persönlichkeit des Sängers erkennbar wurden, sei hier noch einmal die Angst z. B. vor dem Versagen der Stimme in einer besonderen Situation oder in einer besonders wichtigen und schwierigen Partie der Rolle angeführt. Angst und Lampenfieber, häufiger noch eine allgemeine Labilität des Gefäßsystems des Sängers bilden zunächst die Ursache für die auch dem Nichtsänger, so als Vortragendem, bekannte Schwierigkeit, die Stimmlippen, den Rachen und die Mundhöhe feucht zu halten zu einer guten stimmlichen wie artikulatorischen Produktion. Natürlich kann genauso wie vom Lampenfieber und von nervöser Hast die Trockenheit des Halses auch vom Staub auf der Bühne und von stickiger, trockener, überhitzter Luft herrühren, wie sie oft in Ankleideräumen im Theater und in Räumen mit einer schlecht funktionierenden Klimaanlage zu finden ist. – Wenn man den Funktionsmechanismus der Stimmlippenschwingungen betrachtet und ihn hineinprojiziert in die Abläufe beim Singen oder beim Agieren auf der Bühne im Schauspiel, so ist es wohl klar, daß man von den Stimmlippen nur erwarten kann, daß sie eine solche Anstrengung überstehen und aushalten, wenn sie mit einer angemessenen Menge eines dünnen Schleims befeuchtet werden. Über Störungen der Stimmleistung infolge eingedickten Sekret oder mangelnder Schleimproduktion wird noch beim „trockenen Hals" des Sängers zu berichten sein.

Eine Stimmstörung kann in ihrem Wesen organischer wie funktioneller Natur sein. Nicht selten aber treten beide Faktoren gleichzeitig nebeneinander oder sich ablösend nacheinander auf. So kann eine ursprünglich organische Ursache, ein Kehlkopfkatarrh nach einem Schnupfen, ein Racheninfekt oder die Schwächung der allgemeinen Körperkräfte nach einer Grippe zu einer Minderung der stimmlichen Leistungsfähigkeit führen, die der Sänger oder Schauspieler durch vermehrten Kraftaufwand, sog. Forcieren, auszugleichen sucht. Umgekehrt kann eine zunächst rein funktionelle Störung oder Überbeanspruchung der Stimme die Entstehung krankhafter organischer Veränderungen, Rötung der Schleimhaut, besonders im Stellknorpelbereich, Knötchenbildung und mehr diffuse Schleimhautverdickungen zur Folge haben. Eine funktionelle Stimmstörung, eine „Dysphonie", bei einem Sänger oder einem Angehörigen eines Sprechberufs ist zumeist Folge einer schlechten Stimmtechnik. So beginnt die überwiegende Zahl funktioneller Stimmstörungen mit einem übermäßigen Einsatz muskulärer Kräfte. Die Hyperfunktion mit preßhaftem Gebrauch der Stimme ist meist das erste Stadium einer funktionellen Stimmstörung. Sie endet dann schließlich infolge Ermüdung und Erschöpfung der Stimmuskeln nicht selten in einer Hypofunktion, der Stimme der hauchigen Heiserkeit. Tritt eine Hypofunktion als Erstsymptom einer funktionellen Stimmstörung auf, ist sie zumeist ursächlich in einem psychogenen, seelisch bedingten krankhaften Geschehen begründet. Der Stimmarzt muß sich dann bei der Therapie solcher Stimmstörungen jeweils auch um den emotionalen Untergrund des Krankheitsgeschehens kümmern. Allerdings korrigiert ein erfolgreicher Ausgleich von Konflikten in Gemüt und Seele, die die Voraussetzung der Stimmstörung bilden, nicht automatisch den Mechanismus des Fehlgebrauchs, der sich dann krankhaft daraus entwickelt hat (HABERMANN 1980).

Der heute viel strapazierte Begriff der Relaxation spielt gegenwärtig auch in der Stimmrehabilitation eine größere Rolle, als ihm rechtmäßig zukommt (BRODNITZ). Stimmruhe, zumal wenn sich primäre oder auch sekundäre Entzündungszeichen an den Stimmlippen finden lassen, kann durchaus angebracht und nützlich sein, reicht jedoch in den seltensten Fällen aus, eine spontane Wiederherstellung der Stimme ohne Korrektur von außen zu gewährleisten. Die Anwendung der richtigen Muskeln im richtigen Maß muß das Ziel jeder sinnvoll angesetzten Therapie sein. So muß auch in der Mehrzahl der Fälle bei Stimmstörungen, die von einem Übermaß von Muskelaktivität herrühren, die Therapie nicht mit der Relaxation ansetzen, sondern mit der Absicht, die Hyperfunktion zu reduzieren. Hierzu gibt es mancherlei Verfahrensweisen einer sinnvollen logopädischen Behandlung, so beispielsweise Summ- und Stimmübungen, Kieferschütteln und die Froeschelssche Kaumethode für die Hyperkinesen, andererseits für die Hypokinesen als Symptom der Ermüdung der Stimme die Stoßübungen nach FROESCHELS u. a. und die schon genannte Elektrogymnastik des Kehlkopfs. Bei allen Übungsverfahren, auch wenn sie am Einzelorgan ansetzen, ist die gesamte Stimmproduktion als eine Einheit zu betrachten. Alle speziellen Übungsverfahren zur Korrektur eines fehlerhaften Stimmgebrauchs haben dabei den gemeinsamen Nachteil, daß sie die Aufmerksamkeit des Patienten auf den Teil des Vokaltrakts richten, in dem die Störung sich vor allem abspielt, und machen ihm die dortigen Sensationen und Spannungen im Übermaß bewußt.

Die durch Stimmißbrauch oder Stimmübergebrauch entstandenen funktionellen Störungen der Singstimme sind in ihrer Symptomatik relativ einfach zu schildern: Die Intonation ist gestört, sie ist unsicher; die Töne können nur ganz kurz ausgehalten werden. Der Stimmklang wird flach oder scharf, die Stimmintensität ist schwankend. Das Singen über mehrere Stimmlagen wird zunehmend schwieriger, weil die Stimmlippen sich entweder hyper- oder hypokinetisch, und damit unnatürlich gespannt haben. Der Tenor, der nur noch forte oder fortissimo singen kann, ist allen Besuchern der Oper wohlbekannt. Auch wird der Klang der Stimme oft gepreßt und kehlig, weil die Zunge zu eng am Gaumen liegt oder zu nahe an der Rachenhinterwand, was dann als Knödeln bezeichnet wird. Bruststimmklänge werden mit unvollständig geschlossener Glottis produziert, so daß die sog. wilde Luft entweichen kann.

Auch wandelt sich das Vibrato zum Mißklang des Tremolos. Es kann auch ohne Benutzung des Stroboskops als Faustregel gelten, daß eine muskuläre Schädigung zu vermuten ist, wenn der Stimmklang schlechter ist, als die Stimmlippen aussehen. Die starke, die hyperkinetische Stimmstörung begleitende Verspannung der gesamten Hals- und Rachenmuskulatur zeigt sich bereits daran, daß die Inspektion der Stimmritze mit dem Spiegel Schwierigkeiten bereitet. Während die Fehlleistungen der Muskulatur des Stimmapparats meist bei Stimmübergebrauch zustande kommen, bilden sich Sängerknötchen häufiger als Folge eines Stimmißbrauchs, bei Frauen sehr viel häufiger als bei Männern. – Stimmstörungen bei oder häufiger nach Infektionen der oberen Luftwege bilden jedoch das Hauptkontingent der bei Sängern zu beobachtenden Schäden ihrer Stimme. Nicht selten haben Sänger aus Ehrgeiz oder unter Verkennung des Zustands ihres Kehlkopfs oder auch mit falsch verstandenem Pflichtgefühl dem entzündlich gereizten Larynx unangemessene Stimmleistungen abgefordert, die hernach dann eine länger dauernde funktionelle Stimmstörung bedingen können. Man sieht im allgemeinen in solchen Fällen häufiger ein hyperfunktionelles als ein hypofunktionelles Verhalten der Stimmlippen, wobei schon äußerlich beim Singen die Überspannung der gesamten Gesichts- und Halsmuskulatur auffällt. – Angemerkt sei, daß in der Literatur hyperkinetisch und hyperfunktionell gewöhnlich gleichbedeutend verwendet werden, wie auch entsprechend hypokinetisch und hypofunktionell, wobei das letztere Adjektiv die tatsächlichen Verhältnisse komplexer und genauer erfaßt (HABERMANN 1980).

Zur Atmung

Ein wesentliches Element in der Stimmproduktion, das bei Stimmstörungen von Sängern und Berufssprechern aller Art sorgsam beobachtet und oftmals auch behandelt werden muß, ist das Atmen. Besonders der hyperfunktionelle Gebrauch der Stimme ist meist verbunden mit Störungen der Atmung. Was dabei in der Reihenfolge vorangeht, ist oft schwierig festzustellen. Der explosive Beginn der Phonation beim Glottisschlag z. B. verausgabt Luft in verschwenderischen Schüben, und ein in sich verspannter Hals mit innerer Engenbildung im Sinne eines Flaschenhalses verursacht einen vermehrten Stimmdruck. Andererseits bedingen übermäßige Atembewegungen und ein vermehrter Atemdruck eine vermehrte Spannung der Stimmlippen, und es ergibt sich daraus eine knarrende und schrille Stimme. Der Ausgleich fehlerhafter Atmungsgewohnheiten bezweckt einmal, dem Patienten die größtmögliche Atemökonomie zu bieten. Andererseits soll erreicht werden, daß Brust-, Flanken- und Bauchatmung eine einheitlich in sich geschlossene Funktion ergeben. Die Ökonomie der Atmung meint dabei in erster Linie eine Ökonomie der Ausatmung. Das Grundziel jeglichen Atemtrainings ist deshalb nicht so sehr die Entwicklung einer besonders großen Vitalkapazität, sondern die Entwicklung einer guten und kraftvollen Stimmleistung zu erzielen. Alle Übungsformen sollten sich deshalb mehr auf eine leichte und rhythmische Aktivität im Atmungsablauf konzentrieren als auf deren Art und Weise und die dabei verwendete muskuläre Kraft. Das kontrollierte, dabei konstante und ausgeglichene Fließen der Luft ist das Ziel, auf das jede praktische Atemtherapie auszurichten ist (BRODNITZ). Sie darf das Prinzip der Gewaltlosigkeit dabei nie außer acht lassen, um das biologische Optimum nicht zu überschreiten und noch bestehende natürliche, unwillkürlich ablaufende Atemvorgänge nicht zu irritieren. An einfachen praktischen Übungen haben sich beispielsweise eine möglichst lang anhaltende Ausatmung auf dem F-Laut oder dem Sch-Laut bei gleichzeitigem Senken der zur Horizontalen erhobenen Arme bewährt, die sich in allmählicher Steigerung bis auf 30–40 Sekunden Dauer ausdehnen soll. Sie fördert die gleichmäßige Dosierung des Atemstroms. Oder aber, bei einer anderen Übung (nach WEISS) atmet der Patient im Stehen ein, ohne die Schultern zu heben, und bemüht sich, die Brust in dieser Einatmungsstellung im Sinne einer Atemstütze zu halten, dabei mit offenen Händen die Flanken in Höhe der untersten Rippen umgreifend. Er beginnt von 121 an zu zählen und sucht dabei allmählich das Zählen auf einem Atemzug bis auf die Zahlen 140–150 auszudehnen. Während die Aufmerksamkeit auf die Haltung der Bruststabilität gerichtet bleibt, übernimmt die nun einsetzende Bauchatmung automatisch die Führung. – Sicher gibt es viele Methoden der Atemübung (PAROW), auch gröbere Methoden wie z. B. eine atmungsverbessernde Massage und Gymnastik (SCHMITT). Einen allgemeingültigen Weg zur Erzielung einer ökonomisch richtigen Atmung gibt es nicht. Bei allen Methoden ist unumgänglich, daß richtiges Atmen nur mit gleichzeitiger Tongebung zu erlernen ist. Offenbar gibt es gegenwärtig Strömungen in paramedizinischen Behandlungskreisen, der gestörten Atembewegung als einer vermeintlichen Hauptursache von Stimmstörung und Heiserkeit eine zu große Bedeutung beizumessen, ätiologisch wie therapeutisch.

Die akute Stimmstörung

Die Entscheidung, ob ein Sänger mit einem akuten Reizzustand der oberen Luftwege singen kann, ist für den ständig mit dem Opernhaus verbundenen Laryngologen relativ leicht, wenn er den Sänger seit langem kennt. Sie kann besonders verantwortungsvoll sein, wenn es sich um einen Künstler mit bedeutendem Ruf und Ansehen handelt und dieser eine unaufschiebbare Gastverpflichtung erfüllen möchte. Besondere Schwierigkeiten gibt es erfahrungsgemäß vor allem bei den Sängern, die viel reisen und womöglich gerade mit dem Flugzeug angekommen sind und dann noch aus einem fremden Land mit völlig anderem Klima.

Hier muß zunächst eine gründliche körperliche Untersuchung stattfinden, um die Gesamtkondition des Sängers und die Schwierigkeiten der von ihm verlangten Partie aus ärztlicher Sicht abzuwägen und mit seinem Gesamtzustand in Beziehung zu bringen. Die objektive Untersuchung enthüllt dann manchmal eine Verfassung, die es nach stimmärztlichen Vorstellungen und Erfahrungen nötig macht, ein Auftreten des Sängers vorerst einmal zu verhindern. Ein Sänger sollte nie dazu gedrängt werden, eine Vorstellung durchzustehen, wenn er selbst meint, er könne das nicht. Wenn er aber einverstanden ist aufzutreten, dann wäre es trotz aller für den praktizierenden Laryngologen bestehenden zeitlichen Schwierigkeiten sehr wünschenswert, daß er als Stimmarzt möglichst kurz vor der Vorstellung eine neue objektive Untersuchung des Sängers vornimmt und ihm evtl. mit den noch zu erwähnenden Mitteln eine leichte Lokalbehandlung von Rachen und Kehlkopf angedeihen läßt.

Absolute Gegenindikationen gegen das Singen sind nach ZILSTORFF, der als langjähriger Hauslaryngologe der Kopenhagener Oper über besonders reiche Erfahrungen verfügt:

1. Eine heftige akute Laryngitis mit stark geröteten und geschwollenen Stimmlippen: Wenn der Sänger trotzdem singt, riskiert er die Entste-

hung von Sängerknötchen und die Möglichkeit von Blutungen in die Stimmlippen mit lang anhaltender Behinderung der Stimmfunktion.

2. Ein akutes, offenbar sehr schnell entstehendes Ödem an den bevorzugten Stellen einer evtl. späteren Knötchenbildung mit allgemeiner Rötung und Schwellung der Stimmlippen. – Mit kleinen, allmählich sich bildenden Knötchen können offenbar erfahrene Sänger noch manche Opernaufführung durchstehen, besonders wenn sie ihre Stimmittel kontrolliert und besonders pflegsam einsetzen. Sehr berühmte Tenöre, die extrem abartige Stimmlippen besaßen – ich denke beispielsweise an CARUSO, der sich im Verlauf seiner sängerischen Karriere siebenmal Knötchen an den Stimmlippen abtragen ließ –, haben trotzdem lange Zeit vorzüglich und ohne Veränderungen im Stimmklang singen können. Das zu wissen ist wichtig.

3. Akute Erkrankungen an einer Bronchitis von spastischem oder asthmoiden Typ, wenn diese unmittelbar vor dem Auftreten eines Sängers nicht noch einmal kontrolliert werden kann.

In den meisten Fällen besteht andererseits kein Anlaß, den Sänger bei nur mäßigem Katarrh der Nase, des Rachens, des Kehlkopfs und der Luftröhre am Auftreten zu hindern, wenn seine Technik und seine Gesamtkondition in Ordnung sind. Stehen mehrere Tage bis zum ersten Auftreten des Sängers für die Therapie zur Verfügung, so braucht sich die Behandlung nicht von den üblichen Grundsätzen einer Behandlung von Erkrankungen der oberen Luftwege zu unterscheiden.

Bei allen akuten Reizzuständen in den oberen Luftwegen sollte man Tabak und Alkohol meiden lassen. Hierzu können dann sehr eindringlich die 5 Finger der Hand 5 Verhaltensregeln einprägsam für den Patienten vermitteln: „Nicht zu heiß, nicht zu kalt, nicht zu scharf, nicht zu hochprozentig (nämlich Alkohol) und nicht zu rauchig“ sollte all das sein, was den gereizten Rachen passiert.

Angewandte Laryngologie bei den Krankheiten der Sängerstimme

Bei allen entzündlich verursachten Stimmkrankheiten der Sänger anwendbare und dem Laryngologen vertraute und bewährte therapeutische Maßnahmen sind lauwarme Sprays mit verdünnten Gemischen von Otriven, Turiopin, Salbei und Thymian (Salvia-Thymol), dann Nasentropfen, am besten in öliger Form, damit ein entsprechender Ölfilm nicht nur die Nasenschleimhaut, sondern auch den oberen Rachen mit benetzt. Als Aerosol (s. S. 234) zur Inhalation haben sich bei frischen akuten Laryngitiden Gemische von Bepanthen (Vitamin B_6), Nasentropfen, ihres Abschwelleffekts wegen, und Nebacetin (ein Antibiotikum mit reiner Oberflächenwirksamkeit) oder bei schon länger andauernden entzündlichen Prozessen entzündungswidrig-abschwellende ätherische Öle mit geringem Cortisonzusatz bewährt. Bei chronisch-entzündlichen Erscheinungsformen der Laryngitis, als Vorstadium eines sog. Reinke-Ödems einzuordnen, empfehlen sich schwellungswidrige Inhalate, wieder mit Zusatz von Bepanthen und geringer Menge Cortison, und nur bei trockenen, krustig belegten Stimmlippen oder bei zähem Schleimbelag sollte man eine osmotisch wirksame 2%ige Solelösung mit schleimverflüssigenden Zusätzen und einem sog. Netzmittel verwenden. – Weiter sind Mittel gegen den Hustenreiz zu verordnen, der, wenn er erheblich und andauernd ist, doch auch die Vokalismuskulatur und den sicheren Stimmlippenschluß beeinträchtigt. Wichtig ist, gegen die Trockenheit des Pharynx und Larynx mit schleimhautanfeuchtenden Mitteln vorzugehen, worüber noch beim „trockenen Hals des Sängers" berichtet werden wird.

Weiter kann man bei Ödembildung in den Stimmlippen mit recht gutem Erfolg Reparil (Abkömmling der Roßkastanie, schwellungswidrig) verwenden. Eine vielfältige Wärmetherapie in Form von Kurzwellendurchflutungen des Kehlkopfs, Halslichtkasten oder heißen Prießnitz-Umschlägen – alles Möglichkeiten, eine heilsame vermehrte Durchblutung der Schleimhaut zu bewirken – läßt sich dann noch zusätzlich anwenden. Eine solche Therapie ist jedoch kurz vor dem Auftreten mit anstrengender Gesangsleistung zu vermeiden. Bei allen Kurzwellenbestrahlungen des Kehlkopfs sollte deren Wirkungsgrad unter der Merkbarkeitsschwelle einer lokalen Wärmeempfindung bleiben; das muß bei der ersten Behandlung erprobt werden.

Gegen eine allgemeine entzündungswidrige Therapie mit Cortisonabkömmlingen bei entzündlichen Veränderungen im Kehlkopf bestehen dieselben Vorbehalte wie wohl auch sonst in einer behutsamen, die Nebenwirkungen bedenkenden Medizin. Unschädlich ist sicher, einen körperwarmen Spray zur Anwendung in Rachen und Kehlkopf aus physiologischer Kochsalzlösung statt des bisher üblichen Borwassers und 5%igem Bepanthen zu gleichen Teilen mit einigen Tropfen einer gebrauchsfertigen Cortisonlösung zu versetzen. Vermeiden sollte man allerdings, solchen Sprays Pantocain oder ähnliche Mittel zur Betäubung der Schleimhautoberfläche hinzuzufügen. Hierdurch entsteht beim Abschwellen der Stimmlippen und der Schleimhaut des Kehlkopfs der unangenehme Nebeneffekt, daß die Empfindlichkeit der Schleimhaut mit reduziert wird, so daß der Sänger nicht länger die gewohnte feine Empfindung seiner Stimmfunktion hat und um so leichter geneigt ist, ohne die natürliche Bremse durch Mißempfindungen seine Stimme zu überanstrengen. So sollte man sich auch nie von der Theaterleitung oder vom Sänger selbst dazu drängen lassen, ihn unter Verwendung von lokalen Betäubungsmitteln im Kehlkopf für eine bestimmte Vorstellung quasi „fit" zu machen. Ein solches Vorgehen ist nicht weit von dem beim Sport verpönten „Dopen“ entfernt. – Vom Gurgeln und ständigem Mundspülen ist sicher nicht viel zu halten. Die Gurgelflüssigkeit kommt nur selten dahin, wo man deren Wirksamkeit wünschen möchte. Vor allem sollten keine künstlich-chemisch erzeugten Mittel verwendet werden; Salbei in Form des Salvia-Thymol oder stark verdünntes Cional (mit mild gerbendem Effekt) sind noch am ehesten zur Linderung von Reizzuständen der Schleimhaut zu empfehlen.

Für alle lokalen Therapiemaßnahmen im Kehlkopf des Sängers gelten auch heute noch IMHOFERs warnende Worte aus dem Jahre 1904:

„Das Stimmorgan des Sängers ist ein gar feiner und gebrechlicher Organismus, der nach vorsichtiger und zarter Behandlung verlangt; hier mit starken Ätzmitteln dreinzufahren wäre ebenso töricht, wie wenn es jemandem einfiele, eine Taschenuhr mit Wagenschmiere einzuölen.“

Bei Verordnung von Lutschtabletten (so z. B. Iversal A, Targophagin) sollte man bedenken, daß der oft bei deren Anwendung sich ergebende lokale Betäubungseffekt eine unmittelbar sich anschließende Gesangsleistung durch Beeinträchtigung der kinästhetischen Reflexsteuerung der Stimmlippenfunktion über die Rachenschleimhaut ernstlich behindern kann.

Zum „trockenen Hals“ des Sängers

Es handelt sich bei dieser Erkrankung um eine Sonderform der trockenen Laryngitis, die dabei weniger durch eine Atrophie der funktionstragenden Elemente der Schleimhaut als durch eine funktionelle Dyschylie, eine anormale Zusammensetzung der natürlichen Feuchtigkeit im Kehlkopf, gekennzeichnet ist.

Die Patienten klagen über einen „Film“ über der Stimme oder über brummende Klangbeimengungen, eine Einschränkung der Stimmgrenzen, besonders im oberen Bereich, dazu eine verminderte Leichtigkeit bei der Stimmgebung und ein ungewohntes, früh auftretendes Gefühl von Stimmermüdung, dazu Schwierigkeiten beim Singen im Pianissimo. Sie haben die Vorstellung, daß sich irgend etwas in ihrem Kehlkopf befinde, das da nicht hingehöre, das sich jedoch von dem berühmten „Faden in der Kehle“ deutlich unterscheide. Wir finden bei der laryngologischen Untersuchung wie schon an der mittleren Rachenhinterwand auch im Kehlkopf einen trüben, dicken, fast klebrigen Schleim. Dessen Zähflüssigkeit erweist sich auch daran, daß er zuweilen zwischen den schwingenden Stimmlippen eine fädige Brücke bildet. Nach Abhusten erscheint er schnell erneut an der typischen Stelle am Übergang vom vorderen zum mittleren Drittel oder in der knorpeligen Glottis. Aus amerikanischen gründlichen, auch internen Untersuchungen von zahlreichen Sängern mit solcher trockenen Form der Laryngitis ergibt sich, daß wohl der Streß im weitesten Sinne des oft bewegten Berufslebens ein bedeutsamer Faktor der Entwicklung solcher Symptome ist und daß der trockene Hals beim Sänger die pharyngolaryngeale, in Rachen und Kehlkopf gelegene Manifestation einer Reaktion des autonomen Nervensystems auf solche unangemessene Dauerreize darstellt. Die Viskositätsänderung des die Stimmlippen befeuchtenden Schleims ist demnach die Folge einer vegetativen Entgleisung, eine Dyschylie. Solche Beschwerden können u. a. mit Jodkali und mit 2–3%igen Sole-Areosolinhalationen behandelt werden. Weiter können mit bescheidenem Therapieeffekt gegen die Trockenheit des Pharynx und Larynx auch noch die in der Allgemeinmedizin üblichen schleimlösenden Heilmittel aller Art, so Benadryl, 0,5% in physiologischer Kochsalzlösung, Gujaphenyl-Dragees, Isla-Moos-Pastillen, Mucidan-Tabletten oder sog. „saure Drops", besonders die in England hergestellten, verwendet werden.

Die Zusammensetzung und die Menge des die Stimmlippen benetzenden Schleims spielen, wie schon betont, für deren störungsfreie Bewegungsfähigkeit eine bedeutsame Rolle. Es finden sich zuweilen außer den schon beschriebenen Beschwerden, bedingt durch zuwenig oder zu dicken Schleim, auch solche durch ein Zuviel der Schleimproduktion.

Wegen vermeintlichen Schleims im oberen Rachen nehmen Sänger nicht selten Antihistaminika; das kann richtig sein, kann aber auch zu unerwünschter Trockenheit im Kehlkopf führen.

Zum „Gewohnheitsräuspern"

Räuspern und Hüsteln begleiten häufig die funktionellen Stimmstörungen mehr des Schauspielers als des Sängers, der mit seinem Stimmorgan meist achtsamer umgeht als der Schauspieler und jede ihm nicht unumgänglich erscheinende Belastung der Kehle zu meiden sucht. Der subjektive Zwang zu fortwährendem Räuspern ist dann die Mitursache für zahlreiche Mißempfindungen im unteren Rachen und am Kehlkopf. Das Räuspern ist oft nur anfänglich zweckgerichtet und kann sich sehr schnell reflektorisch einfahren zum „Gewohnheitsräuspern". Für dessen reflektorisch-nervöse Entstehung spricht, daß es beim Essen und Trinken ausbleibt und auch unterbleibt, wenn die Aufmerksamkeit angespannt auf andere Dinge gerichtet ist. Beim Hüsteln noch mehr als beim Räuspern findet sich fast regelmäßig eine umschriebene Rötung der Schleimhaut der Stellknorpel. Diese ist nicht Ursache, sondern Folgeerscheinung des Hüstelns, durch die fortwährenden Drucksteigerungen in den feinen Blutgefäßen im Larynx bedingt. Der Schleim, aus dem Sinus Morgagni und von den Schleimdrüsen der Taschenbänder geliefert, spielt hinsichtlich der Menge und Viskosität eine nicht unwesentliche Rolle für die Auslösung des Räusperns. Oft tritt es auch im Zusammenhang mit gerade eben sich bildenden Stimmbandknötchen in Erscheinung. Durch die stoßartigen Sprengungen der Glottis beim

Räuspern kommt es mit der Zeit auch zu Ermüdungserscheinungen der Stimmlippenspannung.

Nach der Aufklärung über die die Stimme schädigenden pathologischen Vorgänge beim Räuspern und Hüsteln wird der Patient zum persönlichen Kampf gegen die „Unart" des Räusperns aufgefordert. Seine Beschwerden werden ihm als eine besondere Form des Protests seines Nervensystems gegen die Belastungen des Alltags und die Unrast seiner Lebensführung gedeutet. Damit wird zugleich auf die Diskrepanz zwischen der tatsächlich nur geringen Bedeutung des Beschwerdenkomplexes und deren schlechter Behandelbarkeit hingewiesen, mangels der Möglichkeit, seine Lebensführung grundsätzlich zu beeinflussen. Alle lokal lindernden Behandlungsmaßnahmen im Rachen sollten unterbleiben, um die Aufmerksamkeit des Patienten nicht noch mehr auf den Hals zu fixieren. Dann erfolgt, um die hier wichtigsten laryngologisch-phoniatrischen Maßnahmen zu nennen, Dämpfung der allgemeinen vegetativen Übererregbarkeit, Wiederherstellung einer natürlichen Feuchtigkeit in Rachen und Kehlkopf, leichte Gerbung und Empfindlichkeitsminderung der Rachenschleimhaut, Hyperämisierung der Halsregion, Kräftigung der sekundär erschlafften Stimmlippen mit phoniatrischen Methoden oder Abbau der begleitenden hyperfunktionellen Dysphonie, z. B. mit der Froeschelsschen Kaumethode, und Verbesserung der Stimmökonomie im ganzen unter Einbeziehung von Atmung und Artikulation.

Sängerknötchen

Der Begriff „Sängerknötchen" hat in pathologisch-anatomischer Hinsicht immer wieder sich wandelnde vielfältige Deutungen erfahren. Klasen hat 1948 das Sängerknötchen als „umschriebene Epithelhyperplasie mit subepithelial ödematös aufgelockerter Schleimhaut" (zu deutsch: „umschriebene Dickenzunahme der Deckschicht mit unmittelbar darunter durch lockere Durchtränkung und Schwellung aufgelockerter Schleimhaut") bezeichnet und so mit ziemlich weitem Spielraum für das offenbar recht wechselhafte Geschehen die Ansichten zahlreicher Beobachter in einer befriedigenden Defination zusammengefaßt. Knötchen kommen häufiger vor bei Sängern mit hohen Stimmen, beim Tenor und Sopran und nicht selten beim Koloratursopran. Bei diesem werden die harten Staccatoeinsätze als Ursache angeschuldigt. Ganz allgemein ist die Entwicklung von Knötchen oft die Buße, die ein Sänger dafür zahlt, daß er gewohnheitsmäßig höher singt, als es seiner natürlichen Stimmgattung entspricht.

Es ist wiederholt behauptet worden, daß Knötchen und Polypen verschiedene Phasen desselben Prozesses seien. Neuerdings haben finnische Untersucher die Entstehung von Polypen als Folge von Mikrorissen erklärt, die im Stimmband, wenn dieses durch Infektion besonders verletzlich, an typischer Stelle nach forciertem oder falschem Stimmgebrauch auftreten können oder infolge hormoneller Unstimmigkeiten. Polypen sind beim Sänger seltener als beim Schauspieler zu finden. Der akute Typ des Sängerknötchens, bei dem noch das Randödem der Stimmlippen im Vordergrund steht, kann im unmittelbaren zeitlichen Zusammenhang mit einer Gesangsdarbietung entweder als Ergebnis von Ermüdung, ungeeigneter Technik, akuter Infektion der Stimmlippen oder in der Regel aus der Kombination von zwei oder drei dieser Faktoren auftreten. Das „akute" Sängerknötchen verschwindet immer innerhalb einer Woche, besonders nach völliger Stimmruhe. – Oft wird der Arzt den Sänger durch eine wohldosierte Beratung auf die Feststellung, daß er Stimmlippenknötchen habe, vorbereiten müssen. Der Sänger fürchtet diese Knötchen ganz besonders und manchmal auch über Gebühr als Bedrohung seiner beruflichen Existenz. In einer zweiten Untersuchung nach wenigen Tagen – während in der Zwischenzeit entzündliche Reizerscheinungen im Kehlkopf gebessert und die Verspannungen des ganzen unteren Rachens abgebaut werden – gelingen Spiegelung und Stroboskopie meist so viel besser, daß der Arzt nun ein sicheres Urteil über den Befund und den einzuschlagenden Weg seiner Therapie gewinnen kann. Auf diese kann er dann auch die Aufklärung des Patienten abstimmen (Abb. 72).

Oft gelingt es mit Hilfe der Stroboskopie, einen Eindruck davon zu gewinnen, ob das Sängerknötchen noch als akut und damit schnell rückbildungsfähig oder ob es als chronisch anzusehen ist. Akute Ödeme zeigen eine noch geringe Alteration im Schwingungsablauf, während die chronischen Knötchen deutlichere und kräftigere Veränderungen im Schwingungsverhalten zeigen, entsprechend der derberen Infiltration in der Stimmlippe. Gewöhnlich entstehen chronische Sängerknötchen infolge einer schlechten Technik oder weil der Sänger sich Anstrengungen unterzieht, die über seine Stimmöglichkeiten hinausgehen. Finden

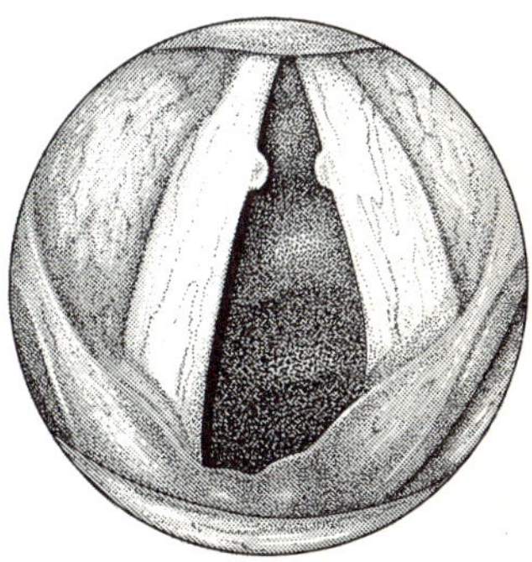

Abb. 72 Sängerknötchen

wir bei einem Sänger solche chronische Sängerknötchen, so ist es sehr bald notwendig, seinetwegen mit einem guten Gesangspädagogen Kontakt aufzunehmen; am ehesten natürlich mit dem Gesangslehrer, der die Ausbildung des Sängers leitet oder an den er als ständigen Berater gewöhnt ist. Hier gilt es, nach ursächlich wirksamen „Unarten" der Gesangsausübung zu fahnden und zu kontrollieren, ob die Leistungen, die vom Sänger beruflich verlangt werden, mit seinen natürlichen Gegebenheiten hinsichtlich Umfang und Stärke der Stimme übereinstimmen. Manche Knötchen verschwinden unter einer guten gesangspädagogischen Korrektur von selbst. Andere bilden sich unter phoniatrischer Therapie zurück, seltener unter einer medikamentösen Therapie. Andererseits sollten manche Knötchen sogleich abgetragen werden, wenn sie eindeutig als zystische Bildungen erkennbar sind; denn diese werden auf keinen Fall auf eine konservative Therapie jeglicher Art ansprechen. Auch danach ist der Patient dann vom Gesangslehrer weiter zu betreuen, um die Gesangstechnik optimal zu gestalten und dadurch das Auftreten von Rezidiven zu verhindern.

Es ist nicht zweckmäßig, die Stimme mit einem Schweigegebot länger als eine Woche völlig zu schonen. Der Grund liegt darin, daß es für die Muskeln des Kehlkopfs und des Stimm- und Sprechapparats nicht angebracht ist, während längerer Zeit inaktiv zu sein. Das stimmt überein mit der bekannten Ansicht, daß man Muskeln auch in anderen Bereichen des Körpers, so an Armen und Beinen, nur für die kürzestmögliche Zeit stillegen soll. Ein längerdauerndes Rede- und Singverbot kann leicht eine Erwartungsneurose (Krebsfurcht) auslösen. Wenn man dem Patienten nach einigen Tagen wirklich absoluter Stimmruhe dann mit geminderter Lautstärke das Notwendige wieder zu sprechen gestattet, so soll der Patient jedoch nicht singen, bis er von seinen Knötchen befreit ist. Wann nach einer Abtragung solcher Knötchen der Sänger wieder singen darf, hängt vor allem von der lokalen Reaktion an den Stimmlippen ab.

Der Entschluß, die trotz aller sachgerechten Bemühungen nicht zu spontaner Rückbildung gelangenden Knötchen abzutragen, ist mit einer großen Verantwortung belastet. Das schönste anatomische Resultat einer sorgsamen Abtragung der Sängerknötchen schützt nicht vor funktioneller Enttäuschung. Der frühere Glanz der Stimme kehrt manchmal nicht zurück, und der Sänger ist geneigt, hierfür dem Operateur die Schuld zuzuschieben. Mit besonderer Rezidivneigung ist verständlicherweise bei den Akteuren in der meist überlauten U.-Musik und mit auch sonst schlechten Arbeitsbedingungen außerhalb des Theaters zu rechnen. Die mit zeitbedingten Vorstellungen von Sex-Appeal verknüpfte weitverbreitete Singart, mit hochgezogener Bruststimme kindhafte und dabei verhauchte Stimmklänge mit noch trotz Mikrophonverstärkung unzulänglicher Intensität und entgegen dem Störlärm der Umgebung zu produzieren oder mit Rock- und Pop-art-Darbietungen durch gellende Schreilaute bei den Zuhörern ekstatische Erregung zu erzeugen, bedeutet sicherlich einen gewaltigen Raubbau an der Gesangsstimme und bildet immer wieder die Ursache für die Entstehung von Sängerknötchen.

Verhütung von Stimmschäden

Verhütung von Stimmschäden bei Sängern ist eine der wichtigsten Aufgaben des Stimmarztes. So manche stimmärztlich interessante Fragestellung entzieht sich der Entscheidung durch den Laryngologen, weil hierzu nur besondere Erfahrungen, und auch diese nicht einmal im Regelfall, mithelfen können. Das fängt an mit der körperlichen Eignung zum Sänger, für die im positiven wie im negativen Falle eine medizinische Untersuchung und auch der Kehlkopfspiegel zumeist keine verläßlichen anatomischen oder physiologischen Befunde bringen, die ein sicheres Urteil gestatten. Das gleiche gilt für eine Feststellung der Stimmgattung eines jungen Sängers, die nur im groben von anatomischen Verhältnissen bestimmt wird, auch nicht vom Stimmumfang, wie man meinen könnte, sondern vom Timbre. Hier Urteile zu fällen, zumal wenn es sich um die nicht seltenen Fälle handelt, wo versucht wurde, den Sänger oder die Sängerin in eine höhere Stimmgattung „hochzuziehen", ist außerordentlich schwer und nur über das Gehör zu entscheiden. Eine solche Beurteilung sollte dem Gesangspädagogen überlassen bleiben.

Im Hinblick auf Tabak und Alkohol ist es nicht möglich, allgemeingültige Regeln festzusetzen. Es gibt Sänger mit großer Toleranz für den Alkohol wie auch für den Tabak; andere können schon einen mäßigen Genuß nicht vertragen. Ein guter Sänger, der seine Stimme pfleglich behandelt, sollte 2–3 Stunden vor und nach der Aufführung weder rauchen noch etwas Kaltes trinken.

Das „Lampenfieber" als eine nervöse Irritation des Künstlers mit vegetativer Symptomatik vor und zu Beginn seines Auftretens ist offenbar eine beinahe natürliche Teilerscheinung aller künstlerischen Produktion vor der Öffentlichkeit. Es bedarf auch nur selten einer medikamentösen Behandlung und kann nahezu immer durch kleine Psychotherapie beherrscht werden.

Soweit eine Verhütung akuter Infekte des Respirationstraktes durch die sog. Abhärtung möglich ist – und danach wird man in der Sprechstunde immer wieder gefragt –, sollten Sänger dazu angehalten werden, sich sportlich zu betätigen, vor allem mit Schwimmen, einmal, weil das eine harmonische Entwicklung aller Muskeln und eine gute Atemtechnik bringt, zum anderen, weil kalte Bäder die allgemeine Abwehr kräftigen. Auch Radfahren ist, wohl wegen der Betätigung in frischer Luft mit vertiefter Atmung, zum Abhärtungstraining geeignet.

Endokrine Einflüsse auf die Sängerstimme

Ohne Zweifel gibt es ein multiglanduläres Zusammenspiel hormoneller Einflüsse auf die Gesangsstimme, das trotz mancher Bemühungen in der jüngsten Zeit im einzelnen noch nicht befriedigend bekannt ist. Sängerinnen sollten den Gebrauch androgener und anaboler Steroide vermeiden. Vorübergehende wie auch bleibende Veränderungen der Singstimme sind schon nach kurzer Anwendung solcher Steroide von verschiedenen Beobachtern berichtet worden. Auch von der „Pille" können in seltenen Fällen unter dem Einfluß der in manchen Präparaten enthaltenen Testovironabkömmlinge Stimmveränderungen auftreten. So sollte man bei jungen Frauen eine evtl. Schädigung der Stimme durch Gebrauch von Kontrazeptiva differentialdiagnostisch in Erwägung ziehen (s. S. 221). Ein geringes Ödem und eine Rötung der Stimmlippen finden sich oft vor und während der Menstruation (LACINA); aber wenn die Technik korrekt ist, braucht das eine gute Gesangsleistung nicht zu behindern. Unter den zyklusbedingten Stimmstörungen sind auch ein in manchen Fällen auftretendes Detonieren und eine kurze Einbuße höchster sonst zur Verfügung stehender Töne einige Tage vor und während der Menstruation beschrieben worden. – In den meisten Verträgen ist festgelegt, daß Opernsängerinnen während der Periode vom Auftreten, auch in Premieren, befreit sind. Sie sollten sich an diese Klausel zum Schutz ihrer Stimme auch halten, selbst wenn sie im Einzelfall von der Theaterleitung bedrängt werden sollten, hiervon abzugehen.

Unter der Schwangerschaft kann die Sängerin bis zum 7. Monat, ja bis zum 8. Monat singen, bis zunehmende Atemnot, Schwierigkeiten der Zwerchfellfunktion und der Stütze ihr Beschwerden bereiten. Es findet sich nicht selten an den Stimmlippen dann eine Schwellung im Sinne einer leichteren Ödembildung und manchmal eine mäßige Hypokinese. Andererseits erhält die Stimme während einer Schwangerschaft oft ein sonores, dunkel gefärbtes Timbre, manchmal wird sie auch tiefer. Nach Abschluß der Gravidität geht jedoch der Stimmklang, wenn auch manchmal allmählich, zum Normalen zurück, und eine hormonale Therapie ist also nicht indiziert.

Das Altern der Stimme

Nicht selten begegnet der Laryngologe in seiner Sprechstunde auch den Problemen, die mit dem Altern der Stimme bei Sängern und Schauspielern in Zusammenhang stehen. Das Altern der Stimme ist ein höchst komplexer Vorgang, bei dem zentrale und periphere Rückbildungsprozesse in Lunge, Kehlkopf und Rachen zusammenwirken. Dazu kommen die Folgen der Umstellung im endokrinen Gleichgewicht, besonders bei Frauen. – Wichtige Einzelmerkmale des Funktionswandels der Stimme im Sinne des Alterns wurden schon aufgeführt (s. S. 148ff). Für den künstlerisch tätigen Menschen, besonders für den Sänger, bedeutet das Altern der Stimme zugleich auch oft das Ende seiner Laufbahn. Der Schauspieler hingegen wird den bewußt erlebten Veränderungen seiner Stimme oft neue künstlerische Ausdrucksmöglichkeiten abgewinnen können. Versuche, durch hormonelle Stützung, besonders bei Sängerinnen, den Zeitpunkt des Alterns ihrer Stimme hinauszuschieben, haben bisher noch nicht zu allgemein brauchbaren Ergebnissen geführt.

Zu den möglichen Schäden im Zusammenhang mit Operationen

Beeinträchtigungen der Stimme wurden nach Intubationsnarkosen beobachtet, etwa als Verlust hoher Töne oder als Schwierigkeit, die Registerübergänge unauffällig zu gestalten. Diese Ursache mag leicht übersehen werden, da die Stimmlippen normal aussehen und die Sänger sich häufig dessen gar nicht bewußt sind, daß bei einem verhältnismäßig kleinen Eingriff unter einer Vollnarkose auch eine exzessive Dehnung der Stimmlippen durch eine Intubation stattgefunden hat. Möglicherweise spielen hier auch die verwendeten Muskelrelaxantien eine Rolle. – Die Indikationen zur operativen Entfernung der Gaumenmandeln (Tonsillektomie) sind meist dieselben wie bei der Gesamtbevölkerung. Sie sollen hier nicht weiter erörtert werden. Nach der Operation sollte man den Künstler ermutigen, seine Gesangsübungen wieder aufzunehmen, sobald die lokale Abheilung das gestattet. So kann man tonsillektomierte Sänger und Sängerinnen vom 10. Tag nach der Operation an, wenn keine lokalen Beschwerden mehr bestehen auch früher, wieder mit Gesangsübungen beginnen lassen, die, ohne ästhetischen Ansprüchen zu genügen, zunächst einmal als „Vibrationsmassage“ der Wundbetten zur Erzielung einer günstigen Vernarbung angesetzt werden.

Noch behutsamer und nicht selten auch noch geduldiger als bei sonstigen Patienten sollte der HNO-Arzt als Operateur sich bei einem Sänger um die vor jeder Operation notwendige Aufklärung bemühen, über evtl. Beschwerden unter der Operation und zu erwartende Schmerzen nach der Mandeloperation unterrichten und seine Bedenken zerstreuen, daß er durch die Operation eine Schädigung seiner Gesangsstimme erleiden würde. Daß gerade in dieser Frage ein Sänger besonders besorgt, ja sogar ängstlich ist, ergibt sich verständlicherweise aus der zentralen Bedeutung der Stimme für einen solchen Patienten. Eine sachgemäß durchgeführte Mandelentfernung schädigt die Sing- und Sprechstimme nicht; eher wird diese zuweilen voller durch die Vergrößerung des mittleren Resonanzraums. Darüber gibt es ein umfängliches Schrifttum, und auch der Verfasser hat ein Gleiches immer wieder erlebt. Andererseits machen die heutigen schwierigen juristischen Verhältnisse zwischen Arzt und Patienten es erforderlich, daß der HNO-Arzt als Operateur vor der Mandelentfernung ebenso wie vor Eingriffen im Kehlkopf sich vom Patienten dessen ordnungsgemäße Aufklärung schriftlich bestätigen läßt.

Der stimmkranke Schauspieler

Wenn hier zumeist von Sängern und Sängerinnen die Rede war, so unterscheiden sich die Probleme des Schauspielers und mit ihnen die vieler anderer Sprechberufe kaum von denen, die hier erörtert und für die einige Möglichkeiten der laryngologischen Hilfe dargelegt wurden.

Der Schauspieler muß nicht selten mit seiner Stimme noch um ein beträchtliches Maß härter umgehen als der Sänger und zuweilen die Spielregeln der Sprechkunst in besonderer Absicht vernachlässigen. Gedacht ist da beispielsweise an den sog. großen „Ausbruch“ oder an die Verstellung der Stimme (Hexe im Weihnachtsmärchen). Andererseits können, wenn seine Gesinnung und seine Denkweise sich ganz und gar nicht mit den Inhalten decken, die der Schauspieler durch Spiel und Rede personifizieren soll, sich geistig-psychologische Konflikte wie ein Riegel vor die sprachliche Formung seines Textes legen, die zu schwerer Belastung und Störung der Stimme führen. Die Beseitigung des psychischen Drucks reicht dann oft nicht aus, die sekundär entstandene Stimmstörung mit zu beheben. Diese muß als solche behandelt werden.

Berufsschäden der Stimme

Bei den Berufsschäden der Stimme muß man zwei völlig verschiedene Gruppen berufstätiger Menschen unterscheiden, die einen solchen Schaden erleiden können, Arbeiter in industriellen Gewerbebetrieben und Angehörige der sog. Sprechberufe.

Die Zahl der Gewerbeschäden der Stimme ist offenbar nicht groß. Auch sind solche Schäden meist von organischen, vor allem entzündlichen Erkrankungen des Kehlkopfs begleitet. Berufsschäden der Stimme in Gewerbebetrieben können durch Verletzungen entstanden sein, mit äußerer wie innerer Einwirkungsart. Sie können mechanische Ursachen haben; vor allem sind Stäube (mit 1–5 µm Korngröße), so von Aluminium, Asbest, Glaswolle, Holz ursächlich wirksam. An physikalischen Ursachen kennen wir klimatische und thermische Faktoren, so Hitzeeinwirkung, dann ionisierende Strahlen bei der Verarbeitung von Leuchtfarben; schließlich sind Allergene (Baumwollstaub, Holzstaub, Bühnenstaub) und Infektionen zu nennen. Auch in Gewerbebetrieben gibt es eine Fehl- und Überbeanspruchung der Stimme; die Lärmheiserkeit in der Weberei oder im Fahrerhaus von Schwerlastwagen können als typische Beispiele gelten.

In Tab. 2 sind diese Schäden noch einmal in einer Übersicht geordnet.

Tabelle 2 Berufsbedingte Schäden in Gewerbebetrieben an Kehlkopf und Stimme

Traumatisch bedingt:	äußere und innere Verletzungen, offene und geschlossene Verletzungen
Überwiegend mechanisch bedingt:	Stäube (1–5 μm), z. B. Aluminium, Asbest, Glaswolle, Holzstaub
Überwiegend chemisch bedingt:	z.B. Chlorgas, nitrose Gase, Superphosphate
Überwiegend physikalisch bedingt:	klimatische und thermische Faktoren, ionisierende Strahlen, z. B. Leuchtfarben (Uhrenindustrie), Hitzeeinwirkung (Porzellanarbeiter, Former)
Allergene:	gewerbliche Allergosen (Baumwollstaub, Holzstaub, Bühnenstaub im Theater)
Infektionen:	z. B. Tbc (selten)
Fehl- und Überbeanspruchung der Stimme:	„Lärmheiserkeit", z. B. in der Weberei

Berufsbedingte Stimmschäden bei Menschen, die ihre Stimme ganz vornehmlich zur Erfüllung ihrer beruflichen Aufgaben gebrauchen, sind meist sog. „funktionelle" Stimmstörungen im Sinne der Dyphonie. Bei starker Fehlfunktion der Stimme können nicht selten sekundär dann auch organische Veränderungen im Kehlkopf auftreten, so Stimmlippenknötchen, Stimmlippenblutungen und Kontaktulzera (letztere sind durch stimmliche Fehlbeanspruchung, meist durch „Hämmercheneffekt", entstandene kleine polypige Neubildungen mit entsprechender Delle auf der Gegenseite im knorpeligen Anteil der Stimmritze). Es überwiegen ganz allgemein die Formen der Hyperfunktion gegenüber denen der Hypofunktion, und sie finden sich bei Männern häufiger als bei Frauen. Viel mehr Frauen als Männer hingegen haben Stimmlippenknötchen. Anscheinend sind nicht die Berufe mit hoher Lautstärke ihrer stimmlichen Leistung besonders stark gefährdet, sondern solche Berufsstände, die in sehr hartem Konkurrenzkampf stehen mit hoher Verantwortung, emotionellen Belastungen und betontem Sozialprestige. – Die Zahl der stimmgestörten Lehrer ist groß; oft liegen die Ursachen der Lehrerdysphonie nicht allein in der Ausübung ihres Berufs, sondern in den mangelhaften stimmlichen Voraussetzungen für diesen Beruf. Die Lehrerdysphonie ist ein komplexer Prozeß, dessen Ursachen tief in der Gesamtpersönlichkeit zu suchen sind (GUNDERMANN). So findet sich auch ein sehr farbiges Krankheitsbild mit einer Vielzahl von Symptomen und einer Fülle von Klagen, bei denen eine solche über Heiserkeit keineswegs an erster Stelle zu stehen braucht. Von den zahlreichen objektiven Symptomen, die zu diesem Krankheitsbild gehören, seien genannt: zu hohe Sprechstimmlage, Einschränkung des Stimmumfangs, veränderter Stimmklang von rauh und gequetscht bis hauchig, harte Stimmeinsätze, zu schnelles Sprechen, schlechte Atemtechnik, muskuläre Verspannungen an Gesicht und Hals. Besonders schädlich ist das Hinaufschrauben der Stimme bei vermehrter Lautstärke, wenn der Lehrer sich hiermit durchsetzen will. Die Therapieerfolge bei solchen Stimmschäden bleiben noch oft unbefriedigend, weil die ambulante Behandlung, womöglich bei fortgesetzter Arbeits- und Sprechbelastung des Patienten, meist zu wenig intensiv geschieht und auch zu wenig die gestörte Gesamtpersönlichkeit erfaßt. – Ähnliche Verhältnisse finden sich bei den Kindergärtnerinnen, bei denen das oft akustisch sehr ungünstige Arbeitsmilieu und eine mangels entsprechender Vorbildung unzureichende Stimmtechnik die wesentlichen Ursachen ihrer weitverbreiteten Stimmstörungen bilden.

Berufsbedingte Stimmschäden werden bisher nicht als „Berufskrankheit" im rechtlichen Sinne anerkannt. Auch zeigt sicher nicht jede Berufsdyphonie, im Berufsleben entstanden, die Kennzeichen einer Berufskrankheit. Besondere Bedingungen weit über die normalen Berufsanforderungen hinausreichend als einwirkende äußere Schädigung, womöglich noch mit langer Dauer ihrer Einwirkung und nach langer unauffälliger Erfüllung normaler berufsspezifischer Stimmleistungen, sind notwendig, um überhaupt die Fragestellung der Berufskrankheit aufwerfen zu lassen. Andererseits sollten Möglichkeiten geschaffen werden, daß junge Menschen schon vor der Berufswahl ihre stimmliche Eignung für den erwählten Sprechberuf prüfen können, wobei eine hierfür brauchbare körperlich-stimmliche Eignungsprüfung und eine zweckentsprechende Stimmbelastungsprobe seitens der Phoniatrie noch zu entwickeln sind. Auch ist unbedingt zu fordern, daß an allen Ausbildungsstätten für Sprechberufe, ganz besonders aber an den Hochschulen, mehr Gewicht als bisher auf eine praktische Sprecherziehung und die Einführung in die Ökonomie und Hygiene von Stimme und Sprache als Vorbereitung für den späteren Sprechberuf gelegt wird.

Überblick über die Krankheiten des Kehlkopfs und der Stimme

Im Verlauf dieses Kapitels wurden aus stimmärztlicher Sicht solche Fragestellungen abgehandelt, die den Sänger wie den Berufssprecher aus Sorge um sein Arbeitsorgan, seine Stimme, ratsuchend zum Arzt führen. Dann wurden bei den „Berufsschäden der Stimme" vor allem die Probleme der Lehrerstimme hinsichtlich ihrer Erhaltung besprochen, aber auch solche, die sich aus dauerndem Funktionsausfall ergeben. Über diesen rein praktischen Bereich hinausreichend müssen jedoch in einem knappen Überblick auch die Schäden der Stimme und Sprache eine kurze Darstellung finden, die den Menschen ganz allgemein, ohne daß bei ihm Stimme und Sprache eine bevorzugte berufliche Verwendung finden, betreffen können. Die Beschränkung auf das unbedingt Notwendige ist dabei unumgänglich. Denn die Erkrankungen und die Störungen der Stimme und Sprache gehören nun einmal nur am Rande zu dem Fragenkomplex, der durch die Begriffe Physiologie und Hygiene umrissen werden kann. Doch soll der Leser durch die nun folgenden Ausführungen befähigt werden, einen krankhaften Zustand der Stimme wie der Sprache so weit zu erkennen, daß er den Erkrankten an die richtige Stelle leitet, damit das Notwendige zur genauen Klärung seines Schadens und zu dessen Heilung geschehen kann. Auch soll der Leser wissen, daß es für die überwiegende Zahl der Schäden der Stimme und Sprache entsprechende Behandlungsmöglichkeiten gibt, neuerdings für Stimmschäden, besonders der Lehrer, auch kurmäßig (Gundermann).

Tabelle 3 Eigenschaften und Merkmale der gesunden und der kranken Stimme (*G. Habermann* 1973; mod. n. *G. M. Peacher* 1963)

Charakteristika	Normal	Krankhaft
Qualität	klar, kräftig	rauh, heiser, belegt, matt, verhaucht, kehlig, nasal
Mittlere Sprechstimmlage	dem Alter und Geschlecht entsprechend	zu tief oder zu hoch
Stimmumfang	weit und beweglich, der Situation angepaßt	eintönig, eingeschränkt oder aber übertrieben weit
Stimmstärke	mühelos im Wechsel von laut zu leise	schwach, dünn; oder überwiegend zu laut, überhaupt nur laut
Leichtigkeit der Stimmproduktion	Gefühl, unbeschwert zu sein beim Singen und Sprechen	Ermüdungsgefühl bei längerem Singen und Sprechen
Resonanz	wohlklingend	flach (zu geringe Resonanz); nasal (zu viel Resonanz)
Atmung	freie, überwiegend Bauchatmung	Hochatmung (klavikulär); zu langes Sprechen auf einen Atemzug; oberflächliche, geräuschhafte Einatmung
Sprechgeschwindigkeit (zur Ökonomie der Atemabgabe)	unauffällig, mit Sinnpausen	zu langsam oder zu schnell
Stimmeinsätze	weich bis mäßig hart	sehr hart (Glottisschlag); undicht („wilde Luft)")
Ablauf der Stimmleistung	gleichmäßig, in allen Qualitäten dem Zweck angepaßt	Abbrechen der Stimme zum Falsett oder zum Flüstern; schwankend oder tonlos

Tabelle 4 Eigenschaften der Stimme (für die Beurteilung mit dem Gehör) (*G. Habermann* 1980)

Polare Charakteristika der Stimme:

	Normal		*Krankhaft, gestört*
I	klar	⟷	rauh, hauchig, tonlos
II	voll, (rund)	⟷	dünn, flach
III	energisch, frisch	⟷	matt, spröde
IV	elastisch, locker	⟷	gepreßt, verklemmt
V	tragend (im Raum)	⟷	nicht tragend
VI	beweglich, gefühlsbetont	⟷	monoton, ausdruckslos

Weitere pathologische Charakteristika der Stimme:

VII	auffallend laut	⟷	auffallend leise
VIII	auffallend hoch	⟷	auffallend tief

kehlig – knödelnd – nasal
kratzend – knarrend – schrill
blechern – dumpf
flatternd – doppeltönig – zittrig

Tab. 3 u. 4 bieten in der Vielfalt ihrer Gesichtspunkte für die Beurteilung der kranken Stimme eine brauchbare Wegleitung zu einer mit dem geschulten Gehör durchzuführenden Stimmdiagnostik. Nicht immer werden die für objektive Meßmethoden entwickelten Apparaturen zur Verfügung stehen. Die in Tab. 4 aufgeführten klanglichen Eigenschaften der Stimme in polarer Anordnung sollen dem gleichen Zwecke dienen, besondere Stimmcharakteristika als Abweichung vom Normalen zu „hören" und so den Sammelbegriff „heiser" in kennzeichnender Weise aufzulösen.

Jegliche Heiserkeit ist nur ein Leitsymptom, nicht die Krankheit selbst. – Es ist in der Medizin üblich zu unterscheiden: die *Phonie,* also den normalen Stimmklang, von der *Dysphonie,* dem gestörten Stimmklang, und von der *Aphonie,* dem Verlust der klingenden Stimme.

Man unterscheidet eine organisch bedingte Stimmstörung von einer funktionellen Stimmstörung. Die organisch bedingte Stimmstörung ist Folge einer Erkrankung im Kehlkopf. Wir unterscheiden hier außer Mißbildungen vor allem entzündliche Erkrankungen und bei diesen eine große Fülle verschiedenartiger Abläufe und Erscheinungsformen. Verletzungen spielen eine verhältnismäßig geringe Rolle; dagegen gibt es eine Vielzahl von Geschwülsten im Kehlkopf. Bei den Krebsen des Kehlkopfs, die insgesamt eine gute Heilungsaussicht bieten, weil sie meist relativ früh erkannt werden, spielt der Sitz der Geschwulst für die Art des Vorgehens wie auch für die Prognose eine besonders wichtige Rolle. Lähmungen der die Stimmlippen innervierenden Nerven (N. recurrens) mit dadurch behinderter und atypischer Bewegung der

Stimmlippen und mangelhaftem Schluß der Stimmritze sind nicht selten (vgl. Abb. 34). Sie treten vor allem im Zusammenhang mit einem operativen Eingriff an der benachbarten Schilddrüse auf oder auch durch toxische Schädigung der Kehlkopfnerven infolge einer Grippe.

Die organisch bedingte Stimmstörung kann also durch Veränderungen der Form der Stimmlippen und durch Veränderungen ihrer Beweglichkeit verursacht werden. Der Grad der Stimmstörung ist zunächst, sofern der Stimmlippenschluß behindert wird, von Sitz und Größe der Formveränderung abhängig, also etwa von der Ausdehnung einer Geschwulst. Dann ist der Grad der Stimmstörung abhängig von der Art der Behinderung der Stimmbildung, z. B. durch Lähmung der nervalen Versorgung einer Stimmlippe, und schließlich von dem Umstand, ob durch eine Geschwulst die Stimmlippen eine Einbuße an Elastizität und Beweglichkeit erfahren haben. Hier kommen in Frage: Infiltration, Durchsetzung der Muskeln mit Geschwulstgewebe oder ein Übergreifen der Geschwulst auf die Stellknorpelgelenke.

Die durch eine Neubildung im Kehlkopf bedingten Stimmstörungen stehen in keiner unmittelbaren Beziehung zu der Art der Geschwulst. Eine gutartige Neubildung kann eine schwere Stimmstörung zur Folge haben. Bei bösartigen Geschwulsten kann wenigstens eine Zeitlang die Beeinträchtigung der Stimme gering sein. Deshalb sollte es als feste Regel gelten, daß jede Heiserkeit, gleich welchen Ausmaßes, die länger als 4 Wochen andauert, vom HNO-Arzt durch Einblick in den Kehlkopf kontrolliert werden muß.

Als funktionell bezeichnet die Stimmheilkunde eine Vielzahl von Stimmstörungen, die bei der Betrachtung mit dem laryngologischen Spiegel Veränderungen der Form wie der Beweglichkeit vermissen lassen. Gerade die Diskrepanz zwischen dem Fehlen bemerkbarer Veränderungen und der gestörten Leistung des Kehlkopfs führt zu der Diagnose einer „funktionellen" Störung. Im Laufe der letzten 50 Jahre hat die Forschung mit verfeinerten Untersuchungsmethoden – erinnert sei z. B. an den Hochgeschwindigkeitsfilm (s. S. 194) – auch für solche Störungen anscheinend funktioneller Art organische Schäden des Feinbaus der Stimmlippen, Störungen ihrer Bewegungsabläufe während der Stimmgebung oder ihrer zentralen Steuerung festzustellen vermocht. Man kann deshalb heute sagen, die funktionellen Störungen der Stimme sind das Resultat einer muskulären Tonusstörung, bei der vom Hirn ausgehende Hemmungen der Impulse für die Stimmlippenbewegung und neuromuskuläre Korrdinationsstörungen die eigentliche Ursache der Schäden bilden.

Als ein Beispiel unter der Vielzahl möglicher und meist in komplizierter Weise ineinandergreifender Ursachen seien Störungen im symmetrischen Verhalten beider Stimmlippen genannt, die sich auf die Amplitu-

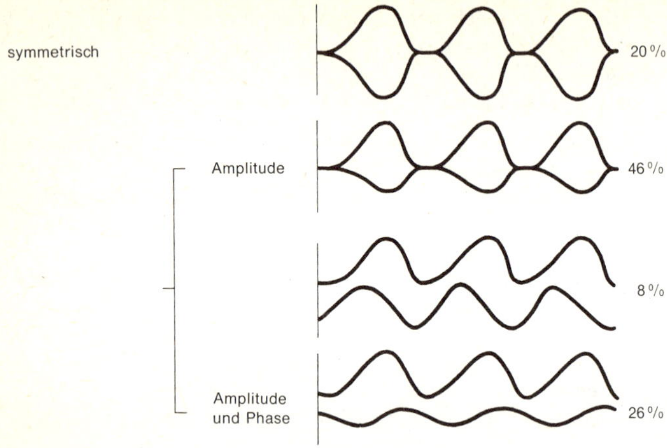

Abb. 73 Verhalten der Stimmlippenschwingungen bei einseitiger Lähmung des N. reccurens im Hinblick auf die Symmetrie ihrer Bewegungen (nach *Hirano*)

den, die Phase oder auch beide zugleich erstrecken können. Durch eine Lähmung im N. recurrens bedingte Stimmbandlähmungen – untersucht wurden 153 Fälle – zeigten eine sehr unterschiedliche Verhaltensweise der Stimmlippen im normalen Licht und in der Stroboskopie (HIRANO). In dieser Richtung, nur sehr viel weniger grob als bei solchen Lähmungsfolgen, sind Verhaltensdifferenzen im Schwingungsablauf beider Stimmlippen auch bei den funktionellen Stimmstörungen zu vermuten (Abb. 73).

Bei der funktionellen Stimmstörung gibt es solche, die durch Stimmmißbrauch oder Stimmfehlgebrauch entstehen. Auch spielen Mängel der individuellen Leistungsfähigkeit und Belastbarkeit für die Entstehung funktioneller Stimmschäden eine große Rolle. Schon die Beeinträchtigung der allgemeinen körperlichen muskulären Spannung, etwa als Folge einer Herzerkrankung, kann sich in der Stimme der Kranken durch leicht verhauchten Klang und durch Minderung ihrer Tragfähigkeit dokumentieren.

Da der Kehlkopf mit der in ihm gebildeten Stimme ohne Zweifel ein bevorzugtes Projektionsfeld der menschlichen Seele darstellt und in vielfältiger und komplizierter Weise den Zustand des seelischen Gefüges der Menschen widerspiegelt, ist es nicht verwunderlich, daß auch auf psychogener Basis leichte wie schwere funktionelle Stimmstörungen entstehen können. Erwähnt sei noch, daß der im älteren Schrifttum häufig zu findende Begriff der „Phonasthenie“ im früher üblichen Sinne nicht mehr gebräuchlich ist. Man spricht heute von „Dysphonien“, die eine nach ursächlichen Gesichtspunkten ausgerichtete vielfältige begriffliche Unterteilung gefunden haben. Nach BÖHME wird der Begriff der Phonasthenie heute nur noch für eine subjektiv empfundene abnorme Stimmermüdung ohne Heiserkeit verwendet.

FROESCHELS hat im Jahre 1937 ein Schema für die Diagnostik funktioneller, dabei hyperkinetischer Stimmstörungen veröffentlicht und auf

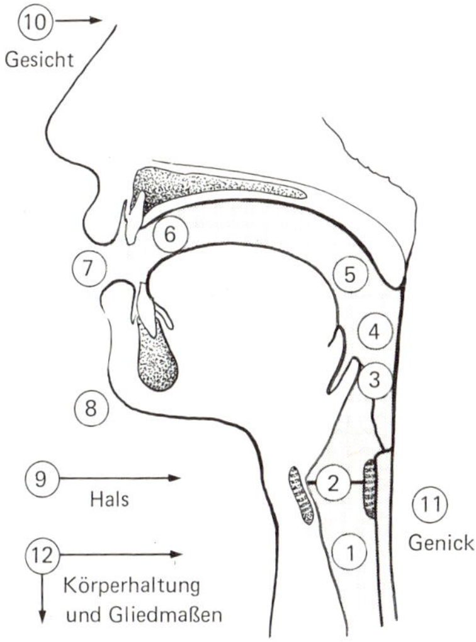

Abb. 74 Lokalisationsschema stimmlicher Fehl-, vor allem Hyperfunktionen

1 Fehlerhafte Atmung: Hochatmung, hörbare Inspiration; subglottische Hyperfunktion: verstärkter Atemdruck mit pressender Phonation.
2 Glottische Hyperfunktion: harter Stimmeinsatz oder undichter Einsatz = „wilde Luft"; gewohnheitsmäßiges Hüsteln.
3 Pharyngeale Dysfunktion: enger, kurzer Kehlraum, kehliger Klang, arm an gemüthaften Komponenten. Trockenheitsgefühl, Kloßgefühl, Schmerzen, Räusperzwang.
4 Verlagerung der Zunge nach hinten: Knödeln, Pressen.
5 Fehlfunktion des Gaumensegels: Vorformen des offenen oder geschlossenen Näselns. Stimme mit „faukaler Enge".
6 Lagefehler der Zunge bei der Artikulation, „schwere Zunge".
7 Unzulängliche Bewegung der Lippen bei der Lautformung, „Nuscheln".
8 Zu geringe Öffnungsweite des Mundes durch mangelnde Bewegung des Unterkiefers.
9 Fehlfunktion der äußeren Halsmuskulatur, so abnorme Aufwärtsbewegungen des Kehlkopfs, Muskelverspannungen am Hals, ständiger Kehlkopfhochstand, Venen am Hals geschwollen.
10 Überfunktion der Gesichtsmimik beim Sprechen (Stirn, Augenbrauen, Mundwinkel, Lippenbreitzug mit Grimassieren).
11 Hyperfunktion der Nackenmuskulatur (M. trapezius).
12 Überspannte Gesamthaltung des Körpers und der Gliedmaßen; Mitbewegung des Kopfes und der Gliedmaßen

(aus G. *Habermann:* Arch. otorhinolaryngol. 227 [1980] 202) einer Abbildung des gesamten Atem- und Stimmtrakts 9 Ansatzpunkte fixiert, von denen aus die Stimme als lautliches Endprodukt infolge des Zusammenwirkens zahlreicher Einzelkomponente wesentliche Störungen erfahren kann. Diese 9 Gesichtspunkte wurden dann später noch um 3 vermehrt, Nacken, Gesicht, Körperhaltung und Gliedmaßen betreffend (Abb. 74). (Die oft beteiligte „Überschreitung der Sprechstimmlage" wurde in Abb. 74 und ihre Erläuterung nicht eingearbeitet.)

Alle zur Abb. 74 angeführten Gesichtspunkte wurden im Verlaufe der Abhandlung schon besprochen und bedürfen deshalb hier keiner neuen Erläuterung. Sie werden jedoch mit der ausdrücklichen Absicht mitgeteilt, um zum Abschluß noch einmal auf das komplexe Zusammenwirken des gesamten Stimmapparats von den Bronchien bis zu den Lippen bei den Störungen der Stimmfunktion hinzuweisen und einer zu engen diagnostischen Beschränkung auf die Vorgänge im Kehlkopf allein vorzubeugen.

Das heisere Kind

Eine gewisse Sonderstellung nehmen die Schäden am Kehlkopf des Kindes ein, die sich alle in einer auffälligen Heiserkeit äußern, jedoch meist auf anderen Ursachen als beim Erwachsenen beruhen. Die kindliche Heiserkeit wirft daher auch für unsere Betrachtung Fragestellungen auf, die eine kurze gesonderte Besprechung nötig machen (s. S. 145).

Jede akute und chronische Heiserkeit bedarf auch bei Kindern einer eingehenden Diagnostik, da es schon bei diesen zahlreiche organische Kehlkopfkrankheiten und funktionelle Stimmstörungen gibt. Von einer funktionellen Stimmstörung kann erst gesprochen werden, wenn organische Ursachen einer Heiserkeit (z. B. chronische Laryngitis, „Schreiknötchen", Stimmlippenpolypen, Kehlkopfpapillomatose, Asymmetrien des Kehlkopfgerüsts und der Stimmlippenlänge, Segelbildung im vorderen Teil der Stimmritze oder auch sog. Stimmlippenfurchen) sicher ausgeschlossen worden sind. Es muß unbedingt aus dringlich diagnostischen Gründen bei der Vorstellung eines Kindes wegen Heiserkeit einmal wenigstens ein sicherer Einblick in dessen Kehlkopf gewonnen werden, auch wenn das erfahrungsgemäß beim kleinen Kinde nicht selten beträchtliche Schwierigkeiten bereitet, so wegen des oft überhängenden Kehldeckels oder weil das Kind nicht „mitmacht". – Findet man dann Schreiknötchen am freien Rand der Stimmlippen, (s. S. 146), kann man sich unter regelmäßigen Kontrollen abwartend verhalten; anders bei der selteneren, wohl durch eine Virusinfektion bedingten Papillomatose des Kehlkopfs, bei der sich warzenartige Gebilde rasenartig über Stimmlippen und Taschenfalten ausbreiten, die außer zur Heiserkeit auch allmählich zu echter bedrohlicher Luftnot führen können. Die Papillome erfordern dringend ein fachärztliches Eingreifen. Bei normalem Kehlkopfbefund, jedoch deutlichen Dysphoniezeichen, besonders bei eindrucksvollen Abweichungen von der üblichen Stimmlage, schon aber auch von der normalen Schreihöhe des Säuglings, ist ursächlich an verschiedene Krankheitsbilder und Syndrome zu denken, z. B. Cri-du-chat-Syndrom mit starker Frequenzerhöhung des schrillen Schreis oder das Down-Syndrom mit tiefem, rauhem, gepreßtem, blökendem Schrei. Hier muß der Kinderarzt zu Rate gezogen werden.

Abgesehen von den bei Kindern seltenen psychogenen Stimmstörungen sind funktionelle Stimmkrankheiten in der Regel die Folge falscher Stimmgewohnheiten und eines falschen Stimmgebrauchs. Wenn sie sich trotz längerer Stimmschonung nicht spontan bessern, dann ist zur Vermeidung bleibender Stimmschäden auch bei Kindern eine logopädische Stimmübungstherapie möglich und notwendig.

Hormone und Stimme

Veränderungen im Hormonhaushalt des Menschen können auf die Stimme vielfältige Auswirkungen haben. Am eindrucksvollsten zeigt sich das am Stimmwechsel des Knaben, der in unmittelbarer Abhängigkeit von der Funktion der innersekretorischen Drüsen verläuft. Auch dessen Störungen sind, falls nicht psychisch-funktionell, fast ausschließlich endokrin verursacht. Die bereits entwickelte Stimme des Erwachsenen wird ebenfalls vielfach durch die Funktionen wie auch durch Störungen des endokrinen Systems beeinflußt. Krankheiten wie die Akromegalie, hypophysäre Insuffizienzen, Addisonismus, Hyperthyreose, Myxödem seien hier nur genannt. Von den Menses, der Schwangerschaft, aber auch von der Mutation von Knaben und Mädchen ist im Hinblick auf die Stimme schon an anderer Stelle berichtet worden. Hier soll nur noch, wenn auch mögliche Veränderungen der weiblichen Gesangsstimme in Abhängigkeit von Menstruation und Schwangerschaft auf S. 210 schon erwähnt wurden, noch einmal etwas ausführlicher auf die allgemein interessierenden Fragen der Stimmveränderungen nach gynäkologischer oder internistischer Therapie mit Anabolika oder östrogen-androgenen Mischhormonen eingegangen werden und auf die Schädigungsmöglichkeiten der weiblichen Stimme durch die „Pille“.

Unter den äußeren Faktoren, die eine Stimmveränderung in Richtung auf eine Vermännlichung – man nennt das Virilisation – bewirken können, gewinnen anabole und androgene Substanzen in entsprechenden medizinischen Heilmitteln eine immer größere Bedeutung. Die von ihnen verursachten Veränderungen am Stimmorgan hängen dabei nicht so sehr von der Dosis und von der Dauer der Anwendung solcher Mittel ab, als von der individuellen Empfindlichkeit und von der konstitutionellen hormonellen Labilität der betreffenden Frau. So scheinen Frauen mit endokriner Unterfunktion eine gewisse Disposition zur Virilisierung durch Anabolika zu besitzen. Es ist deshalb besondere Vorsicht bei jungen, besonders mageren Mädchen in oder bald nach der Pubertät mit der Anwendung anaboler Hormone geboten, etwa zur allgemeinen Kräftigung oder zur Erzielung einer Gewichtszunahme.

Bei einer mittlerweile recht großen Zahl weiblicher Patienten, die nach der Einnahme von androgenen, gestagenen und anabolen Präparaten Veränderungen im Klangcharakter ihrer Stimme zeigten, fand man deren Stimme kratzend, rauh, manchmal auch dumpf und oft heiser, dabei sehr schnell ermüdbar beim Sprechen und Singen. Die mittlere Stimmlage war nach unten abgesunken bis etwa zur unteren Grenze der weiblichen Sprechtonhöhe, aber noch im weiblichen Bereich. Es sind Senkungen bis zu einer Oktave beobachtet worden. Auch der Stimmumfang verschiebt sich, wobei zu Beginn der Verlust hoher Frequenzen mit einem Gewinn im tiefen Stimmbereich einhergeht. Um das festzustellen, muß man jedoch Angaben aus früherer Zeit zur Verfügung haben (ARNDT, BAUER). Später schränkt sich der Stimmumfang im ganzen ein; kleinere Umfänge als eine Oktave wurden beobachtet. Die Dauer der Stimmleistung mit einem Atemzug (Phonationszeit) war verkürzt, in einigen Fällen bis auf 5 Sekunden. Die meisten Patienten hatten sich eine falsche Stimmtechnik angewöhnt, so eine reine klavikuläre Brustatmung unter verminderter Nutzung aller klangbildenden Resonatoren im Ansatzrohr; dabei fand sich oft dann noch ein harter Stimmeinsatz.

Die Spiegelbetrachtung zeigte im Gegensatz zu den oft erheblichen Stimmveränderungen nur leichte Asymmetrien, besonders in der Länge und Breite der Stimmlippen. Bei der Stroboskopie fanden sich ungleichmäßige und zudem nicht gleichseitige Stimmbandschwingungen mit verkürzter Amplitude oder mit einer vergröberten vertikalen Komponente, dabei mit inkomplettem Glottisschluß im mittleren und hinteren Teil. In der Röntgenaufnahme ergab sich ein verfrühtes Einsetzen der an sich physiologischen, aber dann viel später erfolgenden Verknöcherung der Schildknorpel. Die Tomographie ließ gegenüber der Normvorstellung leichtere Asymmetrien erkennen, in der Größe der laryngealen Ventrikel und in der Konfiguration im subglottischen Bereich. Auch waren Breite, Dicke und auch das Niveau der Stimmlippen verändert. In mancher Hinsicht zeigen die vorgefundenen Veränderungen Ähnlichkeiten der laryngologischen Befunde und des akustischen Eindrucks mit der physiologischen Mutation der Knaben; es besteht jedoch keine vollkommene Analogie, da eine horizontale Kehlkopfvergrößerung mit Längenwachstum der Stimmlippen fehlt. Experimentelle Untersuchungen der Verhältnisse im Kehlkopf bei der Anwendung hormoneller Kontrazeptive (PAHN 1981) machen es wahrscheinlich, daß Gestagene einen scholligen Zerfall in den Fasern des M. vocalis bewirken. Dieser hat eine Abnahme des Elastizitätsmoduls der Stimmlippe zur Folge,

d. h. einen Verlust an innerer Spannung. Insgesamt also handelt es sich um komplexe Veränderungen im Bereich der Muskulatur und des Epithels der Stimmlippen (HEINEMANN).

Die Patientinnen mit solchen Stimmschäden klagen häufig darüber, daß sie beispielsweise am Telefon für Männer gehalten würden. Überhaupt tritt eine Art Entfremdung der eigenen Stimme gegenüber ein; die tiefere, fast männliche Tonalität der Stimme wird meist energisch abgelehnt, und aus diesem Konflikt erwachsen psychische Schwierigkeiten. Stimme und Gestalt stehen nicht mehr im Einklang. Auch entwikkeln sich aus Kompensationsversuchen dann nicht selten hyperfunktionelle Symptome.

Einmal vorhandene Stimmveränderungen sind in sehr vielen Fällen nicht rückbildungsfähig. Zwar sind Stabilisierungen der Stimmfunktion unter einer intensiven Stimmtherapie beschrieben worden, jedoch stets auf einem tieferen Sprechstimmniveau, als die Patienten es ursprünglich besessen hatten.

Es sollte deshalb, wenn die Grunderkrankung das erlaubt, unbedingt das die Stimme in Mitleidenschaft ziehende Medikament abgesetzt werden, sobald die ersten subjektiven Symptome wie Räusperzwang, Globusgefühl, mangelnde Tragfähigkeit und schnelle Ermüdung der Stimme einsetzen (HEINEMANN).

Die einzuleitende Stimmtherapie hat sich auf eine Verstärkung der Stimmintensität, Besserung ihrer Modulationsfähigkeit und den Abbau ihrer Neigung zu einer schnellen Ermüdung zu erstrecken.

Zu den **Stimmveränderungen durch Ovulationshemmer** (die „Pille“), d. h. synthetische Östrogen-Gestagen-Androgen-Kombinationspräparate.

Es mehren sich die Mitteilungen, daß diese Medikamente bei regelmäßigem und meist längerem Gebrauch bei manchen Sängerinnen störende Begleiterscheinungen an der Stimme bewirken können. Diese Veränderungen sind sicher nicht regelhaft, ja nicht einmal häufig, zwingen jedoch zu der Konsequenz, daß die Anwendung solcher Präparate bei Patientinnen, die größere stimmliche Leistungen vollbringen müssen, nur unter Kontrolle der Stimmfunktion erfolgen sollte. (In einem selbst beobachteten Falle einer guten Altistin hat schon ein sorgsam bedachter Wechsel des benutzten Medikaments die Singbeschwerden sehr schnell verschwinden lassen.) An Symptomen der beginnenden Störung im Kehlkopf und im Stimmbereich wurden nach verschiedenen Autoren vor allem eine Trockenheit der Stimmlippen, die Zunahme von Geräuschbeimengungen im Stimmklang, die Einschränkung subtilerer Stimmleistungen, dabei eine gewisse Brüchigkeit der Stimme und Schwierigkeiten in der Höhe beobachtet. – Die Zusammensetzung nach Art und Menge der beteiligten hormonellen Komponenten in der „Pille“

wird ständig verändert, um mögliche schädigende allgemeinere Einflüsse, auch auf die Stimme, zu mindern.

Eine larvierte Schilddrüsenunterfunktion ist nicht selten die Ursache einer Stimmfunktionsstörung mit mehr oder minder ausgeprägter Heiserkeit, leichter Stimmermüdung, Verlust an Stimmumfang und mangelnder Tragfähigkeit. Der Internist wird auch die sonstigen körperlichen Zeichen eines Hypothyreoidismus feststellen können.

Überblick über die Sprach- und Sprechstörungen

Auch zu den Störungen der Sprache und des Sprechens, ihrer Entstehung und ihren Erscheinungsbildern können hier nur einige grundsätzliche und ordnende Gesichtspunkte aufgeführt werden. An sich durchaus wichtige Angaben, die auf die Erfolgsaussichten und die Art einer Therapie gerichtet sind, müssen beiseite bleiben. (An die Hinweise zur „weiterführenden Literatur“ wird erinnert.) Für den Leser praktisch Nützliches soll in der Darstellung Vorrang vor der Systematik erfahren. Der kurze Abschnitt über die „natürliche Sprachentwicklung des Kindes“ (s. S. 187ff) wie die Erörterung der „Sprachlautbildung“ (s. S. 176ff) an anderer Stelle bilden die Voraussetzungen, aus dem Verstehen des Gesunden und Normalen das Krankhafte, Pathologische in seiner Besonderheit zu begreifen.

In einem um der Verständlichkeit willen stark vereinfachten Bild können wir bei den Sprach- und Sprechstörungen unterscheiden:

1. *Aphasien:* Diese sind zentrale Sprachstörungen, bei denen die psychophysische Tätigkeit gestört ist, Sprache hervorzubringen, Sprache zu verstehen oder mit ihr umzugehen, obwohl die Sprechmuskulatur oder der Sprechapparat selbst funktionstüchtig sind. Es handelt sich also um Störungen in der Funktion der Hirnrinde, als dem höchsten Integrationsort. Wir sprechen von einer Aphasie nur bei sekundärem Verlust der bereits erworbenen Muttersprache.

2. *Dysarthrien:* Bei ihnen liegt eine zentralnervöse Störung der Aussprache durch Lähmung bzw. Koordinationsstörungen der Sprechmuskulatur vor, also der Muskulatur des Sprechapparats. Es handelt sich dabei um Schäden, die die Nervenzentren und -bahnen der motorischen Hirnnerven betroffen haben, gewissermaßen „unterwegs“, von der Hirnrinde bis zum Erfolgsorgan. Hier ist also der Satz, die Aussage von der Hirnrinde her richtig und geordnet angelegt, die technische Ausführung jedoch gelingt nicht. So ergeben sich vorwiegend Störungen der Lautbildung.

Die Sprach- und Sprechstörungen zu 1. und 2. kommen zustande auf Grund vaskulärer, durch Gefäßschäden bedingter (z. B. Schlaganfall) und entzündlicher Erkrankungen, Kopfverletzungen und Tumoren. Hierzu gehören auch solche Sprechstörungen, die auf vorgeburtliche oder mit der Geburt selbst zusammenhängende Hirnschäden zurückzuführen sind.

3. *Dysglossien:* Das sind Störungen des Sprechens durch Mißbildungen oder Erkrankungen der Sprechorgane selbst, also des Rachens, der Mundhöhle, der Zunge, der Zähne usw. Zu 2. und 3. gehören auch die Sprachentwicklungsstörungen unterschiedlicher Art (Stammeln, Lispeln, Mißbildungen im Lippen-, Kiefer- und Gaumenbereich usw.). Dasselbe Klangbild eines offenen Näselns kann sowohl durch periphere Ursachen, so z. B. infolge eines unzulänglichen Gaumensegelverschlusses infolge Narbenzugs, entstehen wie als eine dysarthrische Störung als Folge eines bulbären Degenerationsprozesses, einer Schädigung im untersten Hirnteil.

4. *Störungen des zusammenhängenden Redeflusses* (Stottern, Poltern) (s. S. 227f).

5. Die *Behinderung oder der völlige Ausfall der Sprachanbildung,* die als Folge schon bei der Geburt bestehender oder noch vor dem Spracherwerb eintretender schwerer Hirnstörungen sich ergeben, bedürfen wegen der seit etwa drei Jahrzehnten sich ständig fortentwickelnden hochwichtigen, dabei notwendigerweise ganz früh einsetzenden pädaudiologischen Hilfen noch einer besonderen Betrachtung. Wird ein Kind taub geboren, so fehlt diesem gehörlosen Kinde die Gehörkontrolle sowohl der eigenen Sprechleistung wie auch die Möglichkeit des Vergleichs mit der sprechenden Umwelt. Es kommt somit auf natürliche Weise nicht zum Sprechen. Tritt bei einem Kind bis zum Alter von etwa 5 Jahren eine Taubheit ein – früher häufiger als heute beispielsweise durch Hirnhautentzündung oder Scharlach verursacht –, so verliert das Kind, wenn dem nicht mit der sog. pädaudiologischen Behandlung entgegengetreten wird, nach einem Jahr oder auch schon früher die Fähigkeit, seine eigene Artikulation und die Sprache der anderen zu kontrollieren und entwickelt Verhaltensweisen und auch Laute, die gleich oder ähnlich denen sind, wie sie von Geburt an taube Kinder zeigen.

Man sollte den früher für solche Kinder verwendeten Begriff „Taubstummheit" durch „Gehörlosigkeit" ersetzen. Denn taube Kinder sind nicht stumm. Bei dem nicht seltenen Vorhandensein von Hörresten gelingt es nun mit modernen Verfahren der Pädaudiologie mittels sehr sorgsam angepaßter, meist doppelseitiger Hörgeräte und unter geduldiger Anwendung entsprechender Übungsmethoden (Hörtraining, Frühsprecherziehung), solche Kinder zu einer weit ergiebigeren Sprachanbildung mit auch gemüthaften Erlebnisinhalten zu führen, als das die verdienstvolle, aber veraltete Taubstummenschule mit ihren traditionsreichen Arbeitsmethoden, vor allem dem Abseh- und dem Artikulationsunterricht, vermochte.

Wenn wir eine deutsche Nomenklatur benutzen wollen, dann bezeichnen wir am besten die Aphasien als Sprachstörungen, die Dysarthrien und Dysglossien als Sprechstörungen. Damit ist eine gewisse Unterscheidung getroffen zwischen Störungen der Sprache als in der Großhirnrinde lokalisierbarer Beeinträchtigung einer psychophysischen Potenz und den in tieferen Hirnteilen, damit mehr zur Peripherie zu oder in den Ausführungsorganen selbst gelegenen Behinderungen des Sprechens, seien sie nun anatomischer, nervaler Art oder auf allgemeinmedizinischen Erkrankungen beruhend. Je gründlicher man jedoch den Vorgängen im einzelnen nachgeht, um so schwerer läßt sich eine solche Unterscheidung in Sprach- und Sprechstörungen aufrechterhalten. Das Sprechen ist letztlich nicht nur die Betätigung der Sprechwerkzeuge zur Produktion bestimmt gearteter Laute, sondern das Sprechen ist in einem Kreisprozeß mit der seelisch-geistigen Leistung „Sprache" untrennbar zu einer Einheit verbunden (s. S. 163ff). – Besonders am Stottern ist sehr gründlich nachgewiesen worden, in welchem Maße eine „Sprechstörung" zur Umstrukturierung der Gesamtpersönlichkeit und damit auch zu einem Wandel des Sprachganzen führt.

Nun seien noch die wenigen Sprachstörungen etwas genauer betrachtet, durch die der Berufssprecher, aber auch der Sänger vor Beginn seiner Ausbildung oder während seiner beruflichen Tätigkeit in seiner vollen sprachlichen Leistungsfähigkeit behindert werden könnte.

Stammeln (Dyslalie) ist eine Störung der Artikulation, bei der einzelne Laute oder Lautverbindungen entweder völlig fehlen, durch andere ersetzt oder abartig gebildet werden. Das Stammeln ist also ein Fehler der Aussprache.

Der wichtigste, auch beim Erwachsenen noch anzutreffende Fehler dieser Art ist der *Sigmatismus* (das Lispeln, Anstoßen mit der Zunge), ein Aussprachefehler der Zischlaute, des s und des sch, bisweilen auch des ch. Das Lispeln ist durch eine falsche Zungenlage bedingt; meist tritt die Zungenspitze zwischen den oberen und den unteren Schneidezähnen hervor. Besonders auffällig und unangenehm im Klang ist von den vielen möglichen Formen des Lispelns das seitliche, der Sigmatismus lateralis („Hölzeln"). Er kommt als Folge einer abnormen Anhebung der einen Zungenseite zustande, wobei der Luftstrom flächig nach der Gegenseite geleitet wird und zwischen den Zähnen in die Wangentasche entweicht. – Ein nicht behandeltes Lispeln aller Art, so harmlos dieser Sprachfehler als Krankheitsbild in seiner Bedeutung für den Gesamtmenschen erscheinen mag, ist für eine Kindergärtnerin oder auch für einen Schauspieler ein echtes Berufshindernis. Jegliches Lispeln sollte bei allen Kindern rechtzeitig durch eine entsprechende phoniatrische Behandlung beseitigt werden, d. h. in früher Kindheit, noch vor Schulbeginn, solange noch die Frontzähne des Milchzahngebisses stehen oder aber sofort nach dem Nachwachsen der bleibenden Vorderzähne.

Auch das r *(Rhotazismus)* wird nicht selten, manchmal auch noch von Erwachsenen, in vielfältiger Form fehlerhaft gebildet. Das früher, besonders von der Wiener Theatertradition bevorzugte Zäpfchen-R ist heute fast völlig durch das leichter zu bildende Zungenspitzen-R verdrängt. Der berühmte napoleonische Hofschauspieler TALMA, der diesen die großen kaiserlichen Gesten lehrte, hat sich erfolgreich auch mit der Therapie der sog. Rhotazismen beschäftigt.

Näseln ist eine Sprachstörung, bei der die oberhalb des Gaumens gelegenen Räume des oberen Rachens und der Nasenhöhlen an der Bildung der Laute zu intensiv (offenes Näseln) oder in zu geringem Maße (geschlossenes Näseln) beteiligt sind. (Es gibt auch Mischformen und ein typisches Näseln bei Gaumenspaltenträgern.)

Infolge des fehlenden Abschlusses zwischen Mund und Nase kommt es beim offenen Näseln zu einer fehlerhaften Aussprache aller im Mund erzeugten Laute, vor allem der Vokale. Das geschlossene Näseln dagegen äußert sich in einer fehlerhaften, durch einen resonanzmindernden Verschluß der Verbindung Gaumen/Nase bedingten Aussprache der drei Nasenlaute m, n, ng. Solches Näseln kann schon bei Schwellungen oder Verschleimung des Nasenraumes infolge eines Schnupfens auftreten. Am häufigsten ist es beim Kind infolge einer vergrößerten Rachenmandel zu beobachten oder aber beim Erwachsenen durch eine übermäßige Schwellung der Nasenmuscheln aus verschiedensten Ursachen, so infolge einer Allergie, oder aber bei Nasenpolypen.

Als eine sehr einfache Prüfung auf das Fehlen eines hinreichenden Abschlusses zwischen Rachen und Nase kann man die Gutzmannsche „a-i-Probe“ verwenden. Hält man dem Sprechenden mit zwei Fingern die Nase zu, während er im Wechsel a und i sagt, so bemerkt man bei Bestehen einer Verschlußstörung zum oberen Rachen zu einen deutlichen Klangunterschied der Laute gegenüber den mit offener Nase gesprochenen gleichen Lauten.

Das *Stottern* (Balbuties) ist ein vielgestaltiges Störungsbild des fließenden Redestroms. Es ist durch Hemmungen und Unterbrechungen des Sprechablaufs charakterisiert und stellt das hervorstechendste Symptom einer besonderen komplexen Störung der psychosomatischen Persönlichkeit dar. Die sprachliche Symptomenskala reicht von Laut- und Silbenwiederholungen und Vokaldehnungen bis zu zunächst vergeblichen, erst nach starker Spannung und Anstrengung dann erfolgreichen Versuchen, ein Wort zu beenden. Die meisten Stotterer kennen auch

Situationen, in denen sie nur oder überwiegend störungsfrei und flüssig sprechen. So ist auch immer wieder von Schauspielern und Sänger berichtet worden, die zu Hause und im außerberuflichen Alltag als schwere Stotterer bekannt waren, während sie auf der Bühne sprachlich völlig unbehindert agieren konnten. Man unterscheidet eine Primärsymptomatik (klonisches oder tonisch-klonisches Stottern) und eine Sekundärsymptomatik mit Gesichtszucken, Mitbewegungen, Störungen im Vegetativum (z. B. Erröten oder Schwitzen) und Vermeidensverhalten, so die Vermeidung von Blickkontakten, vom Stotterer als für den Sprechablauf „gefährlich" bekannten Wörtern und bestimmter Sprechsituationen. Unter „klonischem" Stottern versteht man krampfhafte Wiederholungen von Einzellauten oder Silben (z. B. P-p-p-p-olizei). Nach Überwindung des Krampfes läuft das Wort bzw. der nachfolgende Satz eine Weile dann ungestört weiter. Beim „tonischen" Stottern geht dem Sprechablauf ein anhaltendes Pressen voraus (----polizei).

Das *Poltern* (Dysphemie) ist eine zentral bedingte Form des gestörten Sprachflusses, die sich in der Überstürzung der Rede, Verschlucken, Verstellen und Verstümmeln von Lauten, Silben und Wörtern äußert. Das Wesen des Polterns besteht in einem Mißverhältnis zwischen einerseits dem überhasteten Ideenreichtum, der anlagemäßigen Impulsivität und andererseits einer sprachlichen Gestaltungsschwäche, Wort und Satz dementsprechend schnell sprachlich zu formulieren. Im Gegensatz zum Stottern wird die Sprache durch Konzentration genauer und flüssiger. Auch ist beim Polterer ein Störungsbewußtsein meist nicht vorhanden; er fühlt sich durch seine Sprachstörung nicht behindert. Polterer sind auffallend häufig unmusikalisch; ihr nüchterner Sinn befähigt sie eher zu Berufen eines Mathematikers und eines Ingenieurs. Poltern ist oft mit Stottern gekoppelt.

14 Hygiene von Stimme und Sprache

Allgemeine Regeln zur Erhaltung der körperlichen Gesundheit des Sängers und Sprechers

Man unterscheidet in der Medizin unter dem Begriff Hygiene zwei gesonderte Gebiete: die sog. allgemeine Hygiene sowie die Mikroben- und Seuchenlehre. Hygiene im allgemeinen Sinne hat Beziehungen zu allen Eigenheiten des menschlichen Lebens. Sie ist die Lehre von der Erhaltung der Gesundheit. Umgekehrt ausgedrückt, besteht dieses Erhalten der Gesundheit im Vermeiden alles Ungesunden, von Schädlichkeiten aller Art und in der Festigung der Widerstandsfähigkeit des Körpers, also im Verhüten, in der Prophylaxe, wie man gemeinhin sagt. Hygiene ist demnach eine Wissenschaft, die durch Ziele, durch ihren Zweck gekennzeichnet wird, nicht durch ein Organ wie die Ohrenheilkunde oder durch die Technik des Vorgehens wie weitgehend die Chirurgie. Aufgabe der Hygiene ist also die Nutzung wissenschaftlicher Erkenntnisse zu praktischer Gesundheitspflege. Voraussetzung jeden erfolgreichen Handelns zur Verhütung, zur Vermeidung oder zur Korrektur von erworbenen Schäden, so solchen der Umwelt, ist die Kenntnis der Ursachen solcher Schäden.

Hygiene auch im modernen Sinne meint genau das, was schon GALEN, der berühmte Arzt im alten Rom, um 190 n. Chr. definierte, als er die Hygiene (τὰ ὑγιεινά) als Lehre von der Erhaltung und Förderung der Gesundheit der Iatrik (von Iatros ἰατρός, der Arzt) als der Lehre von der Beseitigung krankhafter Zustände gegenüberstellte.

In früheren Kapiteln finden sich unter der Darstellung von Schäden der Stimme und Sprache schon manche Hinweise zu deren Verhütung, so vor allem im Abschnitt über die „Berufsschäden der Stimme" wie auch in der Behandlung der Fragen, die den Sänger, den Schauspieler und Berufssprecher in die Sprechstunde des Hals-Nasen-Ohren-Arztes führen.

Das Heilen bereits eingetretener Schäden an Stimme und Sprache ist Aufgabe des Arztes. Grundsätze zu deren Verhütung, der Prophylaxe oder aus der Erfahrung begründbare hygienische Schutzmaßnahmen sollten dagegen weit verbreitet und allgemein bekannt sein, vor allem aber denen, die im besonderen Maße in der Auswirkung auf ihren Beruf von solchen Schäden betroffen werden können.

Zunächst nun einige Worte zur wünschenswerten Lebensweise und Ernährung des Sängers und Schauspielers, wie sie modernen stimmärztlichen Vorstellungen genügen können.

Eine bewußte, mit körperlichen, geistigen und seelischen Kräften haushälterische *Lebensführung* des Künstlers beeinflußt sein körperliches und seelisches Wohlbefinden und trägt auch in erheblichem Maße zur stimmlichen Leistungsfähigkeit bei. Die üblichen Forderungen nach einer der Gesunderhaltung zuträglichen Lebensweise mit genügend Schlaf, leichterer sportlicher Tätigkeit in frischer Luft und einer vernünftigen ausgewogenen modernen Ernährung, die kein unsinniges Sektierertum mit einseitigen Kostformen oder Marotten propagiert, sind gegenwärtig so weit Allgemeingut aller, daß solche Grundregeln hier nicht erörtert zu werden brauchen.

Der Sänger wird zweckmäßigerweise vor der Aufführung nur wenig voluminöse Kost zu sich nehmen, fettarm und nicht blähend. Nach der Vorstellung, wenn sich seine Anspannung gelegt hat, bekommt er verständlicherweise Hunger, doch sollte er auch hier mäßig bleiben. Eine starke Körperfülle bringt ungünstige Voraussetzungen für das Singen wie für ein bewegliches Agieren auf der Bühne. – Die heute üblichen Abmagerungskuren führen nicht selten zu nachteiligen Veränderungen der Stimme. Sie sollten sorgsam überwacht werden und ohne jede Forcierung nur allmählich und über längere Zeit verteilt durchgeführt werden (SATALOFF 1981).

Bei den *Getränken* werden Milch (und auch Eiskrem) vom Künstler vor der Vorstellung nicht geschätzt; nicht wenige berichten, daß danach Menge und Dünnflüssigkeit der Schleimproduktion zunähmen. Starker Kaffee als Reiz kann die Magensaftproduktion unangenehm vermehren. Zitronenlimonade und Kräutertees besitzen offenbar echte Vorzüge, vor allem um lästigen Schleim zu verdünnen.

Im folgenden sollen nun einige Begriffe und Maßnahmen aus dem weiten Gebiet der Hygiene erläutert werden, mit denen Schäden verhütet und ein besserer persönlicher Schutz gegen erkennbare Schädigungsmöglichkeiten aufgebaut werden kann, immer im Hinblick auf die Bedürfnisse des Sprechens und Singens.

Da ist zunächst einmal der Begriff der *Erkältung,* der vom Kranken häufiger als vom Arzt als seine kausalen Bedürfnisse befriedigende Erklärung herangezogen wird. Erklärungsversuche dafür, wie eine Abkühlung zur Erkältung wird, sind noch unzulänglich. Zu beobachten sind:

1. eine Fernwirkung auf dem Nervenwege mit reflektorischem Ablauf über den N. sympathicus; z. B. die Abkühlung der Füße kann sich als „Erkältung“ mit Beeinträchtigung der Nasenfunktion (Schnupfen) bemerkbar machen.

2. Herabsetzung der körpereigenen immunisatorischen Schutzkräfte. So bedeutet, um nur ein Beispiel anzuführen, das Reden und Diskutieren beim Spazierengehen im Freien bei trockener, kalter und rauher Luft eine starke Belastung für Rachen und Stimmlippen.

Angemessen und schonend für Kehlkopf und Lungen wäre eine angefeuchtete und angewärmte, durch eine gut funktionierende Nasenatmung „präparierte" Atemluft, nicht aber die hier durch Mundatmung beim Sprechen überfallartig den Kehlkopf durchströmende Einatmungsluft.

Der Schutz durch Abhärtung besteht vor allem in der Übung der wärmeregulierenden Hautreaktionen und der sog. Fernwirkungsreflexe auf Kälte, Wärme und Strahlung. Erfolge auf diesem Wege sind nur allmählich erreichbar, nicht plötzlich. Das Übergießen des Körpers mit einem Eimer voll Eiswasser als Roßkur nützt in der gewünschten Richtung wenig, entwickelt keine Abhärtung. Diese ist nur durch tägliche kalte Abreibung zu erreichen, durch ein Training der Hautmuskeln und -gefäße.

Sänger sollten die trockene Hitze im Flugzeug und den ständigen Umgebungslärm beachten und sich hüten, durch hierdurch bedingte laute Unterhaltung ihre Stimme unnötig zu strapazieren. – Das Gefühl einer trockenen Kehle ist sicher kein brauchbarer Maßstab zur Beurteilung der tatsächlichen Lufttrockenheit. Bei gleicher Wärme leitet feuchte Luft diese stärker als trockene Luft. Unabgehärtete bekommen daher bei Nebel leichter eine Erkältung. Naßwerden von Kleidung, sei es durch Niederschläge, sei es durch Schweiß, ist die Hauptursache von Erkältungen, Wasser in Kleiderporen leitet Wärme 25mal schneller als Luft. – Heizung und Ventilation sollten gerade warm genug sein, daß man sich wohl fühlt, der Kopf kalt und die Füße warm sind. Dabei ist die Feuchtigkeit auf einem günstigen Grad zu halten, ggf. durch künstliche Feuchtigkeitsanreicherung, so durch an die Heizung angehängte Wasserverdunster. Das Schlafen bei offenem Fenster ist wohl mehr eine meist nützliche Gewohnheit als ein ehernes Muß. Wie jeder weiß, der in südlichen Ländern einmal in ein eiskaltes Schlafzimmer getreten ist, hat auch die „Air-condition", die Klimaanlage, große Mängel und Gefahren.

Über *Stäube* als Ursache von Schädigungen, besonders auf dem Weg über eine Allergie, wurde schon berichtet (s. S. 212f).

Zum *Alkohol:* Schäden infolge Alkoholgenuß entstehen manchmal im Laufe von Jahrzehnten, ohne daß der Betreffende jemals richtig betrunken war (Stichworte: Wohlstandstrinken, Fettleber). Im hygienischen Sinne ist ein Trinker ein jeder, bei dem die Nachwirkung einer Alkoholaufnahme (z. B. erhöhter Blutalkoholspiegel) noch nicht verschwunden ist, wenn die nächst einzusetzen pflegt. Sicher sollte Mäßigkeit im

Trinken von Alkohol aller Art oberstes Gesetz sein. Die Toleranz des Schauspielers für Alkohol ist sicher oft größer als die des Sängers. Wenn schon ein kühles Bier, so darf dieses erst nach der Vorstellung getrunken werden.

Beim *Rauchen* sind Pfeife und Zigarre weniger gefährlich als die Zigarette, weil der Rauch nicht inhaliert wird und so nicht mit den Schleimhäuten von Kehlkopf und Luftröhre in Berührung kommt. Das Rauchen in Maßen ist eine Frage der persönlichen Toleranz. Es kann für manche empfindliche Kehle schon das „passive Rauchen" durch Aufenthalt in stark durchräucherten Lokalen schädlich sein. Sicher sollte ein jeder, der seine Stimme beruflich braucht, schon mehrere Stunden vor einer größeren Stimmleistung nicht rauchen; ganz besonders gilt das natürlich für den Sänger.

Cocain, zunächst wohl bei Popsängern gebräuchlich, heute in zunehmender allgemeiner Verbreitung, hat äußerste Irritation und starke Gefäßstörungen der Nasenschleimhaut zur Folge, beeinträchtigt die Kritikfähigkeit gegenüber der eigenen Stimme und begünstigt Stimmißbrauch.

Kleider sind heute durch die allgemeine Unterwerfung unter die jeweilige Mode und andere äußere Zwänge so von ihren ursprünglichen Schutzzwecken für den Körper entfernt, daß Schäden für Körper und Stimme oft unvermeidlich sind. Die Frauen sind oft zu dünn bekleidet, die Männer wiederum zu dick angezogen. Besonders der Sänger neigt dazu, sich aus Furcht vor Erkältung zu sehr zu „verpacken", so sich mit einem großen Schal um den zu schützenden Hals zu verweichlichen. Durch Gewöhnung können wir den Hals in gleicher Weise wie das Gesicht gegen Witterungseinflüsse abhärten. Der Schnürleib einer Sängerin sei als ein Zeitdokument aus einer glücklicherweise längst vergangenen Zeit im Bilde vorgezeigt (Abb. 75). Männer tragen noch heute oft zu enge Kleidungsstücke; auch tragen sie oft enggeschnallte Gürtel anstelle von Hosenträgern, die die Atembewegungen nicht behindern.

Zur *Wasseranwendung:* Die Sauna bewirkt in recht vollkommener Weise das schon beschriebene Training der Hautmuskulatur und der Hautgefäße, beseitigt durch das Schwitzen nicht nierengängige Schlakkenstoffe aus dem Körper, wobei Strahlduschen und rauhe Tücher zum Trockenreiben diese zweckmäßige Körperübung unterstützen können. Ein spezieller Nutzen für die Stimme wurde bisher nicht beobachtet, ist auch nicht wahrscheinlich. Wegen der starken Aufweichung aller Hautbedeckungen und auch der Schleimhäute der oberen Luftwege durch die feucht-heiße Luft sollte mehrere Stunden lang nach Besuch der Sauna weder gesungen noch intensiv gesprochen werden. Andere nützliche Maßnahmen sind eine morgendliche kalte Ganzabwaschung mit anschließendem Warmreiben und ein abendliches Wechselfußbad.

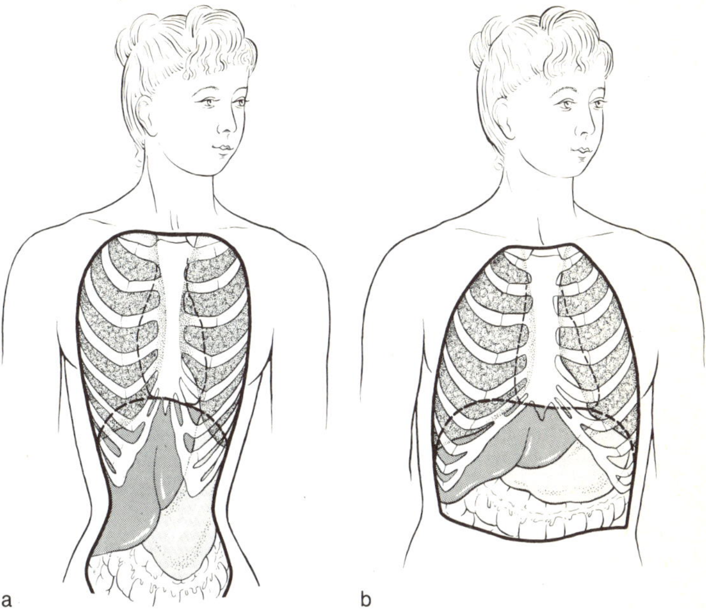

Abb. 75a u. b Schnürleib einer Sängerin um 1890 (nach *Garnault*)

Durch Massagen des ganzen Körpers, in manchen Fällen aber auch besonders des Schultergürtels, können Ermüdungserscheinungen beseitigt werden, aber auch lokale muskuläre Spannungen, so an Hals und Nacken.

Der Künstler neigt zu Selbsthilfeaktionen aller Art, um seinen Hals in bestmöglichem Zustand zu halten oder ihn in einen solchen zu versetzen. Er schwört auf das von ihm als nützlich Erprobte an Verrichtungen, an Mitteln zum Gurgeln und zum Einnehmen, auch wenn diese einer sachlichen Kritik nicht standhalten können (z. B. CARUSO, s. S. 243). So sind beispielsweise auch noch immer irrtümliche Vorstellungen zur Frage der Inhalationen weit verbreitet. Inhalationen sind, wie schon auf S. 202 beschrieben, zur Therapie entzündlicher Reizzustände im Kehlkopf als nützlich zu gebrauchen. Wegen ihrer großen praktischen Bedeutung und ihrer oft noch recht unzweckmäßigen Anwendung durch den Laien verdienen sie bei der Besprechung von Präventivmaßnahmen hier noch einmal der Erwähnung. – Inhalationen mit Kamillendampf mittels eines Inhalationsapparats, dessen Dampfstrahl das gewünschte Medikament mit sich reißt, sind abzulehnen. Der heiße

Dampf erreicht den Kehlkopf nicht in befriedigendem Maße, er verliert sehr schnell seine Spannung und schlägt sich schon in der Mund- und Rachenhöhle nieder. Kamille gilt nach neueren halsärztlichen Vorstellungen als austrocknend, was z. B. höchst unerwünscht für die Rachenschleimhaut sein kann. Jegliche feuchtheiße Inhalation weicht die Schleimhäute und auch die Stimmlippenoberfläche auf und macht diese vermehrt verletzlich. Die sog. Klimamaske ist ohne besondere Wirksamkeit, da ohne hinreichenden Druck. Inhalationen, die den Kehlkopf erreichen sollen, können allein erfolgversprechend mit dem Aerosolgerät erfolgen, das sich aber auch noch in ständiger technischer Fortentwicklung befindet. – *Seebäder* wirken durch Wogenprall und Salzgehalt des Wassers und der Luft; sie sind hautreizend und nützlich für trockene Schleimhäute der Nase und des Rachens.

Die Wirkung des *Geschlechtsverkehrs* auf die Leistungsfähgikeit der Stimme ist offenbar individuell verschieden, so daß sich allgemein gültige Regeln nicht fixieren lassen. Ein auch in solcher Hinsicht „normales" Leben, das Exzesse vermeidet, scheint die sängerische Entwicklung zu fördern und nicht selten Modulationsfähigkeit und Ausdrucksvermögen der Stimme zu erhöhen.

Gymnastik und *Sport,* soweit sie Lockerheit, Freude und körperliches Wohlbefinden bringen – gemeint also ist nicht der vom Ehrgeiz getriebene Leistungssport –, dazu möglichst in frischer Luft durchgeführt, haben in der Abwehr aller äußeren Schäden einen hohen Stellenwert. – Schwimmen ist ein idealer Sport für den Sänger und Sprecher. Es belebt und reizt die Haut in angenehmer Weise, fördert die Durchblutung, gibt Anreiz zu tieferer ausgiebiger Atmung und bewirkt rhythmisch koordinierte Muskelaktionen, wodurch Haltungsschäden, vor allem an der Wirbelsäule, korrigiert werden können. Ebenso ist Wandern nützlich wie alle Tätigkeiten, die den ganzen Körper beanspruchen, also auch Radfahren und Golfspielen, wobei als nützlich in unserem Sinne bei diesem das Laufen zwischen den Schlägen gemeint ist. Für jüngere Leute ist dazu dann noch der Waldlauf in mäßigem Tempo im Sommer sowie der Langlauf auf Skiern im Winter zu empfehlen. Es sei noch einmal betont, daß alle Sportarten gemächlich, nahezu ehrgeizlos und zur eigenen Freude durchgeführt werden sollten. Unzweckmäßig ist jedoch, unmittelbar vor stimmlichen Leistungen eine sportliche Tätigkeit zu betreiben.

Sehr wichtig sind die *Pausen zur Erholung,* die unsere moderne Lebensform viel zuwenig berücksichtigt, wie auch ein ausreichender Nachtschlaf. Erholungspausen sind auch vor dem abendlichen Auftreten in der Vorstellung anstelle der heute üblichen Geschäftigkeit mit Verhandlungen, Interviews usw. notwendig. Auch sollte der Sänger, der über weite Strecken reist und fliegt, um seinen Engagementsverpflichtungen zu genügen, sich vor seinem Auftreten am neuen Ort einen Tag Pause zur Anpassung an das örtliche Klima und die sonstigen lokalen Verhältnisse gönnen.

Stimmpflege des erfahrenen Sängers und Sprechers

So wie ganz allgemein Vorsorge für die Gesundheit zugleich Verhütung von Krankheiten sein kann, so erstreckt sich die Stimmpflege des erfahrenen Sängers und Sprechers, also seine spezielle Stimmhygiene, auf eine vorsorgliche Pflege der Stimme und Sprache. Soweit überhaupt mit den Mitteln der Einsicht und der Übung steuerbar, soll diese ermöglichen, über einen langen Zeitraum eine bestmögliche Gesangs- und Sprechleistung zu erzielen und zu erhalten, und verhüten, daß der Stimm- und Sprechapparat durch falsche Verhaltensweisen oder durch äußere Einflüsse in der Struktur oder in der Funktion geschädigt wird.

Für die speziellen Aufgaben einer Hygiene der Sing- und der Sprechstimme gibt es keine prinzipiellen Unterschiede, wenn auch beim Sprechen mehr die Artikulation, beim Singen mehr die Tonbildung in den Vordergrund tritt. Der Unterschied liegt ja vor allem darin, daß es sich um ganz verschiedene Ausdrucksmittel handelt.

Bei der nun folgenden Betrachtung geht es nicht um die Methoden des Gesangsunterrichts und des Kunstgesangs selbst oder um die Technik der schauspielerischen Sprechleistung und ihre Ausbildungsvoraussetzungen in der Schauspielschule. Hier soll in den wesentlichen Gesichtspunkten das zusammengefaßt werden, was vom Erfahrungs- und Wissensschatz der Medizin und insbesondere der Phoniatrie – so vor allem nach ARNOLD, BRODNITZ, FRANK, HABERMANN, LUCHSINGER, PROCTOR, PUNT, SEIDNER, ZILSTORFF u. a. – für die praktische Arbeit mit Stimme und Sprache im Sinne einer vorsorglichen Pflege nutzbar gemacht werden kann. Bei der Abhandlung der als maßgeblich erscheinenden Gesichtspunkte soll eine von dem Londoner Stimmarzt PUNT 1967 veröffentlichte Gliederung als Leitlinie dienen.

1. *Hüte dich vor dem Glottisschlag und vor einem gewohnheitsmäßig übertrieben harten Einsatz!*

a) Es gibt zwei hauptsächliche Faktoren, die die Stimmlippen befähigen, dem Luftstrom aus der Luftröhre einen Widerstand zu bieten: erstens die variable Spannung der Stimmlippen selbst, zweitens die Kraft der Sphinktergruppe der Muskulatur (Verschlußmuskeln), die den Glottisschluß bezweckt.

Solange die Steifigkeit der Stimmlippen die Hauptlast bei der Bildung hoher Töne trägt, besteht keine Gefahr; je mehr jedoch im Übermaß die Verschlußmuskulatur der Glottis beansprucht wird, um so mehr schlagen die Stimmlippen mit Druck und Gewalt gegeneinander und schädigen sich im wechselseitigen hauptsächlichen Anschlagsbereich im Übergang vom vorderen zum mittleren Drittel der Stimmlippen. So entstehen dann z. B. die Sängerknötchen (wobei jedoch auch noch andere Faktoren beteiligt sein können). Der Mechanismus des „Coup de glotte" ist für die Bildung solcher Knötchen ganz besonders verhängnisvoll.

b) Sänger erreichen oft und in typischer Weise einen hohen Ton, indem sie die gesamte Hals- und oft auch Nackenmuskulatur anspannen: Sie vermehren den Atemdruck, und dann erlauben sie dem Atem, durch die Glottis quasi hindurchzubrechen. Das Resultat ist im schlimmsten Fall ein schriller Schrei, etwa dargeboten von einem Tenor mit steifem Genick, Venenzeichnung am Hals und hochrotem Gesicht. Es ist einleuchtend, daß ein solches Verhalten für die Stimme höchst schädlich ist. Hohe Töne sollten deshalb nur mit schlankem, zartem Ton gesungen werden. Wer sie so nicht singen kann, sollte es überhaupt lassen, sie zu singen. Man sollte dann auch nicht nur das Schwellen zum Crescendo üben, sondern auch umgekehrt den Ton zurücknehmen zum Diminuendo.

Summübungen sind physiologisch sicher richtig, weil hierdurch nie ein „Glottisschlag" entstehen kann. Legatosingen ist viel ungefährlicher für den Kehlkopf als alle Staccatomethoden, die man meiden sollte, wenn es nicht die Paritur erfordert. Hinsichtlich des Glottisschlages sind die sog. Koloratursoprane besonders gefährdet.

2. *Hüte dich vor übermäßiger Muskelkontraktion, besonders der Hals- und Nackenmuskulatur!*

a) Bestimmte Muskelgruppen tendieren dazu, gemeinschaftlich zu arbeiten. Beim Singen sind solche Gruppen: die Verschlußmuskulatur der Glottis, die Muskulatur der Rachenwand und bestimmte Nacken- und Halsmuskeln, einschließlich der Muskeln, die den Kehlkopf im ganzen hochziehen. Wenn nun eine dieser Gruppen ganz besonders stark sich kontrahiert, so die Verschlußmuskulatur des Kehlkopfs beim Glottisschlag, kontrahieren sich die anderen Gruppen mit. Als Resultat wird der Rachen verengt und der Kehlkopf im ganzen hochgezogen.

b) Es ist seit langem bekannt, daß eine Zusammenziehung des Rachens und ein hochgestellter Kehlkopf (wie z. B. beim „Bauchredner") die Resonanz vermindern. Deshalb bemüht sich auch der Gesangslehrer, seinen Schüler zu lehren, daß er einen langen, entspannten, tiefen Kehlraum gewinnt, um damit über einen großen Resonanzraum eine gute Resonanz zu bekommen. So haben Gesangslehrer nicht selten gute Erfolge, wenn sie des Schülers Aufmerksamkeit vom Halse abwenden und von der „Öffnung" der Kehle sprechen, von „Kopfresonanz", vom Singen „in die Maske" und anderen wohl nützlichen, aber eigentlich physiologisch nicht vertretbaren Arbeitshypothesen.

Der Kehlkopf sollte in seiner tiefen Ruhelage gelassen werden; andererseits sollte auch nichts unternommen werden, ihn in die Tiefe zu zwingen.

c) Außer zu einer verminderten Resonanz kann oder wird eine solche Überanspannung der Muskeln auch zu einem Mangel an Beweglichkeit der Zunge, der Lippen und des Gaumensegels führen. Das bewirkt dann auch nicht selten noch ein Gefühl des Schmerzes und der Müdigkeit in der Hals- und Nackenmuskulatur. Darüber wird häufig geklagt, und die Entstehung einer solchen Müdigkeit ist auch nichts anderes als der Muskelkater an Armen und Beinen nach entsprechender intensiver Körperübung. Bedauerlicherweise sind die zarten Muskeln im Kehlkopf viel weniger schmerzempfindlich, und erst, wenn die großen Rachen- und Nackenmuskeln von der anstrengenden Überspannung erfaßt worden sind, ist damit eine Warnung auch für den Sänger gegeben. Dann wird gemeinhin die Kehlkopfmuskulatur schon über das zulässige Maß beansprucht sein, so daß es dann ganz plötzlich zu einem Versagen im Verschluß wie in der Öffnung der Stimmritze kommen kann, und das womöglich mitten in der Opernvorstellung. Ein solches Erlebnis hat für den Künstler verständlicherweise eine lähmende, schreckhafte und nachhaltige Wirkung, und der unglückliche Sänger muß später bei der Behandlung ganz besonders mit Mühe und Sorgfalt sowohl physiologisch sowie psychologisch behandelt werden.

3. *Sing nur Rollen im Bereich deiner eigenen Stimmgattung!*

a) Die höchsten Töne, die man von einem Operntenor oder Sopran fordert, können bis auf seltene Ausnahme nur erreicht werden, indem der Stimmapparat gezwungen wird, in einer sehr angestrengten Weise zu funktionieren. Leider wird das von den Komponisten, besonders der neueren Zeit, oft nicht genügend beachtet, und dem unglücklichen Sänger bleibt nichts anderes übrig, als diese hohen Töne eben so zu singen, so gut er es kann. Das führt nicht selten zu einer Schädigung der Gesangsstimme, mehr als der Laryngologe gemeinhin mit seinen Untersuchungsmitteln erkennen kann.

So kommen auch Sängerknötchen (vgl. Abb. 72) am ehesten bei Sopranistinnen oder bei Tenören vor, was nicht selten eine Folge des Bestrebens ist, die Stimme nach oben auszuweiten. Viele Sopranistinnen benutzen beim Singen zum Erreichen dieser hohen Töne dann auch noch den Glottisschlag. – Nur wenige Sängerinnen sind so vernünftig, bei auftretenden echten Schwierigkeiten rechtzeitig in ein tieferes Stimmfach abzusteigen. Solche Ratschläge werden nur ungern entgegengenommen, denn Ehrgeiz und Verlangen nach dramatischen Sopranrollen stehen einem solchen Entschluß meist entgegen.

b) Das Problem der richtigen Stimmgattung und der Wahrung ihrer Grenzen ist bei den anderen Stimmgattungen weniger bedeutungsvoll.

Allerdings sieht man gelegentlich, daß Baritone dadurch sich selbst schädigen, indem sie sich als tiefe Bässe produzieren, einer gegenwärtig seltenen Stimmgattung. Manche können das andererseits auch ohne jede Schädigung. Sogar CARUSO hat einmal in Philadelphia die berühmte Baßarie des Collin „Höre, du alter Mantel" in der Oper „La Bohème" gesungen, weil der Bassist der Vorstellung plötzlich ausfiel. Beim jungen Sänger zu Beginn seiner Gesangsausbildung kann man die Stimmgattung oft noch nicht endgültig festlegen. Man sollte deshalb betonen, daß nur Noten oder Klänge, die ohne jede besondere Stimmanstrengung gesungen werden können und mit Volumen und Timbre in sicherer Übereinstimmung stehen, als der Stimmlage des Sängers zuträglich angesehen werden können.

c) Für unsere Fragestellung ist die Registerbildung nicht besonders wichtig, zumal hier noch beträchtliche begriffliche Unklarheiten bestehen. Wenn ein Sänger aufwärts singt, so sollte der dabei notwendige Wechsel in der Art der Stimmproduktion so unauffällig wie möglich vonstatten gehen. Die Leichtigkeit der Stimmproduktion, die mühelose Eigenkontrolle und die Schönheit seines Timbres helfen mit, dem Sänger zu bestätigen, daß er in der richtigen Stimmgattung singt. – Singen im „Einregister" sollte ihm stets als Ziel vor Augen stehen.

4. *Sing nicht zu laut oder zu oft!*

a) Wenn Muskeln eines Körperteils zu energisch oder zu lange geübt werden, beginnen sie zu schmerzen, womit zugleich das „Zuviel" der geforderten Leistung sich meldet. Höchst unglücklicherweise ergibt sich ein solches warnendes Signal nicht bei den feinen Kehlkopfmuskeln, während eine solche Warnung, wie schon besprochen, andererseits am Halse und im Genick vorkommt. Die erste Warnung im Kehlkopf selbst ist eine Stimmschwäche oder Heiserkeit als Folge davon, daß die ermüdeten Kehlkopfmuskeln in ihrer Funktion, die Stimmlippen zu spannen, zu verdünnen oder gegeneinander zu führen, versagen. Wenn solch ein Übermaß an Anstrengung über Jahre fortgesetzt wird, führt das dann zu einer therapeutisch nur schwer beeinflußbaren Dauerermüdung der beteiligten Muskeln. Auch eine jede Form des Übermaßes beim Üben kräftigt nicht die Stimmuskulatur, sondern vermehrt ihre Schwäche. „Man singe wenig auf einmal, aber oft" (GUISEPPE APRILE).

Man kann also das Stimmtraining nicht mit dem Training irgendwelcher Athleten vergleichen, die durch harte und langdauernde Übungsarbeit ihre körperliche Leistung zu verbessern suchen. Trainiert man so die innere und äußere Stimmuskulatur, indem der Gesangslehrer ständig neue Übungen oder Übungsmethoden verwendet, um solche leichteren Formen einer Überanstrengung und Heiserkeit zu beheben, so wird er nur erreichen, daß diese sich verschlimmern, und ein völliges Versagen des Kehlkopfs für die berufliche Stimmleistung kann sich einstellen.

So muß man die Stimme schonen und ihr soweit als möglich Ruhe gönnen, wenn sich eine Entzündung im Rachen und Kehlkopf zeigt, eine echte Indisposition oder Ermüdungserscheinungen sich einstellen (s. S. 196ff).

b) Es ist eine irrige Vorstellung, daß große Sänger alle Tage und unaufhörlich „schmettern"! Wenn sie das tun, mögen sie große Sänger sein, aber sie werden das nicht lange durchhalten. Die berühmte Sängerin MELBA z. B. sang in ihrer Jugend im Rollenstudium täglich nicht länger als 2 Stunden. Sie studierte vor allem stumm am Klavier, nur mit den Vorstellungen dessen, was gesungen werden solle, im Kopf. Sie empfahl in ihrer Biographie ganz besonders die hohen Noten „Forte" nur dann zu singen, wenn die besondere Situation während einer Opernvorstellung selbst das erfordert. Auch andere große Gesangspädagogen haben immer wieder empfohlen, nur 10 oder 15 Minuten hintereinander zu üben und sofort aufzuhören, wenn die Stimme zu ermüden beginnt.

Fassen wir zusammen: Der Sänger soll sich vor der Überanstrengung der Stimme hüten, durch zu häufiges Singen in den Vorstellungen, auf den Proben und im häuslichen Üben.

Aber auch vor dem Zulautsingen soll er sich hüten, besonders bei hohen Noten. Zu schwere Rollen muß er standhaft zurückweisen, und er sollte das Singen in großen Räumen mit schlechter Akustik oder im Freien vermeiden, wo er seine eigene Stimme nicht sicher genug kontrollieren und so sein eigenes Stimmvolumen nicht steuern kann. Dort kommt er am ehesten dazu, die natürlichen Grenzen zu überschreiten.

Es gibt aber noch eine Fülle anderer schädigender Einflüsse, so der Umgebungslärm, Räume mit schlechter Luft bei großen Gesellschaften, schneller Klimawechsel auf Reisen wie überhaupt die Anpassungsschwierigkeiten der Reisetätigkeit, wie sie heute viele bedeutende Sänger nahezu ununterbrochen tagtäglich durchführen, um ihren zahlreichen Verpflichtungen zu genügen. Premieren sind eine Sonderbedrohung, zumal wenn die sehr intensive Probenarbeit und die Generalprobe schon eine gewisse Stimmbelastung vorweggenommen haben und der Sänger nun bei der Premiere noch einmal das Äußerste hergeben möchte.

5. *Atme so ökonomisch, daß ohne Zwang und ohne Verspannung die für die Stimme notwendige Luft stets zur Verfügung steht!*

Mit Recht hat STAMPA (1940) auf die Bedeutung des Atemrhythmus für den gesamten Atmungsvorgang hingewiesen: „Einatmung ist Spannung; Ausatmung Abspannung; Pause ist Lockerung". Aber der Mensch setzt an die Stelle des natürlichen Rhythmus seine bewußten Willensimpulse. Das Geistige entrückt ihn der sicheren Geborgenheit im

Natürlichen. Die Hast des heutigen Lebens führt zum Kampf, der den oben genannten dreiteiligen Rhythmus durchbricht. –

Alles, was natürliche Vorgänge und Abläufe mit physiologischer Sachkenntnis in das stimmärztliche und gesangspädagogische Handeln bei Sänger und Schauspieler einzubeziehen sucht, verdient für die Hygiene der Stimme besondere Beachtung und praktische Erprobung im Einzelfall. – So halten COBLENZER u. MUHAR die synchrone Funktion aller am Sprechen beteiligten Teilsysteme für besonders wichtig zur Erzielung einer optimalen Stimmleistung. Deren Zusammenspiel gelingt am besten im Rhythmus, der über die oben dargestellte Dreiteilung hinaus alle biologischen Vorgänge durch den Wechsel von Arbeits- und Erholungsphasen bestimmt. Rhythmus bei muskulärer Tätigkeit und im Ablauf vegetativer Funktionen bringt ein Maximum an Ökonomie. Ziel jeder Übungsarbeit mit der Atmung sollte deshalb eine „atemrhythmisch angepaßte Phonation“ sein. Das bewußte Atemholen unmittelbar vor dem Stimmeinsatz beispielsweise belastet die Stimmfunktion. Durch eine rein reflektorische Atemergänzung vor der Phonation wird der subglottische Druck auf ein physiologisches Minimum – auch für die Arbeitsspannung des Sängers und Schauspielers – reduziert.

Ökonomisch ist ein Zusammenspiel aller bei der Atmung beteiligten Kräfte, wenn ein Minimum an Luft ein Maximum an Stimme ergibt. Über die Kunst, richtig zu atmen, kann man wohl reden, aber von solchen Betrachtungen ist aller Wahrscheinlichkeit nach nicht allzuviel zu lernen. Auch gibt es Untersuchungen von FRÖSCHELS u. NADOLECZNY an prominenten Sängern, von denen jeder eine andere Atemführung zeigte.

Immerhin ist eine richtige Atemstütze eine Grundvoraussetzung des guten und störungsfreien Gesangs. Sich zusätzlich Luft durch Anheben der Schlüsselbeine und der oberen Rippen zu verschaffen, ist sicher falsch; eine solche Bemühung führt zur Verspannung von Zunge und Nacken (s. „Körperhaltung beim Sprechen und Singen“, S. 20ff).

6. *Bemüh dich um eine gute Artikulation!*

Sing und sprich so deutlich als möglich, wobei klar ist, daß beim Singen von Vokalen deren artikulatorische Ausprägung von der gesungenen Stimmhöhe mit beeinflußt wird.

Zu beachten ist eine natürliche Stellung des Mundes, die dabei stets der bestmöglichen Ausformung des gesungenen Vokals dient. Die Mundöffnung sollte im richtigen Verhältnis zur Physiognomie des Sängers stehen, wobei zu bedenken ist, daß den Zähnen für das Singen besondere Bedeutung zukommt.

7. *Färbe deine Gesangsstimme in angemessener Weise zu dem Gefühl oder der Gemütsbewegung, die dargestellt oder gestaltet werden sollen!*

a) Es muß das Bestreben des Sängers sein, eine solche technische Sicherheit beim Singen zu erlangen, daß das Singen in seinen technischen Bedingungen automatisch ohne besondere Beachtung geschieht, der Sänger seinen Sinn jedoch darauf richten kann, in angemessener Weise in der von der Rolle geforderten Gemütslage zu verweilen und diese in Worten und Phrasierungen darzustellen. So soll er auch in der Lage sein, das Gelingen seines Parts, kritisch auf sich selbst bezogen, zu beurteilen, ohne ganz in der Rolle aufzugehen, oder, wie CARUSO gesagt hat, man solle „mit kühlem Kopf und mit warmem Herzen" singen.

b) Wenn der Sänger fest davon überzeugt ist, eine schöne Stimme zu haben, andere aber das verneinen, so mag das daran liegen, daß die Stimmklänge zu ihm selber reicher und voller dringen als zu seiner Zuhörerschaft, weil man selbst ja seine Stimme anders, nämlich über die Kopfknochenleitung, hört. Hierdurch kann der Charakter des Stimmklanges bestimmte Veränderungen erfahren. Dann kann eine Tonbandaufnahme darüber Klarheit verschaffen, die der Sänger selbst so abhört, wie sein Publikum sonst seinen Stimmklang empfängt und empfindet.

c) Man kann beim Singen bestimmte Vokale färben, indem man die Gruppierung ihrer Obertöne durch entsprechende Übungen zu beeinflussen lernt.

d) Artikulation und angemessene Klangfarbe zu beachten, ist eine nützliche Hilfe, sich vor schweren Schäden des Stimmapparats zu hüten, wie sie bei Leuten mit mangelhafter Selbstkontrolle ihrer Stimme auftreten. Schrille, rauhe und kehlige Sängerstimmen und noch dazu womöglich mit undeutlicher Aussprache sind immer ein Zeichen fehlender oder unzulänglicher Kontrolle des eigenen Stimmechanismus.

8. *Gewöhne dich an ein „Einsingen" zum Tagesbeginn und vor der Vorstellung!*

a) Hierbei ist ein weites Feld der individuellen Gewohnheit üblich und notwendig. Es gibt Sänger, die alltäglich mit immer gleicher Sorgfalt ihre Stimme mit der Hilfe von technischen Übungen von Schlacken befreien und so zu ihrer tatsächlichen Leistungshöhe bringen. Bei dem einen bleiben die erprobten Formen jahrelang dieselben, bei dem anderen wechseln sie nach den Bedürfnissen und Notwendigkeiten der abendlichen Aufgabe. Der eine braucht stets eine lange Vorbereitung, ein anderer wieder ist sofort bereit. Ein jeder muß hier sein eigenes System suchen und finden. Meist bleiben von den vielen in der Ausbildung erprobten Übungen nur einige wenige übrig, die für das individuelle tägliche Einsingen als besonders günstig erkannt worden sind. Nach MARTIENSSEN-LOHMANN bezweckt das Einsingen die Herstellung der richtigen Spannungsbalance der dem Gesang dienenden Organe. Sicher ist es wichtig, daß ein solches Einsingen im Stehen geschieht. Körperhaltung und Atemvorgang verlangen dies, wenigstens so lange, bis die körperliche Form einwandfrei gewonnen ist.

b) Auch für den Chor der Oper ist, besonders vor allen über die Routine hinausgehenden Aufgaben, ein chorisches Einsingen zur stimmtechnischen Einstimmung sinnvoll und unentbehrlich. Man muß jeden Chorsänger schon nach seiner Ausbildung für einen gelernten Solosänger ansehen, und das Einsingen verfolgt die psychologische Absicht, die einzelnen Sänger auf das Miteinandersingen einzustimmen.

c) Von CICERO wird berichtet, daß er auf seiner Sprechstimme spielte wie auf einem Instrument. Seine Reden zeichneten sich aus durch eine der jeweils darzustellenden Gemütslage angepaßte wechselnde Stimmfärbung und Stimmlage. Auch wechselte er ständig im Sprechtempo. Dazu war er ein Meister in der spannungssteigernden Verwendung von Pausen. Wir wissen von ihm, daß er seine Stimme vor der Rede geläufig machte, daß er sich „einsprach", wie unsere Sänger sich heutzutage einsingen. Es ist vorzustellen, daß auch der Schauspieler im Sprechvollzug seiner Rolle notgedrungen, wenn diese beispielsweise weit vom eigenen Sprechtypus abweicht, vor dem Auftreten in der Vorstellung „sich einspricht", so wenn er in gehobener Sprechform Jamben der Klassiker oder im Dialekt (wie etwa in Hauptmanns „die Weber") statt in der unterkühlten Sprache unseres Alltags seine Rolle mit Leben füllen soll.

9. *Vermeide so gut als möglich den Hals zu gefährden durch unzweckmäßiges Verhalten in der Lebensweise!*

Hierzu ist das Nötige schon berichtet worden.

Singen ins Mikrophon

Ein Wort muß auch noch über Rundfunk und Fernsehen und die verschiedenen Formen des Ins-Mikrophon-Singens gesagt werden. Der springende Punkt ist der, daß aus physikalisch-physiologischen Gründen das Singen mit halber Stimme in ein Mikrophon und mit einem Stimmvolumen, das nur durch mechanische Verstärkung in der wünschenswerten raumfüllenden Tragweite gehalten wird, nicht mit der gleichen Klangfarbe und Singeweise vor sich geht wie das Singen mit voller Stimme ohne solche Verstärkung. Jedoch ist es bei manchen Sängern möglich, auf diese Weise einen quantitativ wie qualitativ brauchbaren Stimmklang zu erzeugen. Diese Chance sollte vor allem von Sängern der „kleinen Form" wahrgenommen werden. Es gibt eine Gruppe von Sängern, die durch ihre recht kleine Stimme oder andere stimmliche Einschränkungen veranlaßt sich mit Erfolg darum bemüht hat, eine spezielle Mikrophontechnik zu entwickeln. Andererseits sollte man Sängern, die auf der Opernbühne auftreten, nicht zureden, zur gleichen Zeit auch mit solchen Praktiken sich das Singen am Mikrophon zu erlauben. Die eine Technik paßt praktisch nicht zur anderen und beruht auf völlig unterschiedlichen Voraussetzungen. So müssen manche Sänger vor dem Mikrophon z. B. ihre Intensität bei bestimmten Tonhöhen modifizieren oder auch die Färbung des Klanges, um eine Verzerrung der Stimme in der Wiedergabe zu vermeiden. – Sänger neigen nicht selten aus verständlichen akustischen Gründen (fehlender Rückwurf) dazu, in großen Hallen oder bei Freiluftkonzerten ihre Stimme im Übermaß zu strapapzieren. Für sie ist es manchmal zweckmäßig, dann ein verstecktes Hörgerät (Monitor speaker) zu tragen, um sich selbst während ihrer Darbietung hören und kontrollieren zu können. Pop- und Rocksänger überwinden solche Schwierigkeiten mit Hilfe des Mikrophons.

Das Problem der Sängerknötchen ist gegenwärtig von ständig wachsender Bedeutung nicht so sehr für die Sänger, die sich mit klassischer Musik beschäftigen, als hauptsächlich für die Akteure in der oft überlauten U.-Musik unserer Tage, die ihren Gesang und dessen Stilmittel in den Dienst bestimmter, wenn auch wechselnder Vorstellungen von Sex-Appeal stellen. Die laryngologische Entfernung solcher an typischer Stelle sich bildenden Knötchen ist bei diesen meist sinnlos, weil die Wiederaufnahme derselben Singweise und im selben Milieu dazu führt, daß auch die Knötchen in wenigen Tagen wieder neu auftreten. Über Popsänger und andere Formen der kleinen Gesangskunst soll hier nicht weiter gesprochen werden. Manche abartige oder schon krankhaft veränderte Stimmklänge werden heutzutage als individuelles Kunstmittel benutzt. Einige Sänger erreichen mit solcher Singart offensichtlich mehr psychologisch als ästhetisch interessante Erfolge, man denke z. B. an die hauchigen Stimmen, eingesetzt als Ausdruck weiblicher Sinnlichkeit, so beispielsweise in LELOUCHEs Film „Ein Mann und eine Frau", oder an rauhe heisere Stimmen, wie die von LOUIS ARMSTRONG, die eine Mischung von Urwüchsigkeit und Sinnlichkeit demonstrieren.

Carusos Stimmpflege vor der Vorstellung

CARUSOS eminente künstlerische Begabung wurde nicht immer von einem entsprechenden ökonomischen Einsatz seines Stimmapparats begleitet. Wir wissen, daß er sich siebenmal einer Operation seiner immer wieder rezidivierenden Sängerknötchen unterzog und daß die noch erhalten gebliebene pneumographische Aufzeichnung seiner Atemtechnik gegen Ende seines nicht sehr langen Lebens (er starb mit 48 Jahren) (s. S. 140) manche schwere objektive Mängel in seiner Atemführung erkennen läßt. Auch seine Vorstellungen von einer ins beinahe Magisch-Mystische abgleitenden Präparation seiner Stimme vor dem Auftreten in der Oper seien hier mitgeteilt, mehr als kulturhistorisches Kuriosum, als um den sehr bescheidenen Kern echter Stimmhygiene herauszuschälen.

Vor der Aufführung pflegte sich CARUSO, nach den Angaben seiner Frau, folgendermaßen zu verhalten: Wenn er seine Zigarette aufgeraucht hatte, ging er zum Waschbecken, nahm einen großen Schluck Salzwasser, das er in die Lunge einatmete oder einzuatmen schien, dann ausspie, ehe er erstickte. Mario, sein Diener, hielt ihm eine Dose mit schwedischem Schnupftabak hin, davon nahm er eine Prise, um die Nüstern zu klären. Dann trank er ein Weinglas voll Whisky, danach ein Glas Sprudel, und zuletzt aß er ein Viertel eines Apfels. In die beiden Taschen, die in jedes Kostüm genau griffbereit eingearbeitet waren, schob er zwei Flaschen mit warmem Salzwasser für den Fall, daß er sich auf der Bühne den Rachen spülen müßte. Wenn das alles getan war, gab ihm Mario seinen Talismann: ein gewundenes Korallenhorn, Heiligenmedaillen und alte Münzen, alles miteinander an einem dicken goldenen Kettchen aufgereiht. Dann klopfte es an die Tür, und Viviani, der Hilfsregisseur, fragte: „Dürfen wir anfangen, Herr Caruso?" Im letzten Augenblick vor dem Hinausgehen rief er seine tote Mutter an; der Gedanke an sie gab ihm Mut. Niemals wünschte ihm einer Glück; das, sagte er, bringe unweigerlich Unglück.

Die *Prophylaxe*, die Vorbeugung, ist wie auf allen Gebieten der Medizin auch für die Erhaltung der Sprech- und Singstimme mehr wert als die beste Therapie. Sie mit ihren doch recht einfachen Regeln, aufgebaut auf den hier vorgetragenen stimmphysiologischen Erkenntnissen, tatsächlich sinnvoll anzuwenden, ist jeder Sänger befähigt, der erkannt hat, daß Kunst als nur intuitiv faßliche Gabe ohne bewußtes Einsetzen der sängerischen Mittel nicht zur vollen Reife und vollem dauerhaftem Erfolg gelangen kann. Auch weiß er, daß die Erhaltung der geschulten Stimme ebenfalls tägliche Arbeit und die Einhaltung zahlreicher persönlicher Verpflichtungen erfordert, die mit der Erhaltung der Gesundheit zugleich der Erhaltung der Stimme dienen.

Dieses Kapitel beschließend, sei noch einmal Caruso zitiert. Als man ihn nach den Requisiten eines hervorragenden Sängers fragte, soll er geantwortet haben: „Zu einem großen Sänger gehört ein großer Brustkorb, ein großer Mund, 90% Gedächtnis, 10% Verstand, eine Menge Arbeit und etwas im Herzen".

Pädagogische und stimmärztliche Pflege der Stimme des Kindes und des Jugendlichen

Die Pflege der Sprech- und Singstimme des Kindes ist unter den hier in Frage stehenden Gesichtspunkten als Einheit anzusehen, weil die von beiden benutzten Abläufe im Stimmapparat unter einer solchen Betrachtungsweise grundsätzlich die gleichen sind (vgl. Abb. 59 u. S. 246ff).

Gesichtspunkte für die ersten Lebensjahre

In der Zeit der Sprachanbildung sind ein Gewährenlassen, ja Anregen zur Phonation einerseits, eine ruhige, klangvolle und in natürlicher Weise melodische Sprechstimmbildung durch das Vorbild andererseits neben einer vernünftigen Steuerung der Lautstärke, so Eindämmung eines unangemessenen häufigen Schreiens, die wichtigsten stimmerzieherischen Maßnahmen.

Wenn wir in Schlagworten zusammenfassen, was an stimm- und sprechhygienischen Regeln für die ersten Lebensjahre des Kindes beachtet werden sollte, so kann man sagen: Schreien des Säuglings ist gesund, zuviel Schreien ist unerwünscht. Das Lallen soll durch Ermunterung gefördert werden. Es dürfen sich nur sprachgesunde Vorbilder in der Umgebung des mit dem Sprechen beginnenden Kindes aufhalten, da diese als Vorbilder für die Sprachangleichung des Kindes dienen. Zeigt sich im Laufe der vorschulischen Sprachentwicklung eine mangelnde Übereinstimmung zwischen Denk- und Sprechvorgang, so muß man solche Mängel je nach der Ursache durch Zügelung des Rededrangs oder durch Vermehrung des Wortschatzes zu beseitigen trachten, am besten durch satzweises Vor- und Nacherzählen einfacher Geschichten mit Bildern. Nicht selten lassen sich leider unbehandelte Stammelfehler auch noch beim Schulanfänger finden. Bei beginnendem Stottern darf die Aufmerksamkeit des Kindes nicht auf den Sprachfehler gelenkt werden. Hier ist ein Abwarten, daß das Stottern von selbst verschwinden werde, unangebracht und schädlich.

In der Schulzeit ist der erste Leseunterricht eine besonders kritische Entwicklungsphase für die Sprache des Kindes. Von den allgemeinen Schwierigkeiten abgesehen, die es hier zu überwinden gilt, sind viele Kinder auf das Lesen in artikulatorischer Hinsicht durchaus ungenügend vorbereitet. Ihre Lautbildung ist z. T. fehlerhaft, mindestens aber zu unbestimmt, um sichere Grundlage für eine befriedigende Leseleistung sein zu können. In die dafür notwendige Zuordnung von Laut zu Buchstabe schleichen sich zwangsläufig Ungenauigkeiten ein, und der Ablauf des Sprechens wird aus der daraus resultierenden Unsicherheit stockend; das Kind wird dann oft auch lauter, statt präziser in der Lautqualität.

Artikulationsübungen als Voraussetzungen für den Leseunterricht haben sich bewährt. Auch gehört ein Spiegel in jede Anfängerklasse, um bei der Übung der Lautierung übertriebene Mitbewegungen zu vermeiden. So kann auch mit der entsprechenden Mundstellung die Richtigkeit und Sicherheit der Artikulation für zahlreiche Laute wie Buchstaben erklärt und geübt werden. Dabei sollten auch die Kinder lernen, die Unterscheidungen von hoch und tief, laut und leise, hell und dunkel, hart und weich in feineren Schattierungen mit dem Gehör zu erfassen, damit mit diesen Erkenntnissen auch der eigene Stimmeinsatz des Kindes dann gesteuert werden kann.

Ausweitung der Singstimme während der Schulzeit

Die Ausdehnung der Singstimme bei gesunden Kindern schwankt in weiten Grenzen. Abb. 60 (s. S. 144) zeigt die Verhältnisse, wie sie allgemein gegenwärtig als gültig gelten, d. h. seit GUTZMANNs Untersuchungen zu Ende des 19. Jahrhunderts haben sich die Stimmentwicklung und die Stimmdifferenzen zwischen Buben und Mädchen geändert. Nach FRANK u. SPARBER haben durch Akzeleration der stimmlichen Entwicklung Kinder heute durchschnittlich mit 7 Jahren einen Stimmumfang, den sie früher erst mit 11 Jahren erreichten. Die endgültige Stimmlage ist auch im Zeitalter der Akzeleration bei männlichen Jugendlichen durchschnittlich nicht vor dem 18. und bei weiblichen Jugendlichen nicht vor dem 16. Lebensjahr fixiert. Deshalb sollte auch eine Gesangsausbildung nicht früher beginnen.

Die Mehrzahl der Schulkinder verfügt vor der Pubertät über einen Stimmumfang von 1½ Oktaven, bei einigen ist dieser auch größer.

In der Schule wird gesungen, weil der Gesundheitswert des Singens für die allgemeine körperliche wie geistige Entwicklung des Schulkindes seit langem erkannt worden ist. Physisch bedeutet Singen eine Übung der Atemmuskulatur mit Erziehung zu einer zweckmäßigen, natürlichen Atemmechanik und Atemökonomie. Es erleichtert die optimale Geradehaltung der Wirbelsäule im Rahmen einer allgemeinen körperlichen Lockerung, fördert die Elastizität der Rippenknorpel und wirkt indirekt auch auf die Herztätigkeit. Psychisch dient das Singen der Pflege des kindlichen Gemütslebens.

Singen während des Stimmwechsels

Bei der chorischen Stimmbildung muß auf die sorgsame Beachtung der jeweiligen altersmäßigen Leistungsgrenzen der kindlichen Stimme ein besonderes Augenmerk gerichtet werden, wenn die Entwicklung einer gesunden und tragfähigen Stimme gewährleistet werden soll. In besonderem Maße trifft das auf die männliche Stimme während der Mutation zu. Man kann wohl nicht einfach fordern, daß während des Stimmwechsels nicht gesungen werden dürfe. Bei sorgfältiger Überwachung durch Chorleiter und Stimmarzt, und das geschieht in den großen bekannten Knabenchören, kann der Ablauf der Mutation durch eine vernünftige Übung der Stimmuskulatur im Bereich des Zuträglichen nur gefördert werden. Aber das der sich entwickelnden Stimme Zuträgliche nach Umfang und Lautstärke muß der die Stimme des Jugendlichen Betreuende eben genau kennen und stets beachten.

Weil das Verlagerungsintervall beim Mädchen wesentlich geringer und weniger charakteristisch ist als beim Knaben, erkennt nicht selten der Chorerzieher und Stimmbildner den Stimmwechsel beim Mädchen nicht und schenkt ihm deshalb auch keine Beachtung. Abgesehen von der Stimmverlagerung wird die Mädchenstimme voller, runder und dunkler. Sie verliert dadurch an Leichtigkeit und Helligkeit und nimmt immer mehr einen fraulichen Stimmcharakter an. Die Knabenstimme hat in dieser Zeit einen noch nicht gefestigten Klangcharakter und einen geringen Stimmumfang, der etwa von c–e^1 reicht. Für den Chorgesang sollte die Stimme immer mit geringstem Energieverbrauch und mehr zur unteren Grenze des Stimmumfangs zu eingesetzt werden. – Der Stimmpädagoge NITSCHE meint, daß gut ausgebildete und singgewohnte Knabenstimmen sich während der Mutation meist auf längere Zeit einen bruchlosen glatten Übergang aus der neuen tiefen Männerstimme in den noch verfügbaren Raum der abzubauenden Knabenstimme erhalten, diese aber um der neu gewonnenen Männlichkeit willen nur sehr ungern benutzen.

Wenn aber eine dem tiefen Stimmklang zustrebende Stimme an dieser normalen Entwicklung dadurch gehindert wird, daß man den Betreffenden zur Stützung des Chors meist im Tenor singen läßt, dann wird der Stimme schwerer Schaden zugefügt, der mitunter dann nicht wieder zu beheben ist (PFAU). In allen unklaren Fällen ist es dann besser, bis zum Abschluß des Stimmwechsels nicht singen zu lassen. Grundsätzlich sollte man jedoch daran festhalten, daß der mutierende Knabe während der ganzen Mutation singen kann, wenn seine Stimme durch die angemessene Aufgabenstellung gepflegt wird, also jede Überforderung der jungen Stimme hinsichtlich Umfang und Stimmkraft gemieden wird. Dann kann man auch erwarten, daß eine Kinderstimme, die gesund und wohlgebildet in allen ihren Funktionen in die Mutation geht, bei Vermeidung grober Schädigungen störungsfrei zu einer gesunden Erwachsenenstimme heranwächst.

Für das Singen während des Stimmwechsels hat WOLKER (1956) folgende einfachen Empfehlungen gegeben:

1. den Stimmwechsel durch fortgesetztes Weitersingen in der Kinderstimme nicht künstlich zu verlängern,
2. die Häufigkeit des Singens einzuschränken und nur allein – also nicht in Chören – zu singen,
3. zum Singen nur Lieder von etwa einer Oktave Umfang auszuwählen,
4. diese Oktave sollte sich nur in der durch die Natur bestimmten individuellen Stimmlage bewegen,

5. in mittlerer Lautstärke – nicht zu laut, aber auch nicht zu leise – zu singen,
6. das jeweilige Singen zeitlich nicht zu lange auszudehnen.

Ursachen funktioneller Heiserkeit beim Schulkind

Heiserkeit ist bei Schulkindern häufig. Sie ist selten dabei organisch, sondern meist als Folge einer reinen Funktionsttörung entstanden und ist deren klangliches Ergebnis. Solche Heiserkeit wird zuweilen dann chronisch. NADOLECZNY hat behauptet, daß 41,6% der Schulkinder an chronischer Heiserkeit litten. Diese Zahlenangabe aus dem Jahre 1926 erscheint recht hoch; es fehlen jedoch Vergleichszahlen aus neuerer Sicht und an großen Übersichten gewonnen.

KITTEL (1984) spricht anstelle von kindlicher Heiserkeit von Stimmreinheitsstörungen und hat diese im Vorschulalter bei bis zu 23% der von ihm untersuchten Kinder gefunden; solche Stimmstörungen gehen im Schulalter dann auf 6% zurück.

Soweit die funktionelle Heiserkeit im Rahmen der Schule und beim Singen entstanden, ist sie zu nicht geringem Teil bedingt durch unsichere Kenntnis und Führung des Lehrers, insbesondere als Chorleiter. So sind deren Ursachen zu finden (HESS):

1. in forcierter Atmung,
2. im Überschreiten des angemessenen natürlichen Stimmumfangs, z. B. durch Einstufung tiefer Stimmen in eine zu hohe Stimmlage,
3. im Überschreiten der altersmäßigen Stimmdynamik, durch zu lautes Singen,
4. im falschen Tonansatz und Stimmeinsatz (Anerziehung falscher Atmungsabläufe),
5. in falschen Haltungsgewohnheiten und Haltungsschäden, Verspannungen im vorderen Mundbereich (geringe Lippenausformung, geringe Kieferöffnungsweite),
6. in Übungen und Liedern, die den kindlichen Möglichkeiten nicht angemessen sind, und in unsystematischem Chorsingen, besonders auch mit zu langer Dauer der Leistung.

Für Schule wie Elternhaus im gleichen Maße beachtenswerte Ursachen kindlicher Heiserkeit liegen:

7. in zu hohem Sprechen,
8. in zu lautem Sprechen,
9. in nicht genügend artikuliertem Sprechen.

Zu 1. forcierte Atmung:

Fast alle Kinder haben die Vorstellung, daß beim Singen vor jedem Beginn eine übermäßige Menge Luft eingeatmet werden müsse. Sie bedienen sich daher der hohen Brustatmung, ja der forcierten Einatmung überhaupt; und beim Ausatmen ist der Hauptfehler in erster Linie das schnelle und stoßweise Ausströmenlassen des Atems mit Atemüberdruck. Hier ist dann vieles unphysiologisch und unökonomisch. Auch Haltungsfehlleistungen mit daraus resultierender Brust- und Schlüsselbeinatmung sind dabei zu beobachten. Solche Atmungsfehlleistungen äußern sich nicht selten in der hörbaren Einatmung. Ein Haltungstraining zur Korrektur der Stützmuskelverspannungen des Rumpfes und zur Erzielung einer normalen Streckhaltung der Wirbelsäule ist als Voraussetzung einer richtigen Atmung wichtiger als Atemübungen mit Bewußtmachen des Atemvorgangs (s. S. 20ff). – Fast jeder Mensch atmet im Liegen richtig, so daß hierdurch eine ständige zuverlässige Kontrollmöglichkeit besteht. Eine gute Wirbelsäulenstellung gewinnt man, solange keine schweren Schäden bestehen, durch leichtes Wippen auf den Zehen. Verspannend und atembehindernd können auf dem unteren Rücken gefaltete Hände wirken. Durch Vorstellen des Spielbeins können Kinder in die erwünschte gelöste Haltung gelangen; auch sind Schüttelübungen des Schultergürtels brauchbare Hilfen zur allgemeinen Lockerung.

Zu 2. Überschreiten des Stimmumfangs:

Weil die Festlegung der Grenzen des Stimmumfangs beim Schulkind bis in die jüngste Zeit oft nicht gründlich und nicht häufig genug erfolgt, das Liedgut der Schule auch nicht genau genug dem einzelnen Kind angepaßt ist, wird dessen Stimmumfang häufig überschritten. Alle beim Singen innervierten Muskeln geraten dadurch in übermäßige Spannung; die Töne klingen verpreßt, und die unumgängliche Reaktion ist Überanstrengung, Übermüdung, Heiserkeit.

Das erste, was der Gesangslehrer in der Schule mit großer Genauigkeit und in häufiger Wiederholung vornehmen sollte, muß deshalb die Feststellung des Stimmumfangs jedes einzelnen Kindes sein. Die Ergebnisse jeder Prüfung sollten dann auch sehr genau schriftlich festgehalten werden. FRÖSCHELS gab ein brauchbares Hilfsmittel an, um etwa ein in der Auffassung schwerfälliges oder schüchternes Kind zum unbefangenen, natürlichen Singen zu bringen. Anstatt des Anschlagens der Stimmgabel ließ er ein ganz einfaches, aus ein paar Tönen bestehendes Liedchen von einem anderen Kinde, dem das keine Schwierigkeiten, sondern Vergnügen bereitete, vorsingen.

Zu 3. übertriebene Dynamik:

Stellen wir uns die noch gänzlich ungeschulten Muskelfunktionen des noch recht zarten und dabei doch komplizierten Stimmapparats im Kehlkopf vor, so ist es unsinnig, wenn Kinder zum „Forte“- oder sogar „Fortissimo“-Singen gezwungen werden (Beispiel: im Eingangschor der

„Matthäuspassion“ das zweigestrichene e mit Bruststimme „ff“ vom Knabenchor oft überlaut gesungen). Es handelt sich bei solchen Fehlleistungen in der Dynamik um unökonomische Abläufe, die mit höheren Spannungsgraden betrieben werden als zur geforderten Leistung eigentlich notwendig sind. Jeden Einsichtigen müßte deshalb die Erkenntnis leiten, daß ein volltönendes Mezzoforte, das ohne Anstrengung und Pressen der Kinderkehle entströmt, die Stärkegrenze darstellen muß.

Zu 4. der Stimmeinsatz:

Ein weicher Stimmeinsatz und der richtige Tonansatz müssen gepflegt werden, damit bei einer allmählichen Registerbildung der Registerausgleich sich so weit einbahnt, daß bei zunehmender Erweiterung des Stimmumfangs das höhere Register sich abwärts dehnt und nicht statt dessen das tiefere hinaufgetrieben wird. Auch muß ein weicher Einsatz als Mittel zwischen den Extremen des Hauchigen und des Glottisschlages anerzogen werden. Die Förderung einer natürlichen Beweglichkeit von Unterkiefer und Lippen, zusammen mit der Vornlage der Zunge, bietet Ansatzpunkte für eine erfolgversprechende pädagogische Einflußnahme auf die Sing- und Sprechstimme des Kindes. Einsatzverspannungen sind der klangliche Ausdruck der Verspannungen der mitbeteiligten Umgebung, des Ansatzrohrs vor allem, der Hals- und mimischen Muskulatur, aber auch der Atmung.

Zu 5. falsche Haltungsgewohnheiten:

Das im Absatz „Körperhaltung beim Sprechen und Singen“ (s. S. 20ff) für den Erwachsenen Ausgeführte ist auch gültig für das singende Kind. Auf ausgeprägte Ausformung der Lippen mit weiter Mundöffnung, dazu ein lockeres Spiel des Unterkiefers ist zu achten.

Zu 6. falsche Übungen:

Heiserkeit, rauher Klang, ja fast Stimmlosigkeit sind die regelmäßigen Begleiter von nicht stimmgerechten Gesangsübungen bei dem Kinde vor der Pubertät, und die Art des Übens (so das zeitliche Übermaß) und des Chorsingens (Höhe, Lautstärke) tragen daran die Hauptschuld.

Gefahrvolle Fehler des Übens mit Kinderstimmen sind:

a) Übungen chor- und klassenweise. Das Einüben mehrstimmiger und großer Kinderchöre ist besonders gefährlich; die hohen Sopran- und die tiefen Altstimmen werden dabei wohl meist überanstrengt. Die berühmten Chöre der Thomaner, Wiener Sängerknaben, Regensburger Domspatzen u. a. werden ärztlich und stimmpflegerisch auch in dieser Hinsicht ständig sorgfältig überwacht.

b) Übungen ohne genügende Einzelprüfungen hisnichtlich des genauen Umfangs jeder Sopran-, Mezzo- oder Altstimme bei Kindern, Knaben und Mädchen.

c) Tonleiter- und Dreiklangübungen von unten nach oben, wobei das Tief- oder Brustregistersingen künstlich in die Übergangstöne d^1–e^1 und über diese hinausgetrieben wird. Der umgekehrte Weg ist stimmhygienisch richtig. Die Stimme ist aus bequemer Kopflage so hinunterzuführen, daß das mittlere Register, das beim Kinde ja nur zart vorhanden ist, gleichsam automatisch mitgeübt wird. (So meinen mit der Kinderstimme erfahrene Pädagogen der Schulmusik.)

d) Singenlassen von Übungen, die bei Kindern unter 10 Jahren länger als 6–10 Minuten und bei 10–12jährigen länger als eine Viertelstunde andauern. Während der Mutation sind 5–6 Minuten richtig und nach der Mutation bis zu einer konsolidierten Männerstimme, also vom 16.–18. Lebensjahr, 20 Minuten, höchstens 30 Minuten. Der übrige Teil der Musikstunde sollte tatsächlich Musikunterricht sein.

e) Singenlassen von zu „schweren" Liedern, die Stärkemöglichkeiten und Stimmumfang überschreiten.

f) Es darf auch nicht vergessen werden, daß das Singen bei körperlicher Ermüdung oder Erschöpfung schädlich ist, was oft nicht beachtet wird. Deshalb sollte der Gesangslehrer fordern, daß die Gesangsstunde nicht nach dem Turnen und als letzte Vormittagsstunde angesetzt wird, wenn die Schüler schon erschöpft sind.

Mit der Gesangserziehung verhält es sich überhaupt ähnlich wie mit der allgemeinen Körpererziehung; wenn es für diese gilt, daß Sport, aber nicht etwa harte Wettspiele, das angemessene Mittel einer erstrebenswerten Breitenerziehung ist, so muß man auch für den Gesangsunterricht in der Schule fordern, daß gesungen, aber nicht „konzertiert" wird. Das Kind singt in der Gemeinschaft oft aus falsch verstandenem Ehrgeiz zu laut und zu forciert; es will sich halten und durchsetzen und verliert dabei sein feineres Gehör für die eigene Einzelstimme. Die individuelle Singleistung der Schüler kann im Chorgesang auch vom Lehrer meist nicht genau genug kontrolliert werden.

Zu 7. Sprechstimme zu hoch:

Mit der häufigste Grund zur Schädigung der Kinderstimme liegt im schlechten und falschen Gebrauch der Sprechstimme. Das zu hohe Sprechen führt zu schneller Vernichtung der normalen Stimmqualitäten, weil die zur Gewohnheit werdende Überspannung des kindlichen Sprechumfangs (a–d^1) die Stimme ermüdet und frühzeitig schwächt.

Das Umkippen der Stimme über eine Oktave (jodlerartig oder noch höher) kann bei Kindern, aber auch bei mutierenden Jungen schwere Schäden verursachen. Manche Jugendliche „pflegen" sogar diese

Erscheinungen während oder kurz nach dem Stimmwechsel, weil sie sich irgendwie hierdurch interessant vorkommen. Eine solche Verhaltensweise kann ihre Stimme gründlich vernichten oder die Beendigung des Stimmwechsels lange hinausziehen.

Zu 8. Sprechstimme zu laut:

Hier kommt zu den vorigen Fehlern noch die unhygienische Überspannung der Stimmlippen infolge Preßverschlusses der Stimmritze und die frühzeitige Übranstrengung der äußeren Kehlkopfhalte- und Spannmuskulatur hinzu.

Stimmhygiene beim Kind, gegen Überanstrengung und Mißbrauch gerichtet, fordert das Verbot einer ständig zu lauten Unterhaltung der beteiligten Kinder untereinander. Kinder mit Stimmstörungen sind meist sehr lebhafte, unruhige, manchmal aggressive und undisziplinierte Kinder oder solche mit einem ausgeprägten, dabei unbewußten Führungsanspruch in der „Horde". Neben dem übermäßigen Phonationsdruck sprechen solche Kinder mit unnatürlich hartem Stimmeinsatz. Die Stimme wird dann nicht selten tiefer, rauh, heiser, oft dysphonisch mit hauchigem Beiklang. Schreiknötchen sind nicht selten dann die Folge. Aber auch im Spiel der Kinder sind beispielsweise das Nachahmen von Eisenbahnlokomotiven, wobei die Kinder deren Pfeifen mit schrillen Tönen des Pfeifregisters markieren, ebenso wie die Nachahmung anderer typischer Geräusche des Alltags, so von Flugzeug oder Autohupe, zu vermeiden. Im Schulalter und in der Pubertät kommt es ebenfalls zu Schädigungen des Stimmorgans am ehesten durch stetigen Mißbrauch der Sprechstimme in- und außerhalb der Schule, so durch Geschrei in den Schulpausen oder beim Mannschaftssport. Die Schäden durch unökonomisches Singen in der Schulzeit treten hiergegen an Ausmaß und Häufigkeit zurück.

Der stimmbildnerische Wert einer sachgemäßen Sprecherziehung wird besonders deutlich, wenn man Kinderstimmen untersucht, die durch zu hohes und zu lautes Sprechen ihren natürlichen Klang frühzeitig verloren haben, und andererseits solche, bei denen durch richtige Behandlung alle günstigen Voraussetzungen für ein dauerndes, allen Anforderungen des Lebens gewachsenes gutes und kräftiges Stimmorgan geschaffen wurden.

Zu 9. nicht genügend artikuliertes Sprechen:

Das nicht genügend artikulierte Sprechen ist besonders schädlich für alle späteren höheren Anforderungen an die Sprechstimme und für die Entwicklung der physiologischen Resonanzbereiche im Ansatzrohr. So findet man nicht selten eine zu geringe Lippenausformung oder eine unzulängliche Kieferöffnungsweite beim Sprechen („nuscheln").

Kinder mit habituellem inspiratorischem Sprechen, also während des Einatmens, schädigen durch diese Unart ihre Stimme ganz beträchtlich, so daß man pädagogisch dagegen vorgehen muß. Nicht selten werden Stimmstörungen und die Bildung von Stimmbandknötchen durch eine Rachenmandelhyperplasie begünstigt. – Ein unzulänglich artikuliertes Sprechen kann man mit Laut- und Wortbildungsübungen bessern. Ein lebhaftes Lippenspiel ist wichtig; ein scharf artikuliertes Sprechen bei minimalem Kraftaufwand ist zur richtigen Klangbildung oft wirksam. An den Gebrauch des Spiegels sei erinnert.

Körperliche Voraussetzungen und Beginn der Gesangsausbildung

Nun noch zwei die Stimme des Jugendlichen betreffenden Fragen, die im Rahmen der altersmäßigen Reifung des Kindes zum Jugendlichen am Ende einer solchen Entwicklung stehen und für die der Lehrer, der Gesangspädagoge und auch der Stimmarzt eine gemeinsame und allgemein gültige Antwort bereithalten sollten.

1. Darf ich Sänger werden?
2. Wann kann der Unterricht beginnen?

Wer darf Sänger werden?

Zunächst einmal ist vom Gesangslehrer zu prüfen, ob von seinem Standpunkt gesehen die stimmlichen und musikalischen Voraussetzungen für ein solches Vorhaben günstig sind.

Dann muß eine ärztliche Prüfung von einem mit den Problemen der Stimmbildung erfahrenen Arzt erfolgen. Eine gesunde ausdauernde Stimme findet sich nur in einem gesunden, kräftigen Körper; es spielt die allgemeine Körperbeschaffenheit deshalb eine große Rolle, dabei auch eine stimm- und atemmechanisch optimale Körperhaltung. Bei geringer Widerstandsfähigkeit und irgendwelchen Gebrechen ist vom Sängerberuf abzuraten. Oper wie Konzert erfordern heute aus vielerlei Gründen eine wirklich „eiserne" Gesundheit.

Zu den vom Arzt erkennbaren besonderen Voraussetzungen für den Beruf als Sänger hat GUTZMANN folgende Gesichtspunkte zusammengestellt:

1. Überdurchschnittliche Musikalität (diese zu beurteilen ist jedoch nicht die Aufgabe des Arztes [s. o.]).

2. Eine niedrige Reizschwelle oder erhöhte allgemeine Sensibilität um der Suggestibilität des Gesungenen willen. Eine emotionell getragene Situation, eine „Stimmung" zu übertragen, ist offenbar keine rein intellektuelle Leistung. – Andererseits ist auch eine hohen Ansprüchen

genügende geistig-seelische Stabilität der Persönlichkeit für den Gefühl und Verstand voraussetzenden anstrengenden Beruf des Sängers dringend vonnöten.

3. Rein physiologische Voraussetzungen, die nun unmittelbar in den Bereich stimmärztlicher Aufgaben gehören:

Eine spezielle Untersuchung des Stimmapparats soll sich auf den normalen Bau des Kehlkopfs und Ansatzrohrs erstrecken, soll die Lungenfunktion prüfen und die Beschaffenheit der Schleimhäute der oberen Luftwege beurteilen. Die Neigung zu gehäuften Entzündungen in dieser Gegend und zu Erkältungen ist ein Hindernis für das Gesangsstudium.

Schon im seitlichen Profil unterscheiden sich (vgl. Abb. 50) als Extreme der scharfe Kinn-Hals-Winkel des Asthenikers mit einem unmittelbar unter dem zurückliegenden Zungenbein hervorspringenden Kehlkopf von einem typischen Sängerhals, der in seitlicher Sicht einen tief ausgemuldeten Mundboden, eine weiche Kinn-Hals-Linie bei einer insgesamt breiten Halspartie besitzt. Solche äußeren Formen lassen auch auf einen weiten inneren Halsraum schließen. Wie unterschiedlich die Schallraumweite in dieser Region sein kann, läßt sich sehr eindrucksvoll am Gähnen zeigen, wobei eine gedachte Verbindungslinie vom unteren Unterkieferrand zum Zungenbein auch die bestehenden unterschiedlichen Verhältnisse bei Asthenikern und beim Sängertyp verdeutlicht. So wird das Gähnen seit langem auch stimmtherapeutisch genutzt, durch Vergrößerung des hauptsächlichen Resonanzraums die Klangfülle zu mehren oder einen klangästhetisch störenden Knödel zu beseitigen.

Aus anatomischen Gründen werden die Funktionen der Stimme weiter vor allem durch Bildungsanomalien im Bereich des Kehlkopfs beeinträchtigt, von Asymmetrien der Schildknorpelplatten oder der Bewegungen der beiden Stellknorpel, Niveaudifferenzen der Stimmlippen und durch einen säbelscheidenförmigen, wie von den Seiten her eingedrückten Kehldeckel. Bildungsanomalien im Bereich des Ansatzrohrs, die die Ausprägung einer normalen Stimme und Sprechweise behindern können, sind vor allem eine sehr fleischige, sich hochwölbende Zunge, eine Verengung der Nasengänge, funktionell bedingte Wechselhaftigkeit in der Durchgängigkeit der Strömungswege in der Nase (so eine vasomotorische Rhinitis) oder auch Bewegungsstörungen des Gaumensegels.

Faustregel ist, daß

die flachen, breiten Gaumen und langen schmalen Stimmlippen meist bei einer tiefen Stimmlage zu finden sind, also bei Baß oder Alt, während die hohen schmalen Gaumen und kurzen breiten Stimmlippen einer hohen Stimmlage, so bei Tenor und Sopran, entsprechen. Eine solche Regel kann nur mit Vorsicht angewendet werden; CARUSO besaß beispielsweise als Tenor sehr lange Stimmlippen (MOSES). Bariton und

Mezzosopran liegen dazwischen; für die Tonhöhe sind vornehmlich die Stimmlippen, für das Timbre die Gaumenform entscheidend. Ein breiter, flacher Gaumen ergibt ein sattes, dunkles Timbre, ein hoher, schmaler Gaumen färbt die Stimme hell. – Weitere Einzelheiten zu den Zusammenhängen zwischen Stimmgattung und körperlicher Konstitution wurden unter „Stimmgattungen" (s. S. 109ff) schon dargestellt.

Nicht zu vergessen ist, daß die geordnete Funktion der Stimme wie auch deren Störungen ihre tieferen Wurzeln zu nicht geringem Teil in der Gesamtpersönlichkeit besitzen; so sollte auch diese – soweit mit einfachen Mitteln möglich – durchleuchtet werden. Eine rechtzeitige Ausschaltung aller nicht voll Belastbaren kann mithelfen, die große Zahl der unglücklichen, früh erwerbsunfähigen Sänger zu vermindern, die ursprünglich mit schönen Stimmen begabt, die von ihnen geforderten stimmlichen wie allgemeinen Belastungen nicht durchhalten können und mit 30–40 Jahren dann schon ihrem Beruf entsagen müssen.

Wann soll der Unterricht beginnen?

Der Stimmwechsel muß gut überstanden sein. Er dauert für die Singstimme offenbar länger als für die Sprechstimme. Bei Kindern, die durch ihre schöne Stimme auffallen und später eine Gesangsausbildung erhalten sollen, sollte man in der Pubertät vor allem allgemeine musikalische Studien durchführen lassen, so das sichere Beherrschen eines Musikinstruments vorantreiben. (Zum Singen während der Pubertät s. S. 246f.)

Man kann annehmen, daß mit dem 18.–20. Jahr der Entwicklungsprozeß beim Mann so weit abgeschlossen ist, daß mit dem Studium vorsichtig begonnen werden kann. Bei Mädchen sollte mit dem Gesangsstudium nicht vor dem vollendeten 17. Lebensjahr begonnen werden. Unter dem Gesichtspunkt der allgemeinen Akzeleration werden in Zukunft diese Termine etwas früher liegen.

Unter Chorleitern und Schulmusikern war lange Zeit über den Stimmwechsel bei Knabenstimmen die Ansicht weit verbreitet, daß aus dem kindlichen Sopran nach der Mutation eine Bariton- oder Baßstimme werde, das Kind mit der Altstimme werde dagegen später ein Tenor. Nach zahlreichen neueren Untersuchungen werden jetzt aus den Sopran-Knabenstimmen etwa ⅔ Bässe und etwa ⅓ Tenöre, aus den Altstimmen knapp ¾ Bässe und etwa ¼ Tenöre. Baritone entwickeln sich aus beiden Gruppen.

Mit dem vorsichtigen Beginnen des Gesangsunterrichts ist gemeint, daß die Gesangsübungen in einer durch deren zweckmäßige Auswahl schonenden Art und Weise auf den ganzen Tag verteilt mit jeweils etwa viertelstündiger Stimmleistung durchgeführt werden und in der Gesamtdauer für den einzelnen Tag im ersten Jahr sehr eingeschränkt bleiben sollen, also auf etwa eine Stunde am Tage Gesamtübungszeit. Ein Mehr ist fast immer von Übel, wenn man die Ermüdung und vorzeitige Abnutzung der Stimme verhindern will.

Die „Sängerknaben"

Zum Abschluß noch einige Worte zu den Sängerknaben.

Der Beginn ihrer kindlichen Laufbahn liegt zwischen dem 7. und 9. Jahr. Sie findet meist ihr Ende mit dem Eintreten der Mutation. Daß die oft jeden mit der Gesangskunst vertrauten Hörer begeisternden sängerischen Leistungen der Sängerknaben von diesen heranwachsenden Buben erbracht werden können, ist vor allem auf die richtige, der Knabenstimme angepaßte stimmliche Betreuung zurückzuführen: Jede einzelne Stimme wird regelmäßig kontrolliert und ihre Entwicklung genauestens schriftlich festgehalten. Hieraus ergeben sich Konsequenzen für die stimmliche Erziehung und den Einsatz jeder einzelnen Stimme. Sie wird nie altersmäßig oder stimmumfangsmäßig überfordert. So entfallen die geschilderten großen Gefahren des Chorsingens, es herrscht Chordisziplin. Kein Sängerknabe wird lauter sein wollen als der andere; jeder Sängerknabe fühlt sich als Solist. Wichtig ist auch die gesunde, ausgewogene Lebensweise, bei der in der Internatserziehung ernährungsmäßige, physiologische und psychologische Probleme die gebührende Beachtung finden. Bei großen glanzvollen Stimmen mit relativ großem Stimmumfang finden sich diese fast immer knapp vor dem Beginn der Mutation, zu einem Zeitpunkt, wo sich musikalisch deren Einsetzen ankündigt, in laryngologischer Betrachtung des Kehlkopfs jedoch noch nicht zu erkennen ist.

Ein Teil dieser sorgsam betreuten Knabenstimmen gewinnt den Anschluß an die endgültige Männerstimme, ohne während der Pubertät mit dem Singen aussetzen zu müssen, und bleibt während der ganzen Pubertät mit eingeschränkten Aufgaben sängerisch tätig.

15 Schlußbetrachtung

Wenn nicht wenige Kapitel dieses Buches immer wieder und ganz vornehmlich den Sänger in seiner besonderen Situation in den Brennpunkt aller Erörterungen rücken, so liegt das daran, daß dessen Beruf den höchsten Grad der Anforderungen an den Gebrauch der Stimme stellt. Es ist jedoch zu erwarten, daß ein jeder, der einer Berufsgruppe angehört, die, um ihre Aufgaben erfüllen zu können, ebenfalls eine intakte Stimme, wenn auch ohne die hochgespannten Qualitätsmerkmale der Sängerstimme, nicht entbehren kann, sich aus der Fülle des für den Sänger Beachtenswerten und Notwendigen auch für seine Bedürfnisse aus diesen Ausführungen das entnehmen kann, was den Ansprüchen an seine Stimme angemessen ist. Es steht wohl außer Zweifel, daß die lebendige Sprache nicht selten für ihre ungestörte Verwirklichung im Sprechen die gleichen Maßnahmen erfordert wie der Gesang.

Der bedeutende Tenor HELGE ROSVAENGE hat 1964 nach Beendigung seiner großen sängerischen Laufbahn in einem kleinen „Leitfaden für Gesangsbeflissene“ gesagt: „Selten gibt es auf einem Gebiet der Wissenschaft soviel Widerspruch wie bei der Erforschung der menschlichen Stimme im Dienste der Kunst“, und an anderer Stelle in derselben Schrift: „Die menschliche Stimme ist wohl das diffizilste, aber vielleicht auch das schönste Organ der tönenden Welt, und ihr muß die pfleglichste Behandlung zuteil werden, soll sie sich zu letzter Reife und Blüte entfalten“. In der weiten Spanne dieser beiden Aussagen eines in Praxis wie Theorie sehr erfahrenen Sängers liegt der Inhalt dieser Schrift, bemüht, Widersprüche abzubauen, ohne das letztlich ganz erreichen zu können, und aus ärztlicher Sicht mitzuwirken an der pfleglichen Behandlung der menschlichen Stimme zu deren größtmöglicher Entfaltung und Erhaltung. Ein Teil der subjektiven Vorstellungen der verschiedenen Stimmpädagogen wird von manchen Schülern rein intuitiv erfaßt, wie überhaupt nicht wenige technische und gestaltungsmäßige Probleme im Kunstgesang durch Intuition manchmal leichter und besser verstanden werden als durch wissenschaftlich fundierte Erfahrungen und Erkenntnisse. Stimmbildung ist so in erster Linie eine besondere Kunst auf der Grundlage eines intuitiven Lehrens und Lernens, also mit Hilfe eines Denkvorgangs, der sich mehr im Unbewußten oder dem Vorbewußten als im Bewußtsein selbst abspielt und in dem der Schüler das subjektive Erlebnis des Lehrers durch eine assoziative Verbindung zum eigenen Erlebnis macht. Andererseits ist es kaum möglich, rein gefühlmäßige Vorstellungen des einen, hier des Lehrers, mit Hilfe unklarer anatomisch-physiologischer Erklärungen in ebensolche Vorstellungen bei dem anderen, dem Schüler, umzusetzen.

Wenn es nun im Laufe fortwährender gemeinsamer Bemühungen seitens der Stimmpädagogen wie der Physiologen und Stimmärzte gelänge, die subjektiven, an seine Organe gebundenen Erlebnisse des Sängers, seine Begriffe und Fiktionen, mit denen er arbeitet, in Einklang zu bringen mit dem naturwissenschaftlichen Wissen darüber, durch welche Vorgänge die vielfältigen Klänge des Gesangs, aber auch der Sprache in allen ihren Erscheinungsformen entstehen, dann wäre ein idealer Zustand erreicht. Die Stimmerziehung könnte das wirklich mögliche Optimum dann für die Stimmbildung des Gesangsschülers bewirken.

Allerdings kann nichts dem Stimmorgan von außen zugefügt werden; was es auch zu erstreben gilt, muß aus ihm herausgeholt werden. Die Aufschließungsarbeit des Stimmerziehers kann nur das latent Vorhandene aktivieren und fördern. Wo der Körper dabei an seine Leistungsgrenzen stößt, können die Ausdrucksmittel des Geistigen nicht weiter gesteigert werden. Andererseits singen wir mit dem Kopf und benutzen das Stimmorgan dazu, das im Gehirn Gewollte zu verwirklichen. So seien bei allen Erörterungen über das Stimmorgan selbst unter dem Blick auf dessen Anatomie und physiologische Funktion nie die Zentralstellen im Gehirn vergessen, von denen die Impulse zur Funktion ausgehen. Hierin liegen wohl doch, wie STERN es einmal ausgedrückt hat, „die noch verborgenen Schleier und wohl auch noch die letzten verborgenen Ursachen für alle feinen Differenzierungsmomente in der Stimmfunktion, vielleicht auch zum großen Teil das, was man sonst als Geheimnis dieser Wissenschaft und Kunst bezeichnet“. So sei zum Schluß der Komponist und wohl größte Gesangsmeister des 18. Jahrhunderts NICOLA ANTONIO PORPORA (1685–1760) zitiert mit seiner grundsätzlichen Erkenntnis: „Kunst beginnt, wo Technik endet.“

Fremdwörtererklärung

Abduktion	Wegführen von der Mitte
Addisonismus	Krankheitsfolgen einer Nebennierenrinden-Insuffizienz
Adduktion	Heranführen zur Mitte zu
Aerosol	(hier) nebelartig als Schwebstoffe angewendete Medikamente verschiedener Teilchengröße (1–15 μm) zur lokalen Behandlung der oberen Luftwege
afferent	aufsteigend, hinführend
Akromegalie	Krankheit, gekennzeichnet durch Größenwachstum von End- und herausragenden Teilen des Körpers, so an Fingern, Füßen, Nase, Kinn
Allergene	Reizkörper, meist Eiweißkörper, die mit der menschlichen Haut oder dem Organismus in komplizierte Wechselwirkung treten und hierdurch sehr unterschiedliche krankhafte Reaktionen auslösen können
Allergosen	allergische Krankheiten, hervorgerufen durch Allergene
anabole Steroide, Anabolika	den Aufbaustoffwechsel fördernde Wirkstoffe, so den Eiweißaufbau und -ansatz sowie das Körperwachstum
Androgene	Sammelbegriff für Wirkstoffe, die männliche Geschlechtsmerkmale und -funktionen fördern
Antagonismus	Gegenwirkung
Aphasiologie	Lehre von den Aphasien, den Störungen der Sprache, die nach vollzogenem Spracherwerb aufgrund einer umschriebenen Hirnschädigung auftreten
asthenisch	Astheniker sind Menschen mit schmalem Körperbautyp, Magerkeit, langem Brustkorb und grazilem Muskel- und Knochenbau; asthenisch bedeutet auch schlaff, kraftlos
Ätiologie	Lehre von den Krankheitsursachen
Atrophie	Gewebe- oder Organschwund

Audiometer	elektroakustisch arbeitendes Gerät zur Hörprüfung als Mithilfe zur Erkennung des Orts einer Schädigung im Ohr und zur gradmäßigen Feststellung des Hörverlust; verwendet reine Töne, meist oktavisch gestaffelt, und deren meßbar verstärkte Amplituden, vor allem zur Bestimmung der „Hörschwelle“
autonomes Nervensystem	gleichbedeutend mit vegetativem Nervensystem, d. h. eigenen Gesetzen, nicht dem Willen folgend
bulbär	den Bulbus, das verlängerte Mark, zwischen Gehirn und Rückenmark gelegen, betreffend; bulbäre Erscheinungen kennzeichnen die Erkrankungen des verlängerten Marks
Code	ein Insgesamt von Zeichen, dem bestimmte Daten nach einem System zugeordnet werden kann (Beispiel: dem Morse-Code können Buchstaben des Alphabets zugeordnet werden) (codieren, encodieren, decodieren)
efferent	absteigend, herausführend (hier aus dem Zentralnervensystem)
Emotion	Gemütsbewegung, Affekt
endokrin	zu innersekretorischen Drüsen gehörend oder aus diesen stammend
Epithel	ein- oder mehrschichtiger Zellverband, der die innere wie äußere Körperoberfläche bedeckt
ethnologisch	völkerkundlich
extrapyramidal	das extrapyramidale System ist ein wichtiges Zentralorgan im Gehirn, das die unwillkürliche Körperhaltung, die unwillkürlichen Mitbewegungen der Gliedmaßen bei Körperbewegungen und vor allem den Muskeltonus maßgeblich beeinflußt und reguliert
faradische Ströme	in der Elektrotherapie verwendete schwache Wechselströme
Flimmerepithel	Zellverband, der Teile der inneren Körperoberfläche deckt, so in den Atemwegen, mit einem feinen, gleichsinnig flimmernden Saum an seiner Oberfläche
Ganglion	Nervenknötchen, Anhäufung von Nervenzellen in bindegewebiger Kapsel

galvanische Ströme	elektrischer Gleichstrom zur therapeutischen Anwendung
Glottis	Stimmritze
Hyperämie	(Hyperämisierung) Steigerung der Durchblutung eines Organs, Blutüberfülle, Blutreichtum
hyperfunktionell (= hyperkinetisch)	durch übermäßige Muskeltätigkeit gekennzeichnet
Hyperthyreose	Steigerung der innersekretorischen Tätigkeit der Schilddrüse mit z. T. schweren Krankheitserscheinungen am Gesamtkörper
hypofunktionell (= hypokinetisch)	durch zu geringe Muskeltätigkeit gekennzeichnet
Hypopharynx	unterster Teil des Rachens, von der Spitze des Kehldeckels bis zum Eingang der Speiseröhre, die in Höhe des Unterrands des Ringknorpels beginnt
hypophysäre Insuffizienzen	durch Mängel der innersekretorischen Funktion der zweiteiligen Hirnanhangdrüse (Hypophysenvorderlappen/-hinterlappen) bedingte Fehl- und Ausfallserscheinungen an den Organen, die der hormonalen Einwirkung der Hypophyse unterliegen
Impedanz	die Summe aller Widerstände in einem System (von den Begriffen der Elektrizität übernommen)
impressiv	über Sinnes- oder Gefühlseindruck zum Bewußtsein führend
Infiltration	meist umschriebene Einlagerung fremdartiger Zellen oder Flüssigkeiten (Sekret, Lymphe, Eiter) in normales Gewebe
Interaktion	Gesamtheit der kommunikativen Prozesse, die zwischen Partnern stattfinden
introvertiert	nach innen gewendet, abgekehrt von der Umwelt
Intubationsnarkose	mit Hilfe eines über Nase oder Mund durch die Stimmritze in die Luftröhre eingeführten Schlauchs oder Rohrs bewirkte moderne, dabei mit Narkosegerät steuerbare Narkoseform
isometrisch	Spannungsänderung, z. B. im Muskel, bei gleichbleibender Länge

isoton	mit stetigem oder gleichmäßig verteiltem Druck
kaudal	(Cauda = Schwanz) schwanzwärts, fußwärts, d. h. nach abwärts liegend
kinästhetisch	betrifft Lage- und Bewegungsempfindung sowie Qualität der Tiefensensibilität (Schwere-, Widerstandsempfindung; Muskel-, Sehnen-, Gelenksempfindung)
kinetisch	bewegend, auf Bewegung bezogen
klavikulär	unter Beteiligung des Schlüsselbeins (klavikuläre Atmung = hohe Brustatmung)
kochlear	in der Schnecke des Innenohrs liegend oder dort wirksam
Kochlearorgan	Teil des Innenohrs (Cochlea = Schnecke)
kognitiv	die Erkenntnis betreffend
Konkordanz	Übereinstimmung
Konsistenz	Festigkeit, z. B. weich, hart
kortikal	hirnrindenwärts gelegen
kranial	kopfwärts, scheitelwärts
lateral	seitwärts, auswärts
limbisch	das limbische System im Hirninnern dient endokrinen und vegetativ-nervösen Regulationen, der Verarbeitung von Signalen aus dem Körper und der Umwelt
M.	Musculus (Muskel)
Mechanorezeptoren	Nervenendorgane für mechanische Reize
medial	mittelwärts, einwärts
median	in der Mitte liegend
Medulla	das verlängerte Mark, hirnnaher Teil des Rükkenmarks
Morphem	kleinste bedeutungstragende sprachliche Einheit
Morphologie	Lehre von der Form des Körpers, einschließlich der Form und Struktur der inneren Organe; die Morphologie der Sprache untersucht Bau und Veränderung der Wortformen

motorische Leitungsbahnen	zur Peripherie absteigende (sog. efferente) Leitungsbahnen, die der willkürlichen Bewegung dienen und vor allem in die Endorgane im Muskel (Muskelendplatten) ziehend
multiglandulär	auf mehrere Drüsen bezogen oder aus ihnen herrührend
Muskelrelaxantien	Pharmaka (Arzneimittel) zur Erschlaffung der Skelettmuskulatur, bei Narkosen verwendet
Myxödem	durch Ausfall oder Unterfunktion der inneren Sekretion der Schilddrüse bedingte Allgemeinkrankheit mit schwerwiegenden Veränderungen wichtiger Körperfunktionen
N.	Nervus (Nerv)
Neuron	Nerveneinheit, sog. Ganglienzelle mit zwei die Erregung leitenden Fortsätzen, Neurit und Dendrit
Noxe	Schädlichkeit, krankheitserregende Ursache
Ödem	schmerzlose und nicht gerötete Schwellung infolge Ansammlung wässeriger (seröser) Flüssigkeit in den Gewebsspalten, z. B. der Haut, so vor allem bei Venenstauung oder Lymphstauung
ovalär	annähernd oval, sehr schmal im Querdurchmesser = längsoval
Partialton	Teilton oder harmonischer Oberton
Pathogenese	Krankheitsentstehung
periphere Innervation	Nervenversorgung im Außenbereich des Körpers, im Gegensatz zu zentraler I.
Perzeptionsort	Ort der Wahrnehmung im Gehirn, im zentralen Teil des Sinnesorgans
Phonation	Vorgänge, die zur Stimmbildung führen
Phonem	kleinste bedeutungsunterscheidende Einheit, auf der Ebene der Laute einer Sprache
plazentar	vom Mutterkuchen (Plazenta) herrührend, mit diesem im Zusammenhang stehend oder auch aus dem mütterlichen Blut über die Plazenta zugeführt
postdiphtherisch	im Anschluß an eine Diphtherie auftretend

Potential, elektrisches	Spannung an einem Punkt gegenüber einer willkürlich gewählten indifferenten Fläche; am gebräuchlichsten in der Verwendung beim Elektrokardiogramm (EKG)
propriozeptiv	Reflexe, bei denen Reiz- und Erfolgsort identisch sind
psychogen	alle seelisch entstandenen Erscheinungen körperlicher und seelischer Art
Punktion	(hier) Anbohrung mittels Hohlnadel zum Anschluß an ein Meßsystem
Recessus piriformis	birnenförmige Aussackung; am Übergang vom untersten Rachen zum Speiseröhreneingang, bds. seitlich des Kehlkopfs
Reflex	eine „reflektorisch“, d. h. auf einen bestimmten Reiz hin regelmäßig eintretende, im allgemeinen beim Menschen vom Willen und von der Mitwirkung des Bewußtseins unabhängige, automatisch eintretende körperliche Aktion. Die in einem Sinnesorgan oder in einem Endkörperchen (Reizrezeptor) entstehende Erregung wird dem Rückenmark oder dem Gehirn zugeleitet und von dort auf Nervenfasern übertragen, die zu Muskeln oder Drüsen führen. Unmittelbar lebensnotwendig sind z. B. die von der Schleimhaut des Mundes, des Rachens und der Luftröhre ausgehenden Saug-, Schluck- und Hustenreflexe, um hier nur einige zu nennen.
recurrens	zurücklaufend, der N. recurrens entspringt unterhalb des Kehlkopfs aus dem N. vagus und erreicht zurücklaufend seinen Wirkungsort im Kehlkopf
relevant	erheblich, wichtig
Respiration	Atmung
Rezeptoren	Aufnahmeorgane für Sinnesreize; Nervenendorgane für spezielle Reize
reziprok	wechselseitig, aufeinander bezüglich (reziproker Wert = Kehrwert)
semantisch	bezogen auf Zeichen- und Symbolgehalt sprachlicher Elemente

sensible Leitungsbahnen	hinwärts aufsteigende (sog. afferente) Leitungsbahnen; Bahnen sämtlicher Empfindungsqualitäten (Berührungs-, Druck-, Schmerz-, Temperaturempfindung, Lokalisationsempfindung, Tiefenempfindung für Lage, Schwere, Bewegung)
sensorisch	auf die Sinne bezüglich (Sensorium = Bewußtsein)
Skalenus	M. scalenus, Gruppe von Muskelzügen am hinteren und seitlichen Hals (Bezeichnung aus dem Griechischen, bedeutet ungleichseitig-dreieckig)
somatisch	körperlich
Steroidhormone	werden in den hormonproduzierenden Drüsen (Nebennierenrinde, Eierstock, Mutterkuchen, Hoden) gebildet, so Corticosteroide, Gestagene, Androgene, Östrogene
Struktur	eine beschreibbare Ordnung von Zusammenhängen
subglottisch	unterhalb der Glottis, der Stimmritze, liegend
taktil	den Tastsinn (Tasten, Berühren) betreffend
Tonus	Spannungszustand des ruhenden, nicht willkürlich kontrahierten (angespannten) Muskels, wobei der Begriff Ruhe nicht einheitlich definiert werden kann
Trachealkanüle	nach Luftröhrenschnitt vom Halse her eingebrachte gebogene Röhre (Kanüle) zur Erhaltung des Atemweges bei Verlegung des Kehlkopfs oder zur mechanischen Beatmung
traumatisch	durch äußere Einwirkung, durch Verletzung entstanden
Tremor	Zittern; rasch aufeinanderfolgende rhythmische Zuckungen, einander gegenwirkend
Vagus	N. vagus, der umherschweifende Nerv; X. Hirnnerv, einer der besonders wichtigen Nerven im vegetativen Nervensystem für die Regelung dem Willen und Bewußtsein entzogener Lebensfunktionen
Vallecula	kleines Tal, Vertiefung
Ventrikel	Ausbuchtung, Kammer

verbal	wörtlich
verbale Stimuli	Wortreize
Vokaltrakt	der gesamte Stimmapparat
zentripetal	zum Zentralnervensystem, besonders hirnwärts leitend (im Gegensatz zu zentrifugal, vom Hirn zur Peripherie leitend)
zerebral	das Gehirn betreffend
ZNS	Zentralnervensystem
Zyste	ein- oder mehrkammerige, durch eine Kapsel abgeschlossene sackartige Geschwulst, mit Flüssigkeit verschiedener Art und Konsistenz gefüllt; davon abgeleitet: zystisch

Gebräuchliche medizinische Wörterbücher zur Begriffserklärung

Zetkin, M. H., H. Schaldach: Wörterbuch der Medizin. Thieme, Stuttgart und Deutscher Taschenbuch Verlag, München 1978

Duden: Wörterbuch medizinischer Fachausdrücke, 2. Aufl., Thieme, Stuttgart und Bibliographisches Institut, Mannheim 1979

Pschyrembel, W.: Klinisches Wörterbuch, 254. Aufl. de Gruyter, Berlin 1984

Franke, U.: Logopädisches Handlexikon, 2. Aufl. Reinhardt, München 1984

Weiterführende Literatur

(Jeder Titel, auch wenn er für mehrere Kapitel nützlich, wird nur einmal aufgeführt)

zu den Kapiteln 1–3

Benninghoff, A., Goerttler: Lehrbuch der Anatomie des Menschen, Bd. I. Urban & Schwarzenberg, München 1967

Biesalski, P., F. Frank: Phoniatrie, Pädaudiologie, Physiologie, Pathologie, Klinik, Rehabilitation. Thieme, Stuttgart 1982

Elze, C.: Der menschliche Körper. Springer, Berlin 1960

Hirano, M.: Clinical Examination of Voice. Springer, Wien 1981

von Lanz, T., W. Wachsmuth: Praktische Anatomie, Bd. I/2: Hals. Springer, Berlin 1955

Wendler, J., W. Seidner: Lehrbuch der Phoniatrie. VEB Thieme, Leipzig 1977

zu Kapitel 4

Berendes, J.: Neuere Ergebnisse über Bewegungsstörungen des Kehlkopfs. Arch. Ohr.-, Nas.- u. Kehlk.-Heilk. 169 (1956) 1–172

Dunker, E.: Neue Ergebnisse der Kehlkopfphysiologie. Folia phoniat. (Basel) 21 (1969) 161–178

Husson, R.: Der gegenwärtige Stand der physiologischen Phonetik. Phonetica (Basel) 4 (1959) 1–32

von Leden, H.: The mechanism of phonation. Arch. Otolaryng. 74 (1961) 660–676

Lehmann, L.: Meine Gesangskunst. Verlag der Zukunft, Berlin 1902

Lullies, H.: Physiologie der Stimme und Sprache. In Ranke, O. E., H. Lullies: Gehör – Stimme – Sprache. Springer, Berlin 1953

Wyke, B.: Laryngeal reflex mechanisms in phonation. XVIth Int. Congr. Logopedics and Phoniatrics 1974, proceedings. Karger, Basel 1976 (pp. 528–537)

Wyke, B. D., I. A. Kirchner: Neurology of the larynx. In R. Hinchcliffe, R., A. D. Harrison: Foundations of Otolaryngology, Chap. 40. Heinemann, London 1976 (pp. 546–574)

zu Kapitel 5

Benade, A. H.: Fundamentals of Musical Acoustics. University Press, Oxford 1976

Kallenbach, W.: Die Sprache als technisches Nachrichtenmittel. Hörgeräteakustik, Heft 3, 1974

Malmberg, B.: Manual of Phonetics. North-Holland, Amsterdam 1968

Schultz-Coulon, H. J.: Bestimmung und Beurteilung der individuellen mittleren Sprechstimmlage. Folia phoniat. (Basel) 27 (1975) 375–386

Sundberg, J.: The acoustics of the singing voice. Sci. Amer. March 1977, 82–91

Trojan, F.: Der Ausdruck der Sprechstimme, 2. Aufl. Maudrich, Wien 1952

Winckel, F.: Phänomene des musikalischen Hörens. Hesse, Berlin 1960

Winckel, F.: Kybernetische Funktionen bei der Stimmgebung und beim Sprechen. Phonetica 9 (1963) 108–126

Winckel, F.: Die akustischen Grundlagen der Stimmbildung – Elektroakustische Meßtechnik. In Luchsinger, R., G. E. Arnold: Handbuch der Stimm- und Sprachheilkunde, 3. Aufl., Bd. I. Springer, Wien 1970, 90–112

zu Kapitel 6

Biesalski, P., G. Böhme, F. Frank, R. Luchsinger: Phoniatrie und Pädoaudiologie. Thieme, Stuttgart 1973

Böhme, G.: Methoden zur Untersuchung der Sprache, des Sprechens und der Stimme. Fischer, Stuttgart 1978

von Leden, H.: Neuere Funktionsteste des Larynx. HNO (Berl.) 19 (1971) 225–231

Müller, K., H. Ölberg: Grundlagen der Sprachschallanalyse (Sonagraphie). Innsbrucker Beiträge zur Kulturwissenschaft, Sonderh. 40. Institut für Sprachwissenschaft der Universität Innsbruck 1976

zu den Kapiteln 7 und 8

van den Berg, J.: Modern research in experimentel phoniatrics. Folia phoniat. (Basel) 14 (1962) 81–149

Bunch, M.: Dynamics of the Singing Voice. Springer, Wien 1982

Hollien, H.: On vocal registers: A new look at an old problem. J. Phonet. 2 (1974)

Husler, F., Y. Rodd-Marling: Die physische Natur des Stimmorgans, 2. Aufl. Schott, Mainz 1978

Husson, R.: Physiologie de la Phonation. Masson, Paris 1962

Martienssen-Lohmann, F.: Der wissende Sänger. Ein Gesangslexikon in Skizzen, 2. Aufl. Atlantis, Zürich 1956

Pfau, W.: Klassifizierung der menschlichen Stimme. Barth, Leipzig 1973

Proctor, D. F.: Breathing, Speech, and Song. Springer, Wien 1980

Tarneaud, J.: Traite Pratique de Phonologie et de Phoniatrie. Maloine, Paris 1961

Vennard, W.: Singing. The Mechanism and the Technic, 5th Ed. Fischer, New York 1968

zu Kapitel 9

van Deinse, J. B., L. Trateur: Einige Bemerkungen über die Funktion des M. cricothyreoideus. HNO (Berl.) 23 (1975) 246–252

Habermann, G.: Funktionelle Stimmstörungen und ihre Behandlung. Arch. Otorhinolaryngol. 227 (1980) 171–345 (H. N. O.-Kongreßbericht)

Ostwald, P. F.: The communicative and diagnostic significance of infant sounds. In: Lester, Barry M., C. F. Z. Boukydis: Infant Crying – Theoretical and Research Perspectives. New York, Plenum Press 1985

Schultz-Coulon, H. J.: Die Diagnostik der gestörten Stimmfunktion. Arch. Otorhinolaryngol. 227 (1980) 1–169 (H. N. O.-Kongreßbericht)

Weiss, D. A.: The pubertal change of the human voice. Folia phoniat. (Basel) 2 (1950) 126–159

zu Kapitel 10

Haböck, F.: Die Kastraten und ihre Gesangskunst. Dtsch. Verlagsanstalt, Stuttgart 1927

Herzfeld, F.: Magie der Stimme. Ullstein, Berlin 1961

Moses, P.: The psychology of the castrato voice. Folia phoniat. (Basel) 12 (1960) 204–216

zu Kapitel 11

Bartsch, R., Th. Vennemann: Lingustik und Nachbarwissenschaften. Scriptor, Kronberg/Ts. 1973

Ebneter, T.: Angewandte Linguistik. Eine Einführung, Bd. I und II. Fink, München 1976

Hörmann, H.: Psychologie der Sprache, 2. Aufl. Springer, Berlin 1977

Hörmann, H.: Einführung in die Psycholinguistik. Wissenschaftliche Buchgesellschaft, Darmstadt 1981

Imhasly, B., B. Marfurt, P. Portmann: Konzepte der Linguistik; eine Einführung. Akademische Verlagsgesellschaft Athenaion, Wiesbaden 1979

Kainz, F.: Psychologie der Sprache. In Luchsinger, R., Arnold, G. E.: Die Sprache und ihre Störungen, Bd. II: Handbuch der Stimm- und Sprachheilkunde, 3. Aufl., Bd. II. Springer, Wien 1970 (S. 25–61)

Lenneberg, E. H.: Biologische Grundlagen der Sprache, Taschenbuch Wissenschaft 217. Suhrkamp, Frankfurt /M. 1977

Lyons, J.: Die Sprache. (Aus dem Englischen übertragen von Ch. Gutknecht). Beck, München 1983

Schubiger, M.: Einführung in die Phonetik, 2. Aufl. Sammlung Göschen. De Gruyter, Berlin 1977

Speckmann, E.-H.: Einführung in die Neurophysiologie. Wissenschaftliche Buchgesellschaft, Darmstadt 1981

zu Kapitel 12

Dreßler, W. V., Ch. Schaner-Wolles: Biolinguistik/Phonetik. In Biesalski, P., F. Frank: Phoniatrie, Pädaudiologie. Thieme, Stuttgart 1982

Jakobson, R.: Kindersprache, Aphasie und allgemeine Lautgesetze. Suhrkamp, Frankfurt 1969

Kainz, F.: Sprachentwicklung im Kindes- und Jugendalter. Reinhardt, München 1964

Kainz, H.: Psychologie der Sprache, Bd. I–V. Enke, Stuttgart 1965–1970

Trojan, F.: Der Ausdruck der Sprechstimme. Eine phonetische Lautstilistik, 2. Aufl. Maudrich, Wien 1952

zu Kapitel 13

Arnold, G. E.: Die Sprache und ihre Störungen. In Luchsinger, R., G. E. Arnold: Handbuch der Stimm- und Sprachheilkunde, 3. Aufl., Bd. II. Springer, Wien 1970

Biesalski, P., G. Böhme, F. Frank, R. Luchsinger: Phoniatrie und Pädoaudiologie. Thieme, Stuttgart 1973

Böhme, G.: Klinik der Sprach-, Sprech- und Stimmstörungen, 2. Aufl. Fischer, Stuttgart 1983

Böhme, G.: Therapie der Sprach-, Sprech- und Stimmstörungen. Fischer, Stuttgart 1980

Gundermann, H.: Die Behandlung der gestörten Sprechstimme. Fischer, Stuttgart 1977

Habermann, G.: Differentialdiagnostik der Störungen der Gesangsstimme. In Pascher, W., H. Bauer: Differentialdiagnose von Sprach-, Stimm- und Hörstörungen. Thieme, Stuttgart 1984 (S. 98–129)

Heinemann, M.: Hormone und Stimme. Barth, Leipzig 1976

Pascher, W., H. Bauer: Differentialdiagnose von Sprach-, Stimm- und Hörstörungen. Thieme, Stuttgart 1984

Pruszewicz, A., A. Obrebowski, J. Gradzki: Postmedicamentous voice virilisation. XVIth Int. Congr. Logopedics and Phoniatrics, Interlaken 1974, proceedings. Karger, Basel 1976 (S. 396–399)

Seidner, W., J. Wendler: Die Sängerstimme, 2. Aufl. VEB Henschel, Berlin 1982

zu Kapitel 14

Aderhold, E.: Sprecherziehung des Schauspielers, 2. Aufl. VEB Henschel, Berlin 1984

Biehle, H.: Stimmkunde für Beruf, Kunst und Heilzwecke. De Gruyter, Berlin 1955

Brodnitz, F. S.: Keep your voice healthy, 2nd Ed. Thomas, Springfield/Ill. 1973

Coblenzer, H., F. Muhar: Atem und Stimme. Anleitung zum guten Sprechen. Österreichischer Bundesverlag, Wien 1976

Heß, L.: Die Behandlung der Stimme vor, während und nach der Mutation. Elwert, Marburg 1927

Lohmann, P.: Stimmfehler, Stimmberatung. Schott, Mainz 1938, 1966

Nitsche, P.: Die Pflege der Kinder- und Jugendstimme. Schott, Mainz 1970

Pahn, J.: Über die Entwicklung und Pflege der Stimme. Stimmpflege in Schule und Kindergarten. In: Beiträge zur Hygiene des Unterrichts. VEB Volk und Wissen, Berlin 1961

Punt, N. A.: The Singer's und Actor's Throat, 2nd. Ed. Heinemann, London 1967

Sachverzeichnis